●保健と健康の心理学 標準テキスト

一般社団法人 日本健康心理学会 企画
島井哲志 監修

Psychology
of Health and
Well-being

4

臨床健康心理学

羽鳥健司 編著
Hatori Kenji

ナカニシヤ出版

発刊によせて

一般社団法人日本健康心理学会理事長
竹中晃二

　一般社団法人日本健康心理学会では，第1回の年次大会を1988年に開始し，時代の進行とともに発展を遂げながら，2017年には学会創設30年を迎えることとなりました。本会は，健康心理学に関する研究を推進し，その成果の普及に貢献すること，および会員相互の知識の交流と理解を深めることを目的として活動しています。今回の記念出版では，本会の目的を達成するために，また学会創設30周年に向けて全15巻を順次出版していきます。

　健康心理学は，さまざまな学問をもとに，その学際性を発揮して発展してきた学問ではありますが，近年，心理学の手法を用いた「健康」への研究および介入を行う学問として日増しに存在感を増しています。その背景には，国際的な高齢化があり，人々が病気にならない，またたとえ病気を患っているとしても，人生を充実して生きていくために必要なこころの有り様が求められていること，また現在のライフスタイルの乱れによって生活習慣病罹患者の数が増大し，その行動変容を促す必要性があります。さらには，ストレス社会，メンタルヘルスを脅かす現在社会の中で，こころの安寧をいかに保っていくかも重要な課題となっています。健康心理学は，これらのニーズに答えるべく，研究に求められる基本となる方法論を重要視しながら，時代に合わせてその方法を変えて発展を遂げてきました。全15巻はまさに，健康心理学の基本を重視しながら，時代にあった新しい研究方法や介入方法を示そうとしています。

　健康心理学は，健康というテーマで，単に議論することから実学として人々の心身の健康に貢献することが任務と捉えています。たとえば，すでに糖尿病や脳卒中の患者のように健康を害している人々がそれ以上悪化しないように生活の管理能力を高めること（疾病管理），また罹患の危険度が高い人々の行動変容を行わせること（疾病予防），さらに現在は健康，また半健康である人々に対してさらなる健康増進や将来の予防のために行える術を身につけさせること（ヘルスプロモーション）など，こころとからだの予防に向けて活動していくことが求められているのです。

　最後に，全巻の監修に労を執っていただいた記念出版委員会委員長の島井哲志氏に感謝します。読者のみなさんは，どうぞ，本書をお読みいただき，健康心理学を学ぶうえで必要な知識や技術を習得いただければ幸いです。

監修のことば

　日本で初めて大学での授業を前提とした健康心理学の教科書が出版されたのは1997年でした。しかし，いまでは，いろいろな特徴をもった健康心理学の教科書が数多く出版されています。このことは，この20年の間に，数多くの大学で健康心理学の授業が開講され，健康心理学を学ぶ学生さんが多くなってきたことに対応しています。

　これは，健康心理学の必要性が認められてきただけではなく，心理学という領域全体が，健康心理学がめざしてきた，より応用的な方向に，着実に発展してきたことと結びついています。心理学のさまざまな領域で多彩な応用研究が行われ，健康心理学は，社会心理学，認知心理学，感情心理学，生理心理学，そして，隣接する臨床心理学などのさまざまな心理学分野の研究とともに発展してきました。

　見方を変えれば，人々の幸福と健康との実現をめざして，心理学という学問全体がこの期間に大きく飛躍してきたということができるでしょう。いよいよスタートする，心理職の国家資格も，社会の変化とともに発展してきた心理学の専門家が，社会貢献することができるということへの国民の期待に支えられているといえます。

　つまり，社会に心理学の専門家が必要な理由は，ストレスや悩みをもつ人たちが多くなったことに対処するために専門職が求められるようになったからではなく，すべての人たちが幸福で健康に生活するために，心理学がこれまでよりも貢献できるようになってきたからなのです。

　この意味で，わたしたちは，20年前とは全く違う地点にいます。大学では，単に，新しい興味深い領域として健康心理学に触れるということだけではなく，この領域で専門家として活躍し，社会の期待に応える人材を育て，送り出す必要があるのです。

　このシリーズでは，大学で教科書として用いることを念頭に，やや幅の広い表現ですが，「保健と健康の心理学」のさまざまな専門的内容について，まさに現在，実践と研究とで活躍している先生方に編集・執筆していただいています。いま，このシリーズの各巻の内容を授業としている大学はあまりないでしょう。しかし，専門家を養成するために，このシリーズの教科書を用いてしっかりと教えるべき内容があることは確かです。

　そして，健康と保健の心理学を学ぶ課程で養成された専門家を社会は待ち望んでいます。それほど遠くない将来に，そういう方向性をもつ大学が現れてくるだろうと考えています。このシリーズは，その基礎となるものです。

島井哲志

はじめに

　日本は，食生活をはじめとする生活環境や社会制度，あるいは高度に発展した医療技術の恩恵を受け，最長寿国の1つとして存在しています。世界有数の平均寿命が意味することは，病気と健康への理解の仕方が，急激に進行する感染症から緩やかに推移する慢性疾患へ変化したことを表しています。これに伴い，健康のあり方も変わってきました。すなわち，単に疾病や障害から回復することだけが健康というわけでなく，これらの予防や，あるいは罹患したり障害を負ったとしても，いかに充実した人生を歩むことができるかに比重が移ってきました。このような健康観の遷移は，ここ30年程で急速に進んできています。

　健康心理学は，人々の心身の健康の維持増進に心理学的に寄与することを目的として生まれ，約40年が経過しました。その歴史は健康観の変遷に対応しています。近年では，少子高齢化社会に向けて健康心理学への社会的ニーズが高まり，目覚ましい発展を遂げています。中でも，健康心理学の臨床的実践と研究の推進は，これまで蓄積されてきた健康心理学の知見を直接的に社会に還元するための最も応用的な部分に当たります。そして，これこそが臨床健康心理学が担う使命であると言えます。

　本書は，日本健康心理学会創立30周年記念出版「保健と健康の心理学 標準テキスト」の第4巻『臨床健康心理学』です。健康心理学自体が比較的新しい心理学の応用領域ですが，その中でも臨床健康心理学は，最も新しい領域の1つです。言い換えれば，健康心理学に関する最新の社会的ニーズに応えるために生まれた最先端の学問領域であると言えます。本書は，翻訳書を除けば，国内では恐らく初の臨床健康心理学の概説書です。それだけに，本書は挑戦的な内容で構成されています。しかしながら，各章をご執筆いただいた先生方には臨床健康心理学の基本的な学説，理論モデル，知見などを押さえていただくようお願いし，盛り込んでいただいています。すなわち，本書は，臨床健康心理学の学問的な枠組みを提示していると言えます。

本書は，3部で構成されています。第Ⅰ部「臨床健康心理学の基礎」では，臨床健康心理学全体の枠組みの概要を示しています。第Ⅱ部では，「臨床健康心理学の臨床的展開」として，慢性疾患や障害の受容，血液透析，心臓疾患，がん，喫煙，飲酒，女性特有の疾患，不眠，糖尿，福島原発放射能汚染ストレスを取り上げ，臨床健康心理学の取り組みを紹介しています。第Ⅲ部では，この領域で最も使用される頻度が高いと考えられる「臨床健康心理学的介入法」として，認知行動療法とコーチングを紹介しています。

本書は全14章で構成されていますが，各章をご担当いただいた先生方は，国内外にわたって臨床健康心理学に関する臨床実践および最先端の研究活動を展開されている方々ばかりです。素晴らしい先生方にご執筆いただけただけでなく，完成まで我慢強くお待ちくださったことに深く感謝します。また，私を信じて本シリーズ第4巻の編集者としての役割を与えてくださり，最後まで暖かく見守ってくださった監修の島井哲志先生にもこの場を借りて心よりの感謝の気持ちをお伝えします。さらに，本書の完成に向けて様々なご支援をしてくださった埼玉学園大学の小玉正博先生には，何とお礼を申し上げたら良いのか言葉が見つからないほど感謝しています。最後に，本書の出版に当たり，大変なご迷惑とご心配をおかけしたにもかかわらず，変わらぬお力添えを賜り，大変お世話になったナカニシヤ出版の山本あかね氏に深くお礼申し上げます。

2017年　夏

羽鳥健司

目　　次

発刊によせて　*i*

監修のことば　*ii*

はじめに　*iii*

I　臨床健康心理学の基礎

第 1 章　臨床健康心理学とは ─────────────── 2

1. はじめに　2
2. 臨床健康心理学の歴史　3
3. 臨床健康心理学の範囲　6
4. 健康と病気の生物心理社会モデルと生物医学モデル　9
5. 健康の促進と予防　12
6. 費用対効果　13
7. 専門家チームケアの必要性　15
8. おわりに　16

II　臨床健康心理学の臨床的展開

第 2 章　慢性疾患や身体障害の受容とその対処 ───────── 20

1. はじめに　20
2. 楽 観 性　22
3. ホ ー プ　24
4. 体験の意味づけ　25
5. 障害や慢性疾患者の介護　27
6. 障害や慢性疾患と幸福感　28
7. レジリエンスや成長感を支える心理資源　30
8. ま と め　31

vi　目　次

第3章　血液透析患者への健康心理学的援助 ——————— 37

1. 日本における透析医療の現状：慢性腎不全と透析治療　37
2. 生活習慣病と腎不全　38
3. 血液透析患者の身体的，心理的，社会的負担　39
4. 透析患者の主体的な生活管理　42
5. 透析患者の健康心理学的支援：ケーススタディ　44
6. 透析治療のためのセルフマネジメント教育　48

第4章　心臓疾患者に対する健康心理学的リハビリテーション—51

1. 心臓リハビリテーションとは　51
2. 心臓リハビリテーションにおける心理的介入の重要性　53
3. 心疾患者における認知行動療法による治療的介入　56
4. 心不全患者に対する心臓リハビリテーション　59
5. 心不全患者に対する健康心理カウンセリングの方法　62

第5章　がん患者に対する健康心理学的援助 ——————— 72

1. がんの疫学的動向　72
2. がん対策の現状　74
3. がんの原因とがん予防　75
4. がん告知とインフォームド・コンセント　77
5. がんの治療法と緩和ケア　79
6. がん患者の特徴　80
7. がん患者の包括的アセスメントと支援の在り方　86

第6章　喫煙者への健康心理学的援助の実際 ——————— 92

1. はじめに　92
2. 禁煙ステージ前期者に対する健康心理学的な支援　96
3. 喫煙ステージ後期者に対する健康心理学的な支援（禁煙外来）　101
4. 今後の課題　108

第7章　飲酒者への健康心理学的援助 ——————— 110

1. はじめに　110
2. アルコール依存症とは　110
3. 家族への介入：CRAFT とは　112

4.　飲酒行動への介入：SMARPP について　　118
　　5.　当事者の性格への介入　　120

第8章　女性特有の疾患に対する健康心理学的援助 ────── 123
　　1.　女性のライフサイクルとは　　123
　　2.　女性のライフサイクルの変化と生涯発達の課題の多様化　　123
　　3.　思春期女性の健康問題の特徴と健康心理学的援助　　126
　　4.　成熟期女性の健康問題と健康心理学的支援　　128

第9章　不眠症者への健康心理学的援助 ────────── 139
　　1.　日本人における睡眠の問題　　139
　　2.　不眠のアセスメント　　141
　　3.　不眠の重症度と治療的・予防的介入のレベル　　144
　　4.　不眠症と認知行動療法　　145
　　5.　不眠症に関する認知行動療法による事例研究　　150
　　6.　総　　括　　153

第10章　糖尿病者への健康心理学的援助の基礎 ─────── 156
　　1.　はじめに　　156
　　2.　糖尿病について　　156
　　3.　糖尿病のメンタルヘルス　　164
　　4.　糖尿病に特異的なストレス　　169
　　5.　まとめ　　173

第11章　糖尿病者への健康心理学的援助の実際 ─────── 180
　　1.　糖尿病者の支援モデル：医療モデルから成長モデルへ　　180
　　2.　糖尿病の個人を援助する　　181
　　3.　糖尿病の家族を援助する　　186
　　4.　チーム医療の重要性と心理士の役割　　195
　　5.　まとめ　　196

第12章　災害精神保健（被災者支援）における臨床健康心理学的ア
　　　　　プローチ ─────────────────── 201
　　1.　はじめに　　201

2. 災害精神保健を考えるうえで知っておくべきこと　202
3. 陸前高田市消防団の心の健康に関する支援活動の概要　206
4. 福島における未就学児をもつ母親への支援　214
5. おわりに　220

Ⅲ　臨床健康心理学的介入法

第13章　行動療法／認知行動療法 ——————————— 226
1. はじめに　226
2. 行動療法／認知行動療法の歴史　227
3. 行動療法／認知行動療法の特徴　229
4. 具体的な介入技法　233
5. おわりに　237

第14章　コーチング ——————————————————— 240
1. コーチングとは　240
2. 健康に関するコーチング　244
3. ポジティブ心理学とコーチング　248

索　引　257

I

臨床健康心理学の基礎

第1章

臨床健康心理学とは

羽鳥健司

1. はじめに

　臨床健康心理学は，身体的疾患と健康行動との関連に関する実証的な知見に基づいた心理学的援助方法を提供する学問分野である。その特徴は，①援助領域が広範囲にわたること，②生物心理社会モデルに基づいていること，③予防と健康促進，および費用対効果（臨床心理学と比較して），④コーディネートとコンサルテーションの4点である。

　米国心理学会によると，臨床健康心理学は，健康の増進と維持，病気や障害の予防と治療，およびリハビリテーション，ヘルスケアシステムの改善を目的としている。そして，この目的を達成するために，行動的，感情的，認知的，社会的，生物学的要因の相互作用に関する科学的知識を応用するとされている。臨床健康心理学が主に焦点を当てる問題は，身体的な病気や障害に取り組み始めること，病気や障害による反応，またそこからの回復と，健康行動（例えば体重，喫煙，アドヒアランスの遵守）に影響を与える要因の研究と実践である。具体的には，エイズ，がん，心臓疾患，疼痛，肥満等の慢性疾患に分類される身体疾患，および手術や移植前後の患者や家族へのサポートである。

　1998年に健康について改訂が議論されたWHO憲章によると，健康とは「完全な肉体的（physical），精神的（mental），spiritual及び社会的（social）福祉のDynamicな状態であり，単に疾病又は病弱の存在しないことではない」と定義されている。ここでは，新たな概念として，健康の"Dynamic State"が提唱されている。この概念は，現代における健康は「病気か健康かどちらか1つ」のように二者択一的にとらえられるものではなく，完全に健康というわけではないが，何らかの病気や障害を抱えながらも生活を送ることができるというように，病気と健康の間を往来するものととらえる必要があることを示して

おり，臨床健康心理学が果たす役割は大きいと言えよう。

2．臨床健康心理学の歴史

　科学としての臨床健康心理学は，欧米で発展してきた歴史があるが，西洋の医学では中世までは精神疾患と身体疾患は別々のものとしてとらえられていた。すなわち，教会が精神疾患を，州が身体疾患を分担していたのである。デカルトの心身二元論（「身体」は身体のプロセスそのものであり，科学的に観察できない「心」とは切り離す）の出現により，ルネサンス以降，ますます感情は健康とは無関係であると考えられるようになった。この考え方によって，西洋ではまず身体医学が発展していった。

　健康に対する心理学的要因の大切さが注目され始めたのは，19世紀に入ってからであり，20世紀初頭になって心身医学の研究がより重視されるようになってきた。心と体のプロセスは同時進行することが科学的に示され，心理生理学やストレスが病気に与える効果に関する研究が数多く実施されるようになった。これを心身一元論に基づいた健康の理解と呼ぶ。また，人が病気になる過程は単純ではなく，病気に罹るまでや，罹っている最中，また回復した後にかけて，複雑な心理学的プロセスをたどることが分かり，さらにこの心理学的プロセスそのものが健康に影響を与えることが明らかになってきた。また，健康と病気の関係は，病気か健康かという二者択一的なものではなく，生活の一部として病気が存在することも明らかになった。さらに，1970年代にはコーピングの理論と研究が盛んに行われるようになり，多数の心理学的介入法の開発の基礎がつくられた。そして，1970年代の後半には，行動が健康に影響を与えることが実証され，死亡者数の50%の死因は，（非健康）行動と関連していることが明らかになった（Institute of Medicine, 1982）。健康行動に関連する心理学的要因のうち，代表的なものを以下に紹介する。

（1）コーピング

　コーピングとは，ストレスフルな経験を低減させるために個人が行う行動または認知的方略である。最も広く普及しているコーピングモデルは，ラザラス

（Lazarus, 1999）の認知的評価モデル（cognitive mediation model）である。このモデルでは，刺激に対する認知的な評価が重視される。すなわち，ある刺激が脅威であるか否か（一次評価），脅威である場合その刺激を統制できるか否か（二次的評価）により，その後の情動反応の種類や強度が決定されるのである。

　喚起された情動反応を低減させるために，人は認知あるいは行動的な対処を行う。この対処には，反応を引き起こす刺激を直接的に解決する問題焦点型対処（problem-focused coping）と，刺激によって喚起された情動を解決する情動焦点型対処（emotion-focused coping）の2種類がある。問題焦点型対処は，根本的な解決が可能な刺激に対して有効であり，情動焦点型対処は，根本的解決が不可能な刺激に対して有効である。

（2）ストレス

　生物医学モデルでは，それぞれの身体疾患には固有の原因があり，その原因を特定することで治療できると考えられていた。すなわち，特定の病気には，それと一対一に対応する特定の原因があるとされていたのである。これに対して，セリエ（Selye, 1956 杉ら訳 1976）は，原因が異なる場合であっても，同じ症状を呈することがあることを示した。この原因をストレッサーと呼ぶ。例えば，ストレッサーが強い光や激しい寒暖のような物理的刺激であっても，PM2.5 や光化学スモッグのような化学的刺激であっても，上司からのパワーハラスメントのような心理的刺激であっても，その原因がストレッサーである場合は自律神経に作用し，副腎の肥大や胃潰瘍等の非特異的な身体症状を起こす。このようにストレッサーによって引き起こされる反応を汎適応症候群（general adaptation syndrome）またはストレス反応と呼ぶ。

（3）自己効力感（セルフエフィカシー）

　バンデューラ（Bandura, 1986）によると，自己効力感とは，自分が行っている行動の主体が自分であり，その行動を統制できているという信念である。自己効力感は，①熟達の経験：成功経験の多さと失敗経験の少なさによる自信の構築，②社会的モデリング：自分に似た他者の成功経験を見ること，③社会的説得：自分の行動を他者から励まされることで正の強化を受けた結果，成功す

る確率が高まる，④自分の生理状態：自分の情動反応等の生理状態を客観的に
モニタリングして分析したり再評価したりすることで試行数の低減を防止する，
の4要因で規定される。

(4) 健康信念

　健康信念とは，患者が持っている病気のリスクや治療を受けることによる利
益に関する信念である。この信念は，医学的根拠に基づいた信念ではなく，特
に科学的な根拠もなく患者が独自に持っている病気に関する症状や特徴，ある
いは病気を引き起こした原因や症状を軽減させるための方法に関する，いわ
ば思い込みである（Leventhal & Nerenz, 1982）。患者は，医学的根拠よりも，
健康信念に基づいて行動する傾向があることが明らかにされている（Becker,
1974; Rosenstock et al., 1988）。したがって患者に医学的治療を受けさせるため
には患者の健康信念を把握する必要があり，そのための注意点として以下の5
つを挙げることができる。①病気の重症度に関する信念，②病気やその合併症
への罹患性に関する信念，③治療のコスト（費用面，不便さ，必要な努力，時
間等）に関する信念，④治療を受けた結果得られる利益に関する信念，⑤環境
面や社会面等における治療の開始しやすさに関する信念，である。

(5) 文　　化

　我が国は多民族国家ではないため，日常生活の中でそれほど大きな文化間の
差異を実感することは少ない。しかしながら，文化による習慣等の差異は，時
として健康行動に影響を及ぼすことがある。健康行動に影響を及ぼす代表的な
文化的要因としては，人種，民族，ジェンダー，性的志向性，先祖の起源，宗
教，社会経済的地位，住んでいる地域を挙げることができる。

(6) ポジティブな資源

　個人が有するポジティブな資源は，個人要因と環境要因に大別することがで
きる。そして，楽観性（オプティミズム），自己効力感（セルフエフィカシー），
ホープ等のポジティブな個人要因，およびソーシャルサポートや組織・地域等
のポジティブな環境要因は，健康や健康行動，疾病や障害の予防，回復，受容

に正の影響を与えることが明らかにされている。個人要因では，楽観性を例に挙げると，ミラムら（Milam et al., 2004）は，HIV 感染者を対象として，楽観性と免疫機能の指標である CD4[1] の値，および治療へのアドヒアランスとの関連を調査した結果，楽観性の高さは 3 年後の免疫機能の高さと，アドヒアランスの良好さを予測することを示した[2]。特に楽観性はポジティブな個人要因としてしばしば注目される。

　環境要因の 1 つである家族をはじめとしたソーシャルサポートは，直接的または間接的に，心身の適応に対して正の効果があることが様々な研究で明らかにされており，本書でも各章でその効果について言及されている。ポジティブな資源は，2000 年以降急速に発展したポジティブ心理学と密接な関係にある（Seligman, 2002）。

3. 臨床健康心理学の範囲

　臨床健康心理学の特徴の 1 つに，「広さ」がある。臨床心理学をはじめとして，医学や福祉などの他の援助手法のほとんどは，高度に細分化された専門領域に特化した援助を行う。これに対して，臨床健康心理学ではいくつかの領域にわたって援助を行うことに特徴がある。つまり，一種類の問題だけでなく，ある問題（例えば心理的問題や身体的問題）によって引き起こされる別の問題（例えば身体的問題や心理的問題）を複合的に扱う。以下に米国で実践されている臨床健康心理学の代表的な援助領域を紹介する。

（1）疾患，疾病，障害に 2 次的に付随して起こる心理学的反応

　ほとんどの健康問題には，情動的な反応を中心とした心理学的反応が伴う。例えば身体の一部を損傷したり切断したりした人には，ボディ・イメージのケアが必要になるし，治療が困難な疾病に罹患した人には，気分の落ち込みや不

　1）CD4 陽性 T 細胞は，HIV 感染の進行を示す指標として使用される。CD4 の値の低下は，免疫機能の低下を表している。

　2）ただし，非現実的に高すぎる楽観性は，状況や情報を正確に把握できず，リスクを過小評価し，その結果として悪い予後を引き起こすことがある（Weinstein et al., 2005）。

安に対する対処方法についての援助が必要になる。また，ショッキングな出来事を目撃してしまったり自然災害や犯罪被害などの重大な出来事を経験したりすると，外傷後ストレス障害等の心理的反応を呈するかもしれない。このような心理的反応は，健康問題を抱えた当事者だけでなく，その家族や友人などの周囲に人にも起こり得る。例えば，大切な人が大きな障害を負ったり，重篤な慢性疾患に罹患したり，死によって複雑性悲嘆反応が引き起こされることがある。さらには，心筋梗塞の完治後や出産後など，本来喜ばしいと考えられている出来事の直後に抑うつ症状が発症することもある。

(2) 心理的問題が引き起こす身体反応

　精神的健康に関する問題が身体症状を引き起こすことがある。例えば，胸部の強い痛みを訴えて内科や外科を受診する患者の中には，パニック障害である場合がある。このような心理的問題が原因となって引き起こされる身体症状を訴える患者には，医学的援助を行ってもほとんど意味がなく，精神医学や臨床心理学の知識あるいは専門家との連携が不可欠である。

(3) 心理生理学的問題

　心理生理学的要因が引き起こす可能性のある疾患として，例えば偏頭痛や過敏性腸症候群が挙げられる。このような疾患には，健康行動や認知行動的な心理教育（第13章参照）を行う必要がある。

(4) 介入を受けることへの不安

　手術後の痛みへの過度の恐怖，化学療法や放射線治療の副作用や，大腸全摘出に伴う排便コントロール・便失禁への過度の不安に対する心理的援助を挙げることができる。

(5) 行動的要因によって引き起こされる身体症状

　行動的要因によって健康が悪化することがある。例えば，糖尿病のインスリン自己注射の不適切な使用，関節炎患者の体重管理の失敗，臓器移植患者の免疫抑制剤の不適切な使用等は様々な身体症状を誘発する。以上のような薬学的

処方に関する健康行動を守らないと、重大な健康問題に発展する恐れがあり、アドヒアランスの心理教育が重要である。

(6) 身体疾患が引き起こす心理学的反応

　身体疾患が精神症状を引き起こすことがある。例えば、甲状腺機能障害や特定のがんは、抑うつ症状を引き起こす。また、精神症状を誘発する身体疾患の治療のための薬剤が数多く存在する。代表的なものとして、Ｃ型肝炎の治療薬であるインターフェロンにはステロイドが含有されており、これによって抑うつ症状が出現することがある。

(7) 医学的処置が心理学的要因に与える影響

　患者にとってストレスフルな医学的処置は数多く存在する。特に、近年の高度に発展した医学的介入は、患者にとって重い心理的負荷をかけることがある。例えば、MRI は閉所恐怖症を引き起こすことがある。また、出産前の胎児に重度の障害があることが判明した時に、母親や家族の出産に関する決断や出産後のケアや養育方法について援助を行うなどである。

(8) 疾患，疾病，障害を引き起こしやすい行動

　健康問題を引き起こす行動的リスク要因がある。例えば、喫煙、体重管理、運動、物質使用は、健康のリスク要因として広く知られており、臨床健康心理学で最も研究と実践が進んでいる分野の１つである。さらに、シートベルトやヘルメットの着用等の危険防止行動や、依存の問題も研究と実践が行われている。

(9) ヘルスケアの提供者とヘルスケアシステム

　臨床健康心理学では、患者個人の身体症状と精神症状の関係のみに焦点を当てるのではなく、健康を増進するサービスの提供者や、さらには健康増進システムそのものの構築にも焦点を当てる。例えば、治療者と患者の関係性は患者の満足感に影響を及ぼす。また、治療者側が必要とするケアとして、例えば救急外来やホスピスで働くスタッフの心理的消耗を挙げることができる。臨床健

康心理学は，このような健康増進プログラムの開発と評価にも関わる。

4. 健康と病気の生物心理社会モデルと生物医学モデル

　図1-1は，我が国における年代別の死因別死亡率の継時変化を示している。ここから明らかなように，1947（昭和22）年では結核が最大の死因であったのに対して，2015（平成27）年では，悪性新生物（がん）や心疾患が最も大きな死因となっている。結核は1955（昭和30）年頃を境に急速に減少しているが，がんや心疾患は増加し続けている。この結果は，感染症による若年層の死亡率が減少し，高齢者に多い疾患により死亡する傾向があると解釈できる。こうした傾向は，我が国だけでなく，他の先進各国でも同様である。例えば，14世紀に大流行したペストは，ヨーロッパの人口の4分の1を死に至らしめたと言われ

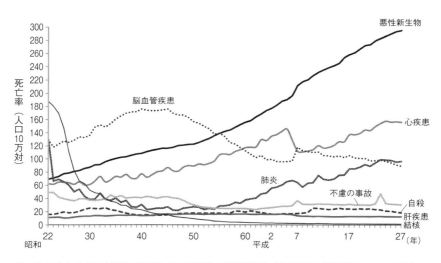

注：1) 平成6・7年の心疾患の低下は，死亡診断書（死体検案書）（平成7年1月施行）において「死亡の原因欄には，疾患の終末期の状態としての心不全，呼吸不全等は書かないでください」という注意書きの施行前からの周知の影響によるものと考えられる。
　　2) 平成7年の脳血管疾患の上昇の主な要因は，ICD-10（平成7年1月適用）による原死因選択ルールの明確化によるものと考えられる。

図1-1　主な死因別に見た死亡率の年次推移（厚生労働省大臣官房統計情報部，2016）

ているが，現在ではペストによる年間の死亡者数はわずかである。また，1918年に世界的に大流行したスペイン風邪（インフルエンザ）では，世界で 2000 万から 4000 万人が死亡したと言われているが，現代ではそれに比べるとインフルエンザによる死亡者数ははるかに少ない。つまり，主に先進国では，以前は感染症による死亡が多数を占めていたのに対して，現代では，高齢者に多い疾患により死亡するようになったのである。

　以前は，食料や医薬品や医療技術の不足による栄養不足や感染症により，高齢期に至る前の乳幼児期や若年期に死亡してしまう割合が高く，現代よりも死が身近にあったと言える。こういった時代では，長く生きることが重要であり，「疾病に罹患したり障害を負ったりしないこと」が「健康」と同義であった。この「健康」を実現するための効果的な方策として，生物医学的治療技術や保健医療制度が発展してきた。その基本的な考え方は生物医学モデルに基づいている。生物医学モデルでは，人の身体を精密な機械ととらえる。すなわち，ウイルスに感染したり，過度な物理的心理的外圧がかかったり，耐用年数を超えて使用したりした結果，身体を構成している「部品」や「電気系統」が損傷したり不均衡を起こしたりすることで，病気や障害として現れると考えるのである。したがって，治療は身体的な機能の回復に焦点が当てられる。この考え方に基づいて医学はこれまでに様々な病原菌やウイルスを発見し，これに打ち勝つための医薬品や治療技術を開発し続けてきた。今や医療技術は高度に専門化・細分化され，日進月歩の最先端技術が今この瞬間も研究，開発され続けており，人類の発展に貢献している。

　その一方で，医学の発展による恩恵により平均寿命が延びた現代では，生活習慣や加齢による身体的機能の低下に伴う疾患が増加した。これらの疾患は慢性的に推移することが多く，また完全な治癒を目指すことが難しいため，個人の生活や人生の一部として上手に付き合っていく必要がある。生物医学モデルに基づいた医療は，心身の病理に焦点を当てた治療を行うため，急性期の治療には効果を発揮するが，前述した WHO で定義された健康状態を満たすには，特に心理社会面において不足が生じるのである。例えば，子宮がんの患者は，早期に発見され病巣を摘出すれば，存命率が高まる（第 5 章，第 8 章参照）。これは，生物医学モデルによる医療の発展があったからこそ飛躍的に生存率が高

まっているという点において大きな恩恵を受けていると言えるだろう。しかしながら，摘出後の喪失感や抑うつ，あるいは女性としてのアイデンティティの危機といった心理的問題や，仕事や経済面の担保といった社会的問題には，生物医学モデルに基づいた医療では対応できないであろう。また，主に生活習慣が原因で罹患すると考えられる疾患も生物医学モデルでは限界がある。例えば，喫煙習慣（第6章参照）は肺がん発症のリスク要因の1つである。生物医学モデルによる医療では，肺がんに至るまでの病理学的な解明はでき，その治療法の確立はできるが，そもそもの原因の1つである喫煙行動を変容させるための予防的介入を実施するという視点はない。確かに，肺がんを早期に発見・治療するための技術は進歩し続けているものの，焦点が当てられるのは早期の病変を検知，診断するための生化学的な病理メカニズムの解明なのである。

　以上のような生物医学モデルの弱点を補う新たな健康モデルとして，生物心理社会モデル（Engel, 1977）がある。生物心理社会モデルでは，生物的要因，行動的要因，心理社会的要因のそれぞれが相互に作用し合って健康と疾病を生じさせるととらえる。生物的要因，行動的要因，心理社会的要因の具体例としては，それぞれ，遺伝的な素因，飲酒（第7章参照）の習慣，地域性や医療サービスへのアクセスのしやすさ等を挙げることができ，以下のような状況を想定することができるだろう。すなわち，飲酒が引き起こす代表的な疾患として，肝臓や大腸や食道がん，または心疾患や脳血管疾患があるが，たとえ同じ量の飲酒を行ったとしても，素因の違いによってある人はこれらの疾患に罹患するが，ある人は罹患しないだろう。また，同じ素因であったとしても，飲酒習慣のある人はない人と比較して，これらの疾患に罹患しやすいし，罹患後に専門機関へ受診する人は受診しない人よりも治癒の可能性が高まるだろう。さらに，同じ素因と同じ飲酒習慣の人であっても，自宅から病院や保健センターまで距離や診療科の違い，または所属しているコミュニティの飲酒に対する考え方の違いによって，罹患または罹患後の回復の確率が異なるだろう。

　以上のように，生物心理社会モデルでは，生物学的，心理学的，社会学的要因が相互に関連しあって健康と病気を形づくると理解するため，遺伝的化学的要因によって規定された生物学的健康だけでなく，日常における生活スタイルや健康行動，あるいは信念といった心理学的要因や，家族や所属するコミュニテ

12　第1章　臨床健康心理学とは

表 1-1　臨床健康心理学と臨床心理学の異同（島井ら，2009）

	健康心理学	臨床心理学
研究モデル	健康生成（成長）モデル "川上志向"	病理（医学）モデル "川下志向"
対象	個人→組織，地域	主として個人
適応水準	心身相関問題 心身疾患にも視野を置く cf. 生理心理社会モデル	精神病理的問題 精神疾患・社会不適応が中心 cf. 心因性モデル
関わり	心理教育的・エンパワーメント 予防的かかわり 肯定的資源の育成，強化 現在→未来志向	心理治療的・矯正的 治療的かかわり 弱さの救済 現在→過去思考
病理性	ゼロからプラスへ cf. ポジティブ心理学	マイナスからゼロへ cf. 異常（病態）心理学

ィなどの社会的要因も健康に寄与すると考えるのである。したがって，臨床健康心理学者には，臨床心理学，生物学，社会学の他にも，薬理学，解剖学，生理学，病理生理学，精神神経免疫学等の知識が求められる。表1-1 に示すように，特に医学モデルを受け継いでいる臨床心理学と対応することで，臨床健康心理学の特徴を示すことができる。

5.　健康の促進と予防

　臨床健康心理学のもう1つの特徴は，病気や障害そのものに焦点を当てているわけではないという点にある。これは，単に「病気のない状態」を「健康」ととらえているわけではないことを意味する。臨床健康心理学では，健康的な行動（例えば運動）を取ることや，健康的な仕事場やコミュニティや環境を設定することで健康の促進を目指す。さらに，誕生，加齢，寿命といった各年齢の日常生活における健康をも扱う。

　臨床健康心理学は，予防にも焦点を当てるが，予防は，臨床健康心理学で最も重視される視点の1つである。予防は，1次予防，2次予防，3次予防の3種類に分類されている（Kaplan, 2000）。1次予防は，今現在健康な状態にある人

が，その健康を維持できるようするために，病気や障害を未然に防ぐことに焦点が当てられる。したがって，主なターゲットは，食生活や睡眠（第9章参照），あるいは運動習慣等といった生活習慣と病気との関連であり，この心理教育を行うことである。2次予防は，病気や障害の早期発見と早期対処を指す。2次予防には，疾病や障害をできるだけ早く発見することだけでなく，発見後の早期の治療や進行の防止も含まれる。要するに，疾病や障害の各段階において早期の対処を行うことであり，具体的には，健康診断，治療，各疾患や障害の進行を防ぐための健康行動等が挙げられる。1次予防と2次予防の違いは，1次予防が生物心理社会モデルに基づいた視点であるのに対して，2次予防は生物心理社会モデルだけでなく，生物医学モデルに基づいて現存する病気の早期の同定と治療が含まれている点にある。3次予防は，疾病に罹患したり障害を負ったりした後の回復過程における援助である。これには，失われた機能が悪化することを防ぐための保全や，回復を促すリハビリテーションや，残された機能を最大限に活かしたり，疾病や障害を経験したからこそ得られたものを活かすための心理的援助等が含まれる。

6. 費用対効果

　医療費削減の問題は臨床健康心理学が重視している主要なテーマの1つである。現在のヘルスケアサービスにはエビデンスと費用対効果の視点がもはや必須となっているが，臨床健康心理学が，心理学的要因と身体的要因の関連に関する研究と実践に最も早くから取り組んでいる学問分野の1つである。費用対効果を考える場合，1次予防が非常に重要である。

　1次予防は，2次予防や疾患に罹患してからの治療に比べて，はるかに低いコストで高い効果を得ることができる。図1-2は，ヘルスケアシステムにおける健康への介入の対象となる人口の割合と費用の関係を示している。地域の健康増進は保健センターや市民講座による健康教育や健康増進，病気の予防は自治体や会社等で行われる健康診断や人間ドック，1次医療は地域の総合的なかかりつけ医，2次医療は地域のより専門的な中核病院，3次医療は高度な専門医療を提供する大学病院や研究施設である。ここから明らかなように，1次予防の

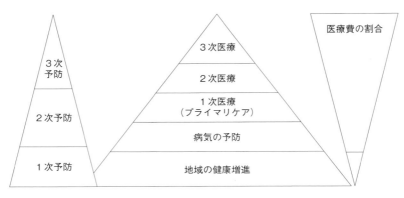

図 1-2 予防の三角形（Prevention Triangle）
（厚生科学審議会地域保健健康増進栄養部会，2012 を参考に作成）

特に健康な人の健康を維持するための予防の対象となる人口は最も多いのに対して，かかる費用は全体のわずかである。この人口にうまくアプローチできれば，健康を維持できる可能性が高まるため，医療経済上非常に重要なポイントであることが分かる。

1次予防を呼び起こすための代表的な動きとして，「健康日本21」や，「オタワ憲章」を挙げることができる。2002年に宣言された健康日本21は，健康寿命を延ばすために必要な適切な食事，運動等の生活習慣の改善に関する国民健康づくり運動である。オタワ憲章は，保健政策，支援活動，個人スキル，医療の再設定をその内容としている。これら2つは，国家的な施策や制度といったよりマクロな視点から1次予防を促していると言える。フリードマンら（Friedman et al., 1995）は，臨床健康心理学がもたらすことができる臨床的意義と経済効果として，以下の6点を挙げている。すなわち，①患者に適切なセルフケアを教育すること，②患者の心理社会面における修正，③健康に悪い影響を与える行動の修正，④ソーシャルサポートの提供，⑤未診断の精神的問題の同定，⑥心身疾患のスクリーニングと介入，の6点である。

7. 専門家チームケアの必要性

　臨床健康心理学のもう1つの特徴は，ヘルスケアに携わる多職種間の専門家のチームをコーディネートすることである。臨床心理士が主にメンタルヘルスの場面で，精神科医や精神社会福祉士とのチーム医療に携わっているのに対して，臨床健康心理学者や健康心理士は，主に身体疾患の診療科に携わる医師や看護師とのチーム医療に参加する。多職種間の連携は，研究においても実践においても臨床健康心理学にとって基礎をなす部分であるため，大学院での教育や訓練での中核を占める。

　医療においては，臨床健康心理学は，プライマリケアを重視する。そこで行われる介入は，心身相関の教育や家庭での健康管理方法を始めとして，コミュニティが持っている資源の活用方法や良い人間関係のつくり方等が促進される。米国では，臨床健康心理学者は健康問題に携わる他の専門家と連携する。（もちろんすべての臨床健康心理学者が同じ働きをするのではなく，それぞれが専門としている領域での援助を行うことになるが，）例えば，女性の仕事の問題ならば内科医と産婦人科医，子どもと関わる仕事であるならば小児科医と保育士や幼稚園教諭，移植手術を受けた患者ならば，関連するすべての診療科のスタッフおよび看護師やソーシャルワーカー等の連携を促す。疼痛ならば，麻酔科医，歯科医，腫瘍やリューマチを専門とする外科医，整形外科医，神経外科医，理学療法士，作業療法士と連携する。また，臨床健康心理学者には治療場面の設定も求められる。もし個人診療科で外来患者に対応するならば，電話や場合によっては手紙でコンタクトを取る。総合病院に勤務している場合は，事務での受付を済ませた患者と会ってコンタクトを取ることが主な方法になる。その他，国や地域，病院による文化やルールの違いに考慮して，最も効果的な治療設定ができるように配慮する必要がある。

　まとめると，臨床健康心理学者が提供，設定するヘルスケアサービスは大きく分けて以下の7つに分類される。すなわち，①病院外でのプライマリケア（市販薬の使用や家庭でできる医療，中学や高校，大学での学生相談活動），②地域医療や救急医療等の外来医療，③特殊医療（疼痛，関節炎，腫瘍，神経科，外科，歯科，呼吸器科），④病院内外での終末期医療，⑤病院内外でのコンサ

16　第 1 章　臨床健康心理学とは

ルテーションやリエゾン，⑥リハビリテーション（例えば，脊髄，心臓，頭部，
疼痛，肺，脳卒中等を損傷したり患ったりした後等），⑦総合病院だけでなく，
養護施設や個人医院でのケア，の 7 種類である。

8. おわりに

　最初に述べたように，本章では，臨床健康心理学の 4 点の特徴を中心に概観
してきた。現代では，臨床健康心理学が果たす役割に求められる社会的ニーズ
が高まっているものの，学問としての歴史はまだ浅い。これは裏を返せば，ニ
ーズが高まってきたから学問が誕生したと考えることができる。実際，米国心
理学会が実施した人の健康に携わる心理職に関する調査に回答した 6,595 名の
うち，フルタイムで働いている人の割合は 67.7%，パートタイムの割合は 24.7%
であり，ポストドクターや現在職に就けてない人の割合はそれぞれ 0.8%，1.3%
と，社会から高いニーズがあることが示されている（Michalski et al., 2010）。
我が国でも，臨床健康心理学が果たす役割に関する社会的ニーズは高まってお
り，これからますますの発展が期待される分野の 1 つである。

引用文献

Bandura, A. (1986). *Social foundations of thought and action: A social cognitive theory*. Englewood Cliffs, NJ: Prentice-Hall.

Becker, M. H. (1974). *The Health Belief Model and personal health behavior*. Thorofare, NJ: Charles B. Slack.

Engel, G. L. (1977). The need for a new medical model: A challenge for biomedicine. *Science, 196*, 129–136.

Friedman, R., Sobel, D., Myers, P., Caudill, M., & Benson, H. (1995). Behavioral medicine, clinical health psychology, and cost offset. *Health Psychology, 14*, 509–518.

Institute of Medicine (1982). *Health and behavior: Frontiers of Research in the Biobehavioral Sciences. Report of a study by committee of the Institute of Medicine, Division of Mental Health and Behavioral Medicine*. Washington, DC: National Academy Press.

Kaplan, R. M. (2000). Two pathways to prevention. *American Psychologist, 55*, 382–396.

厚生科学審議会地域保健健康増進栄養部会（2012）．健康日本 21（第 2 次）の推進に関する

参考資料

厚生労働省大臣官房統計情報部（2016）. 平成27年人口動態統計月報年計（概数）の概況 Retrieved from http://www.mhlw.go.jp/toukei/saikin/hw/jinkou/geppo/nengai15/index.html（2017年8月1日）

Lazarus, R. S.（1999）. *Stress and emotion: A new synthesis.* New York: Springer.

Leventhal, H., & Nerenz, D. R.（1982）. A model for stress research with some implications for the control of stress disorders. In D. Meichenbaum, & M. Jaremko（Eds.）, *Stress prevention and management: A cognitive behavioral approach*（pp. 5–38）. New York: Plenum.

Michalski, D., Mulvey, T., & Kohout, J.（2010）. *2008: APA survey of psychology health service providers.* APA Center for Workforce Studies.

Milam, J. E., Richardson, J. L., Marks, G., Kemper, C. A., & McCutchan, A. J.（2004）. The roles of dispositional optimism and pessimism in HIV disease progression. *Psychology & Health, 19,* 167–181.

Rosenstock, I. M., Strecher, V. J., & Becker, M. H.（1988）. Social learning theory and the Health Belief Model. *Health Education Quarterly, 15,* 175–183.

Seligman, M. E. P.（2002）. Positive psychology, positive prevention, and positive therapy. In C. R. Snyder, & S. J. Lopez（Eds.）, *Handbook of positive psychology*（pp. 3–12）. New York: Oxford University Press.

Selye, H.（1956）. *The stress of life.* McGraw-Hill.（セリエ, H.　杉靖三郎・田多井吉之助・藤井尚治・竹宮　隆（訳）（1976）. 現代生活とストレス　法政大学出版局）

島井哲志・長田久雄・小玉正博（編）（2009）. 健康心理学・入門―健康なこころ・身体・社会づくり　有斐閣

Weinstein, N. D., Marcus, S. E., & Moser, R. P.（2005）. Smokers' unrealistic optimism about their risk. *Tabacco Control, 14,* 55–59.

II

臨床健康心理学の臨床的展開

第2章

慢性疾患や身体障害の受容とその対処

羽鳥健司

1. はじめに

　我が国の平均寿命は男性 80.79 歳，女性 87.05 歳（厚生労働省，2016）であり，世界の最長寿国の 1 つとして超高齢化社会を迎えつつある。平均寿命には，経済や社会制度あるいは文化等，様々な要因が影響していると考えられるが，中でも医学の発展や食生活の多様化または摂取する栄養といった人間の生命活動の維持・増進に直接的に作用すると考えられる要因は大きな影響力を持っている。こうした要因の変化に伴い，病気や障害の形あるいはとらえ方は大幅に変化した。すなわち，以前では，種類を問わず病気に罹患したり障害を負ったりすることは，現在と比較すると死に直結しており，いかに病気や障害を治療して身体機能を元の水準に戻せるかに焦点があてられていた。つまり，心理的問題よりも身体的問題に重点が置かれていたのである。これに対して，現在では病気や障害を負っても，すぐに直接的な死につながることは以前に比べると減少した。これに伴い，病気や障害を抱えながらも，充実した人生を歩んでいくための方策の拡充が課題になってきた。事実，世界保健機関によると，人間の死因は，大きく分けて外傷によるもの，伝染性の疾患によるもの，慢性疾患によるものの 3 種類に分けられている。アフリカでは死因の 75％近くが伝染性疾患によるが，我が国や欧米をはじめとした先進国では死因の 75％以上が慢性疾患である。

　表 2-1 に示すように，慢性疾患は急性疾患との対照で以下のような特徴を持つ。すなわち，多くの原因があり，診断は不確かなことが多く，治癒することがまれであるため，患者の自己管理が問われるのである（Lorig et al., 2000 近藤訳 2001）。本書では，血液透析，心臓疾患，がん，糖尿病を取り上げているが，これらは慢性疾患ととらえられる。臨床健康心理学でこれまで研究と実践

表 2-1 急性疾患と慢性疾患の違い

	急性疾患	慢性疾患
初期	急速	徐々に
原因	一つの原因	多くの原因
期間	短期	不定
診断	一般に正確	不確かなことが多い
診断用検査	確定的	限られた意味しかない
治療	一般に治癒する	治癒はまれ
専門職の役割	治療の選択と実施	指導者でありパートナーである
患者の役割	指示に従う	医療従事者のパートナーであり日常管理の責任をもつ

が行われてきた慢性疾患には，代表的なものとして他に慢性閉そく性肺疾患，喘息，骨髄損傷，肝臓疾患，慢性疼痛，腫瘍学，軽度認知症，聴覚障害，臓器移植，慢性疲労症候群等がある。

　一方，2011 年に施行された改正障害者基本法（内閣府，2011）によると，障害者は，「身体障害，知的障害，精神障害（発達障害を含む。）その他の心身の機能の障害（以下「障害」と総称する。）がある者であつて，障害及び社会的障壁[1] により継続的に日常生活又は社会生活に相当な制限を受ける状態にあるものをいう」と定義されている。本章で紹介する我が国の在宅の年齢別身体障害者の人数は，全体では 386.4 万人であり，18 歳未満が 7.3 万人（1.9%），18 歳以上 65 歳未満が 111.1 万人（28.8%），65 歳以上が 265.5 万人（68.7%）で構成されている（厚生労働省，2011）。代表的な身体障害には，①視覚障害，②聴覚又は平衡機能の障害，③音声機能，言語機能又はそしゃく機能の障害，④肢体不自由，⑤心臓，腎臓，又は呼吸器の機能の障害，⑥ぼうこう，直腸又は小腸の機能の障害，⑦ヒト免疫不全ウイルスによる免疫の機能の障害，⑧肝臓の機能の障害，等がある。

　慢性疾患や身体障害は，これにより失われた機能を完全に元通りに回復させ

　1）社会的障壁とは「障害がある者にとつて日常生活又は社会生活を営む上で障壁となるような社会における事物，制度，慣行，観念その他一切のものをいう」と定義されている（改正障害者基本法，内閣府，2011）。

22　第2章　慢性疾患や身体障害の受容とその対処

ることは難しいため，心理的な受容や対処が求められる。本章では，受容の促進や代表的な心理的要因について紹介する。

2.　楽　観　性

　楽観性は，学習性楽観と特性的楽観の2側面から研究が進められているが，慢性疾患や障害に関する研究は，特性的楽観の側面から検討されているものが多い。本章では特性的楽観性について紹介することとする。以下では，特性的楽観を楽観性あるいは楽観と表記する。

　楽観性は，「物事がうまく進み，悪いことよりも良いことが生じるだろうという信念を一般的にもつ傾向（general belief that good as opposed to bad things will happen in the future）」（Scheier & Carver, 1985; 戸ヶ崎・坂野，1993）と定義される。歴史的には，楽観性は，インパクトの大きさに違いはあっても，一時的なストレス状況下に置かれている人を対象としてきた（Rand et al., 2011）。すなわち，これまで楽観性は，デイリーハッスル[2]や，被災，犯罪被害，死別等のように，インパクトの大小に関わらず個人外の環境的要因によるストレッサーを対象として研究されてきた。近年になってようやく慢性疾患や障害を負った人たちのように，個人内要因やそれによって引き起こされる恒常的なストレス状況下に置かれていると考えられる場合にはどのような影響があるのかが検討されはじめてきた。その結果，楽観性は，慢性疾患者あるいは障害を負った人たちの心身の健康を概ね増進することが明らかにされている。例えば，血友病[3]の患者を対象とした研究では，楽観性が高いと，内的なローカス・オブ・コントロール[4]が高く，身体的な活動の制限を低く見積もり，さらに普段の生活でネガティブ感情の体験量に負の影響を与えることが明らかにされた（Triemstra et al., 1998）。同様に，パーキンソン病[5]の患者を対象とした

───────────

　2）日常生活での小さな苛立ちごとのこと。
　3）血友病は，体内の血液が凝固してしまう遺伝的疾患の一つであり，強い関節痛や，それに伴う機能障害を呈する。
　4）統制の所在のこと。結果の原因が自分にあると考えることを内的統制型，自分以外にあると考えることを外的統制型と呼ぶ。

研究でも同様の結果が得られている。すなわち，楽観性の高さは，主観的に知覚される QOL の高さ，および疾患によって引き起こされる様々な症状を統制できる感覚と正の相関関係にあることが示されている（Gruber-Baldini et al., 2009）。また，四肢のいずれかあるいは全部を切断した人たちを対象とした研究でも，楽観性の高さは抑うつ症状を低減し，統制感と自尊感情を高めることが示された（Dunn, 1996）。さらに，発症後平均 12 年経過したリューマチ[6] 患者を対象とした研究では，楽観性の高さは 16 ヶ月後の心理的 well-being の高さを予測した（Brenner et al., 1994）。また，変形性関節炎の患者を対象とした研究では，楽観性が高いとソーシャル・サポートを獲得しやすく，人生の満足感が高いことが示された（Luger et al., 2009）。

　以上のような，楽観性が慢性疾患への罹患や障害を負った後の心身の適応に影響を及ぼす機序は，自己制御理論，ストレスコーピングの 2 点から説明される。自己制御理論（Self-regulation theory: Carver & Scheier, 1998）では，人の行動を目標追求の観点から説明する。すなわち，人は望ましい状態を目指して行動することを望むと考えられるので，目標が人の生活や人生の意味を決める（Rasmussen et al., 2006）。目標には，望ましくない状況を避ける（例えば，病気にならないようにする）ことも含まれる（Rasmussen et al., 2006）。目標には，①「具体 - 抽象」（Carver & Scheier, 1998）と②「価値 - 予期」（Atkinson, 1964; Feather, 1982; Caver & Scheier, 2002）の 2 つの側面がある。①については，個人にとって抽象的な目標ほど重要になり，その重要な目標に到達するために具体的な目標が設定される。例えば，私たちは，健康を維持するという抽象的な目標を達成するために，適度に運動したり野菜を食べたりするという具体的な手段を取る。②に関しては，目標の価値は個人の主観的な重要性が反映されることを意味する。そして構成概念としての楽観性は②と密接に関係する。目標に価値があると認識するほど，人はその目標に到達するよう動機づけられ，目標に達するように努力し続ける。自己制御理論における予期とは，目標に到達

　5）パーキンソン病の主な症状は，神経的な障害が原因の震え等により同じ姿勢を保つことが困難になることである。

　6）リューマチの主な症状は，関節の痛み，腫れ，疲労，およびこれらの症状による運動の制限である。

できる主観的な確率の見積もりと効力感の強さであり，楽観性という概念を構成する要素の一つには目標到達への予期が含まれる（Carver & Scheier, 2002）。つまり，楽観性が高いほど，目標に到達できると確信しているため高い動機づけを保ちやすく，達成に向けて努力を続けることができると考えられるのである。そして，楽観性の高い人は目標に向けて努力を続けるので，実際に到達できる確率が高まり，目標達成によって効力感が増すため，ますます予期が高まり，その結果楽観的な行動が強化されるという上方スパイラルが形成されるのである。

　ストレスコーピングの観点では，一般的に，楽観的な人（以下，楽観者）と悲観的な人（以下，悲観者）のスタイルは対照的であるととらえる。つまり，楽観者は問題を解決可能であると評価するため，様々なコーピング（情報収集，援助希求，認定再評価など）を試す傾向がある。これに対して悲観者は問題自体を否認する傾向があるため，回避的コーピングを選択する傾向がある（Aspinwall & Taylor, 1992; Scheier et al., 1986）。健康問題に関してもこれと同様の研究結果が得られている。冠状動脈のバイパス手術を受けた人を対象とした研究では，楽観者は術後や退院後の回復につながるより多くの情報収集を行ったのに対して，悲観者はこれらのことについて考えることを回避する傾向にあった（Scheier et al., 1986）。また，不妊治療中の体外受精に失敗した夫婦を対象とした研究では，楽観的な夫婦は利得の発見（benefit finding）を行っていたのに対して，より悲観的な夫婦は感情回避的対処を行っていた（Litt et al., 1992）。ただし，楽観者はいついかなる時でも問題解決的対処法略を選択するわけではなく，統制可能であると評価するストレッサーに対しては問題解決的対処法略を選択するが，統制不能であると評価するストレッサーに対しては情動焦点的な対処法略を選択する（Nes & Segerstrom, 2006）。つまり，楽観者はストレス状況の文脈に合わせて柔軟に最適な対処を選択するのである。

3．ホープ

　ホープは「肯定的な目標指向的計画（pathways thoughts：以下，計画とする）と目標指向的意志（agency thoughts：以下，意志とする）の相互から派

生した感覚に基づく認知的傾向」と定義される（Snyder et al., 1991; 加藤・スナイダー, 2005）。ホープを構成している下位因子である計画と意志は，それぞれ「個人が希望する目標に到達するための道筋を見つけることができる能力」，「計画によって思い描いた道筋に沿って活動をし続けられる能力」である。したがって，計画が高い者は，たとえ何らかの障壁にぶつかったとしても，新しい別の道を見つけられる可能性が高く，意志の高い者は，精神的なエネルギーが枯渇する可能性が低いと考えられるのである。自動車の運転にたとえるならば，pathway は地図を読んでハンドルを操作することに当たり，agency はガソリンの量と適切にアクセルを踏むことに相当する。

　ホープを高める介入を行うことで，障害を負った人の心理的適応が増進することが明らかにされている。例えば，脊髄を損傷した女性患者を対象とした研究では，計画も意志も損傷後の人生の意味の発見や，自分の社会的な役割の発見に正の影響があることが示された（Elliott & Kurylo, 2000）。また46名の脊髄損傷者を対象として，損傷6ヶ月，12ヶ月，24ヶ月，36ヶ月，10年後の各時点で面接調査を行った結果，ホープが生活上の適切なストレス対処を促進していることが明らかになった（Dorsett, 2010）。さらに87名の急性期の脊髄損傷者を対象とした別の研究では，リハビリ中の厳しい状況下であってもホープが人生の満足感を促進していることが示された（Kortte et al., 2010）。以上の結果からは，ホープは脊髄損傷者の心理学的適応に高い影響力を持っていると考えることができる。

4. 体験の意味づけ

　障害を負うことや慢性疾患に罹患することのような衝撃的な体験の後には，多くの場合情緒的混乱が引き起こされるが，心理的再適応に寄与する重要な要因の1つに意味づけを挙げることができる。歴史的にはフランクル（Frankl, 1962）の意味への意志や，ハンセン病患者を対象とした神谷（1980）の生きがいについて等の人間性心理学や実存主義心理学で研究と実践が進められてきた。1980年代に入って意味づけが実証的に論じられるようになってからは，意味づけはストレス対処，意味の付与（sense making），利得の発見（benefit finding），

同化と調節の 4 側面から研究が進められてきた。ストレス対処としての意味づけは，情動焦点型対処方略の中の認知再評価に相当する。実際，困難な出来事に対して行われる肯定的再評価は，その後の心身の健康を改善させる方向に予測することが示されている。例えばマットリンら（Mattlin et al., 1990）は，配偶者の死に対する認知再評価は，抑うつと不安を低減することを示した。またステファンズら（Stephens et al., 1988）は，入院中の家族の看病をしている者を対象として調査した結果，認知再評価がポジティブ感情を促進していることを示した。ただし，障害や慢性疾患の受容に特化したストレス対処の認知再評価に関する研究はそれほど多く行われてはいない[7]。

　意味の付与は，個人が経験した困難な出来事を最初の段階でどのように理解するのかに焦点が当てられた意味づけである（Janoff-Bulman & Frantz, 1997）。衝撃的な出来事を体験した直後は，人の認知的枠組みの一種である「仮想世界」が崩壊し，情緒的に混乱した状態に陥る。そして，崩壊した仮想世界を再構築するために，認知的枠組みを作り直す。この作り直された認知的枠組みが意味の付与に相当する。現在までのところ，慢性疾患や障害の受容に関する意味の付与の研究はほとんど行われていない。

　利得の発見は，困難な経験に対処しようと専心努力をした結果自分にとって何かポジティブなものが獲得できた状態を表す（Janoff-Bulman & Frantz, 1997）。中でも，最も広く検討されている概念の一つとして，外傷後成長（PTG：Posttraumatic Growth）（Tedeschi & Calhoun, 1996）を挙げることができる。外傷後成長は，困難な出来事の体験後に個人が知覚する利益またはポジティブな変化である（Boals et al., 2010; 羽鳥・小玉，2009; Taku et al., 2007）。心臓血管疾患患者を対象とした研究では，外傷後成長が精神的健康を高めることが示され，また低い外傷後成長は高い外傷後ストレス障害（PTSD）の症状を引き起こすことが示された（Bluvstein et al., 2013）。さらに，PTG も PTSD 症状も両方高い場合であっても，PTG はその他の精神的健康を促進する方向に

　7）パーキンソン病患者を対象とした認知行動療法が開発されており，その中の認知再構成モジュールが病気に伴う抑うつや不安に効果があることが示されている（例えば Dobkin et al., 2011）。しかしながら，不可逆的な身体的変化を伴う障害や慢性疾患の積極的受容に対する認知再評価に関する研究はあまり実施されていない。

影響を与えていることが示された（Bluvstein et al., 2013）。同様に，乳がん患者を対象とした研究では，PTG の高さが対人関係の良好さと抑うつ症状の低さを予測したことが示されている（Silva et al., 2012）。さらに，アフレックら（Affleck et al., 1991）は新生児集中治療室（NICU）で治療を受けている子どもを持つ母親を対象に，子どもの入院というストレスフルな経験から何か利益になることが得られたかを面接法によって調査した。その結果，75%の母親が①家族や友人などの人間関係が改善された，②人生の見通しを立てることの重要性を理解するようになった，③他者に共感するようになった，④明るい性格になった，⑤子どもが本当に大切な宝物であると再確認できた，の5つのうち1つ以上を感じていることを示した。そして，このような利益を報告した母親は，調査開始時の気分を統制しても，開始後6ヶ月と18ヶ月の段階で開始時と比較して気分の明るさが有意に増加しており，気分の落ち込みは有意に減少していることを示した。またこのような利益の発見型の意味づけを行うことは，子どもの医学的問題の重症度とは無関係であることを示した。さらに，母親の情緒的問題に有効であるばかりでなく，18ヶ月後の子どもの発達も予測した。この結果は，外傷後成長がもたらすポジティブな影響が自己報告に基づくもの以外の領域にまで及んでいることを実証した点でにおいて非常に重要である。

最後に，体験の意味づけの過程を説明する概念として同化と調節が用いられているが，結論から述べると慢性疾患や障害の積極的受容に関する同化と調節の実証研究はこれまでのところほとんど行われていない。しかしながらこれらの受容のプロセスを検討するために，同化と調節の視点から研究を進めることが期待される。

5. 障害や慢性疾患者の介護

身体的障害を持つ人や慢性疾患に罹患している人の介護を担当する人たちを援助することは重要な課題の一つである。身近に介護を必要としている人がいる人たちは，そうでない人たちと比較して，抑うつ気分が高く（Pinquart & Sörensen, 2007），また，心身の健康問題を抱えるリスクが高い（Vialiano et al., 2003）。

身体障害を負った子どもを持つ母親を対象とした研究では，障害のない子どもを持つ母親と比較して，抑うつ状態が強いことが明らかにされている（Lach et al., 2009）。また，障害が重度であればあるほど，母親の抑うつ状態が高まることが示されている（Grosse et al., 2009）。その一方で，障害の重症度は母親の抑うつ状態とは無相関であるという報告が存在する（Baker et al., 2005）。これらの相反する結果には，マクレーンら（McLean et al., 2004）の研究が示唆に富んでいる。彼らは，腕神経叢損傷の子どもを持つ母親を対象として，重症度を統制して分析した結果，母親の楽観性が抑うつを軽減していたことを示した。この結果は，母親の抑うつには子どもの障害の重症度よりも，母親の個人特性である楽観性が強い影響を及ぼしていると解釈でき，これが意味することは，楽観性を高める介入を実施することで母親の精神的負担を軽減できる可能性があるということである。

発達障害および知的障害の子どもを持つ母親を対象とした研究でも楽観性は様々な心理学的適応に正の効果を及ぼしている。例えば，楽観性の高さは夫婦関係の良好さと母親の子どもへの愛着に正の影響を与えていたことが明らかにされている（Baker et al., 2005）。また，母親の楽観性が高い場合は，仮に子どもが問題行動を起こしたとしても，子どもへの愛着が特に変わることはなく，さらに夫婦関係も悪化しないのに対して，母親が悲観的である場合は，子どもが問題行動を起こすと愛着が低下し，夫婦関係も悪化した（Baker et al., 2005）。

6. 障害や慢性疾患と幸福感

主観的幸福感は，快感情の増大と不快感情の低減，および人生の満足感の3要素で構成される（Diener, 1984）。幸福な人は，人生や生活を送っていくうえで必要不可欠な要素である仕事，対人関係，結婚，雇用や仕事，収入，心身の健康が良好な状態にある（例えば Lyubomirsky et al., 2005; Ryff & Keyes, 1995）。リューボミースキーら（Lyubomirsky et al., 2005）によると，幸福は以下の3要因で決定される。すなわち，①幸せの閾値：何をもって個人が幸せとするのか，である。これは遺伝的に決定されていると考えられており，特性的であり変化しにくい。②状態的要因：個人の属性（例えば，年齢，性別，人生等），出

来事（結婚，雇用状況，退職等），状況（国籍，居住地，文化など）。③意図的要因：何を考えて，何をしているのか，の3要因である。

　身体的障害者の幸福感に関する最初の心理学的実証研究は，1978年にブリックマンらが脊髄損傷者を対象に行った研究である。これによると，脊髄損傷者の主観的幸福感は，歩行ができる健常者の幸福感と同程度であることが示された。また，同時にロトくじに当選した人の主観的幸福感は，当選しなかった人の幸福感と変わらないことが示された（Brickman et al., 1978）。ただし，ここで考慮しなければならないことは，この研究で測定された幸福感の指標と，測定された時期である。

　幸福感は，ヘドニック（hedonic）な幸福感（快感や不快感の有無による幸福感）とユーダイモニック（eudaimonic）な幸福感（精神的な幸福感）の2種類に分けて考える必要がある（Ryff, 1989）。ヘドニックな幸福感は，出来事を経験した瞬間の快感情の多さと不快感情の少なさで表され，「主観的幸福感」と呼ばれることが多い。例えば，宝くじに当選し大金を手にした瞬間や，ディズニーランドで素敵な1日を過ごした直後等が相当する。この幸福感は通常，長続きすることはない。これに対して，ユーダイモニックな幸福感は，人生全体の充実感と言い換えることができる。ユーダイモニックな幸福感は人生の重要な目標を成し遂げようと努力している過程で感じる充実感と言い換えられるので，例えば，部活動で全国優勝を目指して一致団結して努力している最中や，何かに挫折しかけた時に支えてもらった仲間の暖かさ等を挙げることができる。この幸福感は，多くの場合，その出来事を体験している最中の特に初期の段階ではほとんど認識されないばかりか，場合によってはむしろネガティブな情動反応が喚起されることがあるが，一度この幸福感を感じると長期にわたって感じ続けると考えられている。したがって，上記のブリックマンらの研究における幸福感の違いは，測定した幸福感の指標と出来事体験後の測定した時期を考慮に入れる必要がある。つまり，脊髄損傷者の損傷直後の主観的幸福感は低く，ロトくじ当選者の当選直後の主観的幸福感は高いかもしれない。また，脊髄損傷者の損傷3年後の心理的 well-being は高いが，ロトくじ当選者の3年後の心理的 well-being は高いわけではないと考えられるのである。

　これを裏付ける研究の一つとして，後に様々な条件を統制して行われたディ

ーナーら（Diener et al., 2006）のメタ分析によると，脊髄損傷者の主観的幸福感は健常者よりも低いことが示された。この結果は，何をもって幸せとするのかの幸福の設定値には個人やその時の環境によって差が存在することから説明される。すなわち，損傷後に身体機能が元の状態まで回復できないような障害の場合は，元の状態に戻らない限り幸福とは言えないと幸福の閾値を設定している個人の場合，損傷前と比較して損傷後の幸福感は低減すると解釈される。一方で，障害を負った後に幸福感を獲得する個人が存在することも確かである。脊髄損傷者に関する他の研究では，脊髄損傷者は損傷後にポジティブな副産物（慈愛の心，家族とのより強固な絆，精神性など）を獲得していることが示された（McMillen & Cook, 2003）。しかし，しばしば障害を負った人の自己報告と，家族による観察結果は異なることがある。

　同様の身体障害を持っていても，個人によって幸福感が異なることは前述の通りであるが，現在までに明らかにされている要因には以下のようなものがある。まず，収入の多さによって幸福感には差がある。収入が多い方が幸福感を得やすいが，収入がある一定の水準に達すると，それ以上増えても幸福感に差はなくなる（Myers, 2000）。また，定年前後に身体障害を負った人を対象とした研究では，年収の中央値よりも上の人たちは下の人たちと比較して，障害を負った直後の幸福感の減少量が少なかった。しかし，数年後の追跡調査では，幸福感と収入の多さに有意な関連は見られず，また収入の多い群と少ない群との間に有意差は認められなかった（Smith et al., 2005）。他に，ホープの高さ（Snyder et al., 2000）や障害を負ったからこそ得られた利益の発見（Affleck & Tennen, 1996）等の認知再評価，および他者に親切にすることや運動すること（Keltner & Bonanno, 1997; Magen & Aharoni, 1991）等の行動活性化は，障害を負った人たちの幸福感を高めることが明らかにされている。

7. レジリエンスや成長感を支える心理資源

　レジリエンスを規定する要因の一つとして，個人が有するポジティブな資源を挙げることができる。ポジティブな資源とは，家族や友人，自己概念や自己効力感，仕事や趣味等のような，個人を支える美徳や才能や資産のことである。

ポジティブな資源には，収入や保険，友人の数等といった具体的な資源と，ユーモア，楽観性，感謝等といった心理的な資源の2種類に分けられる。こういった資源は障害を負ったからといって減少することはなく，むしろ障害を負ったからこそその存在に気づき，増加することがある。障害を負った前後でポジティブな資源は不変あるいはむしろ増大することに気づくことが，心身の再適応を促す。

　ただし，身体障害を負った場合，失ってしまったことを適切に悲しむ必要がある（Wright, 1980）。能力や機能を失ってしまったことを適切に悲しめない場合，心理学的な否認やその他の防衛的な反応が引き起こされる（Grzesiak, & Hicock, 1994）。つまり，失った後の現実に向き合って受け入れることを過度に引き延ばしてしまうと，人生全体の心理学的な充実感が損なわれてしまうと考えられるのである。もちろん，悲嘆があまりに長引く場合は，その援助を行わなければならないが，まったく悲嘆反応を呈さない場合の方がむしろ長期的には人生の幸福感にはマイナスになる。また，障害後の悲嘆が示されるまでの期間，あるいは悲嘆の示し方にも個人差がある（Olkin, 1999）。

8. まとめ

　1948年に発足した世界保健機関の健康の定義には，身体的健康のみならず，社会的および精神的な健康も含まれている。これは，健康は単に心身の疾患や障害がないだけではなく，心理社会的に十全に機能できていなければ健康とは言えないことを示している。とりわけ，我が国のように，高齢化を迎えている社会では，心身の疾病・障害があったとしても，無力な病人として受身的に人生を消化しなければならないということは必ずしもなく，積極的に充実した人生を歩むことができる余地が十分に残されていると解釈できる。しかしながら，障害や慢性疾患に苦しんでいる人たちを対象とした心理学的な援助方法の研究は未開発の段階にある。今後，この領域におけるさらなる研究の実施は必須であり，その成果の報告が待たれている。

32 第2章 慢性疾患や身体障害の受容とその対処

引用文献

Affleck, G., & Tennen, H. (1996). Construing benefits from adversity: Adaptational significance and dispositional underpinnings. *Journal of Personality, 64*, 899–922.

Affleck, G., Tennen, H., & Rowe, J. (1991). *Infants in crisis: How parents cope with newborn intensive care and its aftermath*. New York: Springer-Verlag.

Aspinwall, L. G., & Taylor, S. E. (1992). Modeling cognitive adaptation: A longitudinal investigation of the impact of individual differences and coping on college adjustment and performance. *Journal of Personality and Social Psychology, 63*, 989–1003.

Atkinson, J. W. (1964). *An introduction to motivation*. Oxford, England: Van Nostrand.

Baker, B. L., Blacher, J., & Olsson, M. B. (2005). Preschool children with and without developmental delay: Behavior problems, parents' optimism and well-being. *Journal of Intellectual Disability Research, 49*, 575–590.

Bluvstein, I., Moravchick, L., Sheps, D., Schreiber, S., & Bloch, M. (2013). Post-traumatic growth, post-traumatic stress symptoms and mental health among coronary heart disease survivors. *Journal of Clinical Psychology in Medical Settings, 20*, 164–172.

Boals, A., Steward, J. M., & Schuettler, D. (2010). Advancing our understanding of posttraumatic growth by considering event centrality. *Journal of Loss and Trauma, 15*, 518–533.

Brenner, G. F., Melamed, B. G., & Panush, R. F. (1994). Optimism and coping as determinants of psychosocial adjustment to rheumatoid arthritis. *Journal of Clinical Psychology in Medical Settings, 1*, 115–134.

Brickman, P., Coates, D., & Janoff-Bulman, R. (1978). Lottery winners and accident victims: Is happiness relative? *Journal of Personality and Social Psychology, 37*, 917–927.

Carver, C. S., & Scheier, M. F. (1998). *On the self-regulation of behavior*. New York: Cambridge University Press.

Carver, C. S., & Scheier, M. F. (2002). Optimism. In C. R. Snyder, & S. J. Lopez (Eds.), *Handbook of positive psychology* (pp. 231–243). New York: Oxford University Press.

Diener, E. (1984). Subjective well-being. *Psychological Bulletin, 95*, 542–575.

Diener, E., Lucas, R. E., & Scollon, C. N. (2006). Beyond the hedonic treadmill: Revising the adaptation theory of well-being. *American Psychologist, 61*, 305–314.

Dobkin, R. D., Allen, L. A., Gara, M. A., Mark, M. H., Tiu, J., Bienfait, K., & Friedman, J. (2011). Cognitive-behavioral therapy for depression in Parkinson's disease: A randomized, controlled trial. *The American Journal of Psychiatry, 168*, 1066–1074.

Dorsett, P. (2010). The importance of rehabilitation. *Psychological Rehabilitation Journal, 11*, 11–19.

Dunn, D. S. (1996). Well-being following amputation: Salutary effects of positive meaning, optimism, and control. *Rehabilitation Psychology, 41*, 285–302.

Elliott, T. R., & Kurylo, M. (2000). Hope over acquired disability: Lessons from a young woman's triumph. In C. R. Snyder (Ed.), *Handbook of hope: Theory, measures, and applications* (pp. 373–386). San Diego, CA: Academic Press.

Feather, N. T. (1982). *Expectations and actions: Expectancy-value models in psychology.* Hillsdale, NJ: Erlbaum.

Frankl, V. E. (1962). *Man's search for meaning: An introduction to logotherapy.* Boston, MA: Beacon Press.

Grzesiak, R. C., & Hicock, D. A. (1994). A brief history of psychotherapy in physical disability. *American Journal of Psychotherapy, 48*, 240–250.

Grosse, S. D., Flores, A. L., Ouyang, L., Robbins, J. M., & Tilford, J. M. (2009). Impact of spin bifida on parental caregivers: Findings from a survey of Arkansas families. *Journal of Child and Family Studies, 18*, 574–581.

Gruber-Baldini, A. L., Ye, J., Anderson, K. E., & Shulman, L. M. (2009). Effects of optimism/pessimism and locus of control on disability and quality of life in Parkinson's disease. *Parkinsonism & Related Disorders, 15*, 665–669.

羽鳥健司・小玉正博 (2009). 我々は困難な状況でどう成長するのか―困難体験に対する肯定的意味づけの視点から― ヒューマン・ケア研究, *10*, 101–113.

Janoff-Bulman, R., & Frantz, C. M. (1997). The impact of trauma on meaning: From meaningless world to meaningful life. In M. Power, & C. Brewin (Eds.), *The transformation of meaning in psychological therapies* (pp. 91–106). London: Wiley.

神谷美恵子 (1980). 生きがいについて みすず書房

加藤 司・スナイダー, C. R. (2005). ホープと精神的健康との関連性―日本版ホープ尺度の信頼性と妥当性の検証― 心理学研究, *76*, 227–234.

Keltner, D., & Bonanno, G. A. (1997). A study of laughter and dissociation: Distinct correlates of laughter and smiling during bereavement. *Journal of Personality and Social Psychology, 73*, 687–702.

Kortte, K. B., Gilbert, M., Gorman, P., & Wegener, S. T. (2010). Positive psychological variables in the prediction of life satisfaction after spinal cord injury. *Rehabilitation Psychology, 55*, 40–47.

厚生労働省 (2011). 生活のしづらさなどに関する調査

厚生労働省 (2016). 平成 27 年簡易生命表の概況

Lach, L. M., Kohen, D. E., Garner, R. E., Brehaut, J. C., Miller, A. R., Klassen, A. F., & Rosenbaum, P. L. (2009). The health and psychological functioning of caregivers of children with neurodevelopmental disorders. *Disability and Rehabilitation: An International, Multidisciplinary Journal, 31*, 741–752.

Litt, M. D., Tennen, H., Affleck, G., & Klock, S. (1992). Coping and cognitive factors in adaptation to in vitro fertilization failure. *Journal of Behavioral Medicine, 15*, 171–187.

Lorig, K., Holamn, H., Sobel, D., Laurent, D., Gonzalez, V., & Minor, M. (2000). *Living a healthy life with chronic conditions: Self-management of heart disease, arthritis, diabetes, asthma, bronchitis, emphysema & others.* Palo Alto, CA: Bull Publishing Company. （ローリッグ, K., ホールマン, H., ソベール, D., ローレント, D., ゴンザレス, V., & マイナー, M.　近藤房江（訳）(2001). 慢性疾患自己管理ガイダンス　日本看護協会出版会）

Luger, T., Cotter, K. A., & Sherman, A. M. (2009). It's all in how you view it: Pessimism, social relations. And life satisfaction in older adults with osteoarthritis. *Aging & Mental Health, 13*, 635–647.

Lyubomirsky, S., King, L. A., & Diener, E. (2005). The benefit of frequent positive affect: Does happiness lead to success? *Psychological Bulletin, 131*, 803–855.

Lyubomirsky, S., Sheldon, K. M., & Schkade, D. (2005). Pursuing happiness: The architecture of sustainable change. *Review of General Psychology, 9*, 111–131.

Magen, Z., & Aharoni, R. (1991). Adolescents' contributing towards others: Relationships to positive experiences and transpersonal commitment. *Journal of Humanistic Psychology, 31*, 126–143.

Mattlin, J. A., Wethington, E., & Kessler, R. C. (1990). Situational determinants of coping and coping effectiveness. *Journal of Health and Social Behavior, 31*, 103–122.

McLean, L. A., Harvey, D. H. P., Pallant, J. F., Bartlett, J. R., & Mutimer, K. F. A. (2004). Adjustment of mothers of children with obstetrical brachial plexus injures: Testing a risk and resistance model. *Rehabilitation Psychology, 49*, 233–240.

McMillen, J. C., & Cook, C. L. (2003). The positive by-products of spinal cord injury and their correlates. *Rehabilitation Psychology, 48*, 77–85.

Myers, D. G. (2000). The funds, friends, and faith of happy people. *American Psychologist, 55*, 56–67.

内閣府（2011). 改正障害者基本法

Nes, L. S., & Segerstrom, S. C. (2006). Dispositional optimism and coping: A meta-analytic review. *Personality and Social Psychology Review, 10*, 235–251.

Olkin, R. (1999). *What psychotherapists should know about disability.* New York: Guilford.

Pinquart, M., & Sörensen, S. (2007). Correlates of physical health of informal caregivers: A meta-analysis. *The Journals of Gerontology: Series B: Psychological Science and Social Sciences, 62B*, 126–137.

Rand, K. L., Martin, A. D., & Shea, A. M. (2011). Hope, but not optimism, predicts academic performance of law students beyond previous academic achievement.

Journal of Research in Personality, 45, 698–686.

Rasmussen, N. H., Wrosch, C., Scheier, M. F., & Carver, C. S. (2006). Self-regulation processes and health: The importance of optimism and goal adjustment. *Journal of Personality, 74,* 1721–1747.

Ryff, C. (1989). Happiness is everything, or is it? Explorations on the meaning of psychological well-being. *Journal of Personality and Social Psychology, 57,* 1069–1081.

Ryff, C. D., & Keyes, C. L. M. (1995). The structure of psychological well-being revisited. *Journal of Personality and Social Psychology, 69,* 719–727.

Scheier, M. F., & Carver, C. S. (1985). Optimism, coping, and health: Assessment and implications of generalized outcome expectancies. *Health Psychology, 4,* 219–247.

Scheier, M. F., Weintraub, J. K., & Carver, C. S. (1986). Coping with stress: Divergent strategies of optimists and pessimists. *Journal of Personality and Social Psychology, 51,* 1257–1264.

Silva, S. M., Moreira, H. C., & Canavarro, M. C. (2012). Examining the links between perceived impact of breast cancer and psychosocial adjustment: The buffering role of post-traumatic growth. *Pshcho-Oncology, 21,* 409–418.

Smith, D. M., Langa, K. M., Kabeto, M. U., & Ubel, P. A. (2005). Health, wealth, and happiness: Financial resources buffer subjective well-being after the onset of disability. *Psychological Science, 16,* 663–666.

Snyder, C. R., Harris, C., Anderson, J. R., Holleran, S. A., Irving, L. M., Sigmon, S. T., ...Harney, P. (1991). The will and the ways: Development and validation of an individual-differences measure of hope. *Journal of Personality and Social Psychology, 60,* 570–585.

Snyder, C. R., Ilardi, S., Michael, S. T., & Cheavens, J. (2000). Hope theory: Updating a common process for psychological change. In C. R. Snyder, & R. E. Ingram (Eds.), *Handbook of psychological change: Psychotherapy processes and practices for the 21st century* (pp. 128–153). New York: Willy.

Stephens, M. A. P., Norris, V. K., Kinney, J. M., Ritchie, S. W., & Grotz, R. C. (1988). Stressful situations in caregiving: Relations between caregiver coping and well-being. *Psychology and Aging, 3,* 208–209.

Taku, K., Calhoun, L. G., Tedeschi, R. G., Gil-Rivas,V., Kilmer, R. P., & Cann, A. (2007). Examining posttraumatic growth among Japanese university students. *Anxiety, Stress, & Coping, 20,* 353–367.

Tedeschi, R. G., & Calhoun, L. G. (1996). The Posttraumatic Growth Inventory: Measuring the positive legacy of trauma. *Journal of Traumatic Stress, 9,* 455–471.

戸ヶ崎泰子・坂野雄二 (1993). オプティミストは健康か？　健康心理学研究, *6,* 1–12.

Triemstra, A. H. M., Van der Ploeg, H. M., Smit, C., Briët, E., Adèr, H. J., & Rosendaal, F. R. (1998). Well-being of haemophilia patients: A model for direct and indirect effects of medical parameters on the physical and psychosocial functioning. *Social Science & Medicine, 47*, 581–593.

Vialiano, P. P., Zhang, J., & Scanlan, J. M. (2003). Is caregiving hazardous to one's physical health? A meta-analysis. *Psychological Bulletin, 6*, 946–972.

Wright, B. A. (1980). Person and situation: Adjusting the rehabilitative focus. *Archives of Physical and Medical Rehabilitation, 61*, 59–64.

第3章
血液透析患者への健康心理学的援助

片山富美代

1. 日本における透析医療の現状：慢性腎不全と透析治療

　慢性腎不全は不可逆性の腎機能の低下状態であり，末期になると透析または腎移植が必要になる。末期腎不全の唯一の治療は腎移植である。日本における移植件数は2015年の1年間に1,661件（日本移植学会，2016）であるが，そのほとんどが生体腎移植であり，献腎移植[1]に限ってみると，臓器移植ネットワークに登録している待機者12,825人に対して167例の移植しか行われていない。そのため，多くの患者は，生きる機能を維持するために透析を続けなければならないのが現状である。

　透析患者数は，図3-1に示したように年々増加しており，2015年末には約32

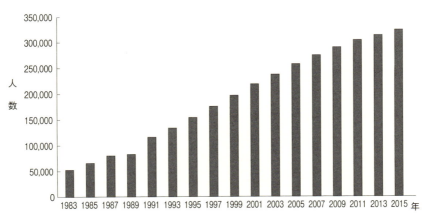

図3-1　透析患者数の推移

1）死後に臓器が提供されて行われる移植のこと。

万5千人となっている（日本透析医学会統計調査委員会，2016）。透析導入の原因となる主な基礎疾患は，糖尿病性腎症[2]（43.7％）と慢性糸球体腎炎（16.9％）である。年齢的には高齢者が多く，透析導入患者の平均年齢は69.2歳で，65歳以降の割合が増加している。

　透析治療には腹膜透析と血液透析があるが，日本では96％以上が血液透析である。血液透析とは，透析装置によって血液中の老廃物や不要な水分を除去する方法である。

2. 生活習慣病と腎不全

　不適切な生活習慣の蓄積がその発症・進行に関与する生活習慣病は，健康心理学的介入が期待される疾患である。日本では，生活習慣病発症予防の観点から，2008（平成20）年より「特定健康診査・特定保健指導」が行われてきた。この際に評価の指標となっているのが，「メタボリックシンドローム[3]」という考え方であり，生活習慣の乱れとそれに基づく疾患発症の様相をドミノ倒しに見立てて表した考え方が「メタボリックドミノ（図3-2）」である（伊藤，2003）。これは，生活習慣の乱れが，肥満（内臓脂肪の増加）を引き起こし，血糖・血中脂質・血圧を上昇させ，さらに糖尿病・高血圧症・脂質異常症・虚血性心疾患・脳血管障害・高尿酸血症・腎臓病・認知症・がんといった生活習慣病を引き起こすことを示している。そして，腎不全は，メタボリックドミノの最も下流に位置し，細小血管（毛細血管）障害により引き起こされる病態の1つである。

　透析患者，特に糖尿病から腎不全を引き起こしている患者の健康心理的援助を考える場合には，患者本人が望ましい生活習慣とは何かを十分理解し，それを実践できるような支援システムの整備が重要な課題となるだろう。

　2）糖尿病の合併症の1つで，長期の高血糖状態が続くことにより，血液をろ過して原尿を作る糸球体の細小血管が障害されて起こる腎不全のこと。
　3）メタボリックシンドロームとは，「内臓肥満に高血圧・高血糖・脂質代謝異常が組み合わさり，心臓病や脳卒中などの動脈硬化性疾患をまねきやすい病態」である（厚生労働省，2008）。

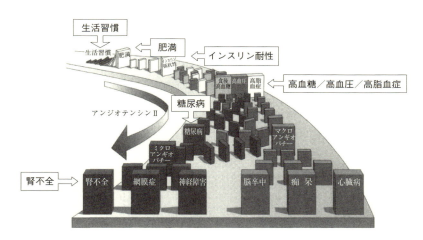

図 3-2　メタボリックドミノの概念図（伊藤，2003）
注）吹き出しは筆者が加筆。

3. 血液透析患者の身体的，心理的，社会的負担（表 3-1 〜 3-3）

（1）身体的負担

　多くの透析患者は週3回，血液透析に通院し，1回4時間程度の治療を受けなければならない。透析治療の目的は，透析と透析の間の生活で身体に溜まった老廃物や水分などを除去することである。毎回の透析時にはシャント[4]への穿刺痛があり，シャント形成に伴う上肢の活動制限などの日々の身体的苦痛がある。また，この4時間の間に，体内環境が大きく変動するため，血圧低下，頭痛，吐き気，筋痙攣（足のつり），を生じることがある。こうした身体への負担は大きく，透析が終わると，その日は何もできなくなるくらい消耗する人もいるくらいである。
　さらに透析が長期にわたると，高血圧，動脈硬化，貧血，顔色不良，掻痒（かゆみ），神経痛，不眠などの症状を呈することがある。また，高血圧，動脈硬化などが進行することにより，脳血管疾患や心疾患などの発症の危険性も高くな

---

[4] シャント：血液透析を行う際，十分な血液量が確保できるように，動脈と静脈を体内または体外で直接つなぎ合わせた血管のこと。

40　第 3 章　血液透析患者への健康心理学的援助

表 3-1　透析患者の身体的負担

| 1. 治療回数の多さ，治療時間の長さ |
| 2. シャントの穿刺時の痛みと保護による活動制限 |
| 3. 透析中の身体内部環境の変動とそれによる症状 |
| 4. 長期透析による合併症 |

る。

(2) 心理的負担

　慢性腎不全は不可逆性の腎機能の低下状態である。そのため患者は腎移植を半ばあきらめながら，生きるためにやむなく血液透析治療を受けている状態にある[5]。つまり，治療とはいうものの，全面的に機械に依存しながら生命維持のための補償行為に留まっているのが大きな特徴で，患者自身が疾患本体（腎機能不全）をコントロールすることが不可能な状況にある。

　透析患者にとって最も基本的な生活管理は，食事管理と水分制限である（第 4 節参照）。自由な食事や水分摂取ができないということが，患者の生活を様々なかたちで制約することになる。

　このような闘病生活を強いられていることによって，抑うつ状態を示す患者も多い。さらに，透析患者では，失感情症[6]（Alexithymia：アレキシサイミア）の問題も指摘されている（福西ら，1988）。失感情症は，もともと素因のある一次性の失感情症と器質的疾患の危機的状況から引き起こされる二次性の失感情症があると言われている。透析患者においては，疾患に伴う情緒的混乱に対する防衛と透析のストレスに対する過剰適応から，二次性の失感情症が引き起こされると考えられている（福西ら，1990）。

　失感情症と日常生活管理との関係については，透析導入時の糖尿病の透析群は失感情症が多いこと（大林ら，1990），失感情症があると体重管理が不良であ

　5）血液透析の開始と継続の判断に関しては，2014 年に「維持血液透析の開始と継続に関する意思決定プロセスについての提言」で，患者に十分な情報を提供し，患者の意思決定過程を家族や医療チームが共有し，その治療とケアの方針を尊重することが示された。しかし，臨床での適用においては倫理的問題が残されている。

　6）失感情症は，自分の感情（情動）への気づきや，その感情の言語化の障害，また自分の心の働きや状態をかえりみることが乏しくなっている状態を言う。

3. 血液透析患者の身体的，心理的，社会的負担（表 3-1 〜 3-3）　　**41**

表 3-2　透析患者の心理的負担

---

1. 選択余地のない治療と受け入れ

2. 透析機械への依存と「死」と隣合わせの状況

3. 自己コントロールによる改善不能状況と医療者や家族からの生活管理の期待

4. 抑うつと失感情症

ること（深川ら，2003）などが報告されている。こうした透析患者のリスク要因を考慮すると，生活管理を軸にした心身両面からの健康心理学的援助が求められる。

（3）社会的負担（制約）

　食行動は，単なる生命維持機能に留まらず，人との出会いや関係づくりにおいても大きな役割を担っている。食事・飲水が大幅に制約される透析患者の中には，外食などの社交場面はできるだけ控えたり，透析場所や時間の確保を必要とすることもあって旅行をあきらめる者もいる（片山ら，2008）。このような社会的行動の制約は，当然透析患者の QOL を低下させることになる。実際，透析患者の QOL 研究では，透析治療によって男女共に家に引きこもるようになるという結果も報告されている（木村ら，1993）。

　患者にとって週 3 回，1 回 4 時間程度の透析治療のための時間負担は大きい。特に若い患者では仕事や自分の自由な時間が奪われる。妊娠を望む場合には，母体に妊娠継続の合併症がなく，体力があること，自己管理が良いこと，家族の協力，経済的安定といった条件がそろう必要があり，人生設計を立てるうえ

表 3-3　透析患者の社会的負担（制約）

---

1. 社交場面参加の制約

2. 宿泊を伴う旅行への行きにくさ

3. 家への引きこもり

4. 仕事，自由時間の制約

5. 妊娠・出産等の人生設計に対する制約

42　第 3 章　血液透析患者への健康心理学的援助

でも制約がある。このように，患者は透析治療によって，大幅に社会的活動が制約されることが分かる。

4．透析患者の主体的な生活管理

　治療に関わる処置や詳細な管理については，医師，看護師，臨床工学技士，栄養士，ケースワーカーがそれぞれ患者に具体的な指導を行う。しかし，最も重要なのは，患者自身が普段の生活の中で主体的な自己管理（表 3-4）をしっかりと実行することである。

　血液透析では，透析と透析の間に体の中に溜め込まれた，余分な水分や老廃物などを排除する。透析患者の場合，腎臓の機能が 10%以下であることが多く，食事管理をしないと過剰に貯留した水分や老廃物を透析だけでは除去することができない。そのため，体力や身体機能の維持と腎臓への負担を考慮した，その人にあった食事管理[7] が必要となる。

　体力や身体の機能維持のためにはエネルギーが必要であるが，過剰なエネルギーは脂質異常症（高脂血症）などの原因となる。また，必要以上のたんぱく質の摂取は，カリウムやリンの摂りすぎにつながる。カリウムの上昇は不整脈や心停止につながり，リンの増加はカルシウムの血中濃度を低下させ，骨をもろくさせ，骨折が起こりやすくなるため，カリウムやリンの制限も必要となる。

　透析患者は普段から適切な水分管理や塩分制限が求められる。体内に溜まった余分な水分は透析時の除水量増加につながり急激な除水は透析中の血圧低下をもたらし，さらに，水分の増加は循環血液量を増加させて心臓への負担や高血圧などの身体的負担を与えるためである。また，塩分は水分を体に蓄積させ，血圧を上げる作用があるため制限が必要となる。以上の理由により日頃の水分出納（飲水量と排泄量）チェック[8] と体重の管理が不可欠である。

　7）食事管理については基準が設けられている。詳細は「慢性透析患者の食事療法基準」（中尾ら，2014）を参照のこと。

　8）身体に入る水分は，飲料のほか，食事からは 1,000 〜 1,100mℓ，代謝水（エネルギーを発生させる際に生産される水）500mℓ であり，身体から出ていく水分は，尿のほか，不感蒸発（呼気や皮膚から蒸発する水分）700 〜 800mℓ，便 100mℓ である。これによって水分出納がチェックされる。

表 3-4 透析患者の生活管理の内容

項目	管理の内容
①食事管理	・エネルギーの摂取と管理 ・タンパク質の摂取と管理 ・塩分，カリウム，リンの制限
②水分管理	・水分の制限 ・水分出納のチェック
③体重管理	・体内に水分が貯留しすぎないように体重測定により摂取水分量を管理する
④運動	・適度な運動の実施：骨・筋肉の廃用症候群防止のための定期的な有酸素運動
⑤薬の管理	・透析では除去できないものを抑える：カリウム・リンを下げる薬，尿酸を下げる薬 ・腎不全により不足するものを補う：活性型ビタミンD製剤，貧血の薬，降圧剤 ・合併症の薬：インスリン，脂質異常の薬，便秘薬，かゆみ止め
⑥シャントの管理	・シャントの感染予防 ・シャントの狭窄・閉塞予防：シャント部を圧迫しない
⑦その他	・便秘対策 ・不眠対策　など

　薬の投与は，腎機能不全による骨密度の低下，貧血，高血圧の改善，さらに水分制限されることによる便秘，筋肉の痙攣や皮膚の掻痒といった身体的不快感などの症状やそれに伴う不眠に対して処方される。当然ながら，患者はこのような投薬治療を理解し，適切に管理することも期待されている。

　患者は，透析を開始して身体の安定が保てるようになると，普通の人と同じように日常生活を行うことが可能になる。高齢の透析患者も多いため，ウォーキングや自転車に乗るなどの軽い運動をすることによって，身体機能，特に足腰の筋力を保つことで，日常生活を自分自身で行うことができるようにしていくことも必要である。

　その他，患者は透析用のシャントを作成しているため，シャント部の感染や血管が閉塞することのないように清潔にして長袖を着るなどして保護する，荷物を持ったりして圧迫をしないなどの身辺管理が必要になる。

5. 透析患者の健康心理学的支援：ケーススタディ

　透析患者は，透析開始をきっかけに，身心の変化を生じる。表3-5は，透析の各段階における，患者が体験する主な身体変化と心のプロセスを示したものである。透析の治療過程は，【透析導入前】【透析導入期】【回復安定期】【中間期】【社会適応期】【再調整期】【長期透析期】に分けられる。以下に事例を引きながら各時期の支援のポイントを示す。

表 3-5　透析患者が体験する主な身体変化と心のプロセス（黒川，2004 を基に作成）

時　　期	主な身体的状況	主な心理的状況
透析導入前	尿毒症や入院による身体的苦痛	ショック，医療不信，死の不安，絶望感，抑うつ，無気力，無我夢中，助かりたい
透析導入期 （1〜4週） 徐々に透析受容へ	尿毒症症状の改善，透析による不均衡症候群[1]の出現	透析治療へのアンビバレンス感情[2]，透析拒否，自尊心の低下，不安，引きこもり，拘束感，退行，透析受容
回復安定期 （1〜3ヶ月） 社会復帰へ	身体的安定，症状の改善透析トラブル，合併症の出現	不安の軽減，腎移植への希望・期待，透析拒否，抑うつ，引きこもり，退行，否認，怒り，悲観，新たな不安，透析受容
中間期 （4ヶ月〜12ヶ月） 社会生活と透析生活の両立	本格的な精神的問題の出現と身体的問題への発展	
		社会生活の成功と失敗・放棄，依存，目標喪失，不安・抑うつ，透析拒否，退行，家族役割と関係の問題
社会適応期 （1〜3年） 人生設計の見直し	安定した透析と日常生活	不安の減少，自信の増大，制約・制限の理解，他の治療可能性への探求，抑うつ
再調整期 （3〜15年） 透析生活への順応		より健常者に近い生活の欲求，生活管理の緩み，うつ状態，怒り，慣れ，忍耐，悟り
長期透析期 （15年以上） 老化・死との直面	老化と長期透析による合併症の出現	家族との別離（死亡，離婚，別居），知り合いの透析患者の死，長期透析への不安，うつ状態，無気力，否認

1）不均衡症候群とは，透析導入期に起こる合併症である。透析終了時から頭痛・嘔気，痙攣などの中枢神経症状や，こむらがえりなどの症状を呈する。細胞内外に不均衡（主に浸透圧の不均衡）が見られることが大きな原因の1つとして考えられている。
2）アンビバレンス感情とは，1つのものごとに対して，相反する感情を同時に持つこと。

5. 透析患者の健康心理学的支援：ケーススタディ　45

【透析導入前】

　この時期の援助のポイントは，「病気の受け入れ」である。透析に至るまでの闘病歴は透析の受け入れに影響を及ぼす。

> Aさん（58歳，男性）は，糖尿病から腎不全になってしまった。糖尿病は自覚症状が乏しいことにより問題を自分のものとして受け止めにくく，医師に透析の恐れの注意を受けていても，透析導入の宣告は突然のことのように感じ，ショックや絶望など精神的に不安定となり，その後も受け入れが困難であった。

　患者にとって症状が出現しにくい，または自覚しにくい場合には，新たに病気を宣告された患者と同じような衝撃があることを理解する必要がある。医療者は，尿毒症の症状や検査データなど透析導入の見極めに注意を向けがちである。しかし，患者は，Aさんのようにこれまでの闘病経験が全く徒労であったという絶望感や自責感情にさいなまれることも考えられるため，支援者はそうしたリスク要因も考慮した心理的サポートが必要である。

【透析導入期】

　この時期の援助のポイントは，「透析の受け入れ」である。透析導入の契機は，患者の「自覚症状に基づくもの」と医療者による「診断・医療情報に基づくもの」とがある。

> Bさん（79歳，女性）は，腎機能低下により体内に水が溜まり，息苦しくなり緊急で搬送された。透析をすることで「救われた」と感じた。「透析は，自分にとっては大事なものだ」と話している。

　Bさんのように，「自覚症状に基づくもの」は，それなりの状況把握が可能で，苦痛緩和および死への恐怖の回避（救命体験）を介することで早期の透析受け入れ姿勢につながる（片山ら，2008）。一方で，自覚症状が乏しい場合には，自分の病状を医師と同レベルで認知できていないことも多い。

　患者は医師の言うことを理解し，受け入れたように見えることもあるが，「自

46　第3章　血液透析患者への健康心理学的援助

分にはそんなことが起こるはずがない」と根本的に納得していないこともしばしば見受けられる。また，導入時に苦痛が大きすぎると説明などを何も覚えていないこともあるため，繰り返しの確認や説明が必要となる。

【回復安定期】

　この時期の援助のポイントは，「日常生活管理」である。透析を開始すると，患者の生活は透析を主体としたものになる。この時期は，透析とそれに関連した日常生活管理を行っていく時期である。

Cさん（56歳，男性）は，糖尿病の治療を受けていたが，営業の仕事を続けていたため，食事や運動などの管理ができず，血糖コントロールされずに腎不全になってしまった。糖尿病は自覚症状が乏しいため，高血糖による透析の危険性といった問題を自分のものとして受け止めにくく，食べることや飲むことの管理を怠っていたと思われる。今では，妻が病気のことを理解し，食事管理や水分管理を一緒に行うことで支えている。

　生活習慣を変えることは非常に難しい。仮に現在の生活習慣が健康に対してマイナスの影響があると思っていたとしても，Cさんのように仕事柄余裕がないとか，明確な不都合が感じられない場合はなおのことである。実際に望ましい健康習慣を身につけるためには，その意味を十分理解して，自身の生活状況を踏まえてこの程度ならできるだろうといった「折り合い」をつける柔軟性も必要である。また，家族と患者との協働作業によって管理を遂行することも1つの方法である。支援者側は，患者の生活の様子や思いを十分に聴き取り，患者自身が実行可能であると思う方法を本人とともに策定し，より適切な生活管理を目指すことが望まれる。

【中間期／社会適応期】

　この時期の援助のポイントは，「社会生活と透析生活の両立」と「人生設計の見直し」である。社会生活がうまくいくかは，その人の社会的役割や周囲の人との関係が大きい。

5. 透析患者の健康心理学的支援：ケーススタディ　　47

> Dさん（52歳，男性）は，会社では営業部門の管理者である。また，家庭では家族思いの良き父親である。しかし，透析を始めたことで，管理職としての仕事が難しくなっただけでなく，従来のように子どもと数日かけてキャンプに出かけるなどができなくなってしまった。このように家族関係や社会生活が激変したことで，自身の社会的役割に亀裂が生じている。周囲の人の理解を得ながら従来の仕事ぶりを見直す必要があり，本人も現状を受け入れるのには時間がかかっている。

　Dさんは，透析治療によってこれまでの自身の会社と家族との関係，その関わりの様子が物理的，時間的に制約を受けるようになった。しかし，会社の理解と同僚・部下の協力を得て勤務時間のシフトや有給休暇などを活用しながら，会社生活と透析治療と何とか折り合いをつけようとしている段階である。また，食事を中心とした生活管理は配偶者の全面的なサポートによって軌道に乗り始め，少しずつ「自分は透析生活者である」という自己認知が形成されつつある段階である。

【再調整期／長期透析期】

　この時期の援助のポイントは，「透析生活の順応と再調整」である。

> Eさん（60歳，男性）は，透析を始めて12年が経った。透析治療は順調に進んでおり，自己管理もできるようになっていた。最近は，友人と一緒に出かけるようになり，元気だった頃の自分が本当の自分であり，友人にもそう見てほしいと思うようになった。そのためか，外に出かけると，友人の注意も聞かず，ついつい，制限のギリギリまで食べたり，飲んだりしてしまう。透析の際にスタッフに注意されるが，「これまでうまくできている。自分の人生だから」と思っている。

　透析との折り合いがつくようになると心身ともに負担感が減り，日常生活も安定してくる。これは，患者の生活サイクルに沿った透析治療が習慣化されたということでもある。しかし，その一方で透析が習慣化されることで，それ以前の透析に対する不安や緊張感が減り，「管理のマンネリ化」が起きやすい。Eさんの場合も，病態が安定してくるにつれて生活管理の崩れや揺らぎが生じて

48　第 3 章　血液透析患者への健康心理学的援助

表 3-6　透析患者の個別的理解のためのポイント

1. 透析となった原因疾患の経過とこれまでの本人の対応
2. 透析導入時の状況：身体的状況，心理的状況など
3. 社会的役割：家庭環境，生活パターン，仕事など
4. 病気や治療，生活管理などについてどのように認識し，考えているのか

いる様子が見られる。むしろ健常者の生活に近づいてくるほど周りとの関わり
が増えるために，こうしたリスクが高まるとも言える。透析治療は当事者にと
っては終わりがないという意味でも，人生そのものである。日常生活でも様々
な出来事があるように，透析が長期に及べば老化に伴う動脈硬化などの身体的
変化も含めて，生活管理に崩れを生じるのは当然とも言える。ここで問われる
のが，患者の主体的な生活管理力である。

　このように，同じように透析を受けていても，原因疾患の違いや患者の闘病
プロセス，個人の年齢や家族や仕事などの生活環境，性格や価値観などによっ
て，透析受け入れや開始後の生活管理支援等に違いが出てくる。健康心理学専
門家は，透析の各時期により心理的状態への観察ポイントや配慮が異なること
を理解するだけでなく，患者個人の考え方を含め，個別的理解をし，援助をす
ることが求められる（表 3-6）。

6.　透析治療のためのセルフマネジメント教育

　透析治療には患者自身による主体的な日常生活管理が求められているが，大
事なことは，自己管理を患者の生活の中に取り込み，継続することである。そ
のためには，健康心理学の専門家として，患者の生活管理により積極的な関わ
りが必要となる。その具体的取り組みとして「セルフマネジメント教育」が考
えられる。
　セルフマネジメント教育とは，慢性疾患を患いながらも最良の生活の質を目
指すために必要な行動が行えるように患者に問題解決技術を教えることである
（Bodenheimer et al., 2002）。慢性疾患患者に対するセルフマネジメントプログ

ラムでは，疾患に関連した問題の解決，服薬管理，症状対処，運動，感情管理，コミュニケーションスキル，社会資源の活用などの内容が行われる（Holman & Lorig, 2004）。透析治療においては，まず，患者は自身の病態，疾患リスクなどを正確に理解することが求められる。それが不十分な場合，患者は服薬管理，症状対処，生活管理などの面において脱落のリスクを抱え込むことになる。したがって，ここで期待される健康心理学専門家の支援は，病気に関わる知識の提供に留まるのではなく，患者の生活全体を視野に入れた適切な健康行動が取れるような心理技術を提供することである。患者の安定したセルフマネジメントが成立するためには，提供される心理技術を確実に実行できる内発的な動機と主体的に課題解決する能力の獲得が求められる。

　こうした患者のセルフマネジメント能力を支える鍵は，「エンパワメント」である。エンパワメントとは「自分自身の生活に責任を負うことのできる潜在能力を発見し，発展させること（Funnell & Anderson, 2004）」である。その基本的考え方は，患者は本来病気を持ちながらも生きる力を持っているというものである。エンパワメントにおける援助者の役割は患者自身が自らの力に気づき，それを強化し，実行できるように支援することである。

引用文献

Bodenheimer, T., Lorig, K., Holman, H., & Grumbach, K. (2002). Patient self-management of chronic disease in primary care. *The Journal of the American Medical Association*, *288* (19), 2469-2475.

深川直美・西坂和子・田中孝夫・長谷川　治・副島正典・箴島明彦 (2003). 血液透析導入患者の心理状態―アレキシサイミアを呈する割合と看護介入の現状　臨床透析，*19* (1), 129-133.

福西勇夫・久郷敏明・州脇　寛・大林公一・細川　清 (1988). 人工透析患者の心理学的側面　心身医学，*28* (7), 601-607.

福西勇夫・久郷敏明・大林公一・細川　清 (1990). 人工透析患者の心理学的側面（第2報）―MMPI Alexithymia Scale と General Health Questionnaire (GHQ) による比較研究　心身医学，*30* (2), 131-135.

Funnell, M. M., & Anderson, R. M. (2004). Empowerment and self-management of diabetes. *Clinical Diabetes*, *22* (3), 123-127.

Holman, H., & Lorig, K. (2004). Patient self-management: A key to effectiveness and efficiency in care of chronic disease. *Public Health Reports, 119* (3), 239–243.

伊藤　裕 (2003). メタボリックドミノとは―生活習慣病の新しいとらえ方　日本臨床, *61,* 1837–1843.

片山富美代・小玉正博・長田久雄 (2008). 語り分析による血液透析患者の病気認知の検討―自己調節モデルの視点から　ヒューマン・ケア研究, *9,* 4–17.

木村和正・石川俊男・吾郷晋浩・江村宗郎・鈴木　満 (1993). 透析患者の心理的適応　心身医学, *33* (7), 585–591.

厚生労働省 (2008). メタボリックシンドローム「e-ヘルスネット」Retrieved from https://www.e-healthnet.mhlw.go.jp/ (2017 年 6 月 6 日)

黒川　清 (監修) (2004). 最新透析ケア・マニュアル　改訂版　医学芸術社

中尾俊之・菅野義彦・長澤康行・金澤良枝・秋葉　隆・佐中　孜・渡邊有三・政金生人・友　雅司・平方秀樹・秋澤忠男・水口　潤 (2014). 慢性透析患者の食事療法基準　透析会誌, *47* (5), 287–291.

日本移植学会 (2016). 臓器移植ファクトブック 2016 Retrieved from http://www.asas.or.jp/jst/pro/pro8.html (2017 年 6 月 3 日)

日本透析医学会統計調査委員会 (2016). 図説 わが国の慢性透析療法の現況 Retrieved from http://docs.jsdt.or.jp/overview/index.html (2017 年 6 月 3 日)

大林誠一・福西勇夫・帯包八千代・大林　幸 (1990). 透析患者のquality of life　透析会誌, *23* (12), 1367–1371.

第4章

心臓疾患者に対する健康心理学的リハビリテーション

石原俊一

1. 心臓リハビリテーションとは

(1) 心臓リハビリテーションの変遷

最近，身体の訓練のリハビリの一領域として，心臓の機能回復を専門としたリハビリテーションが注目されている。我が国においては，当初，脊髄損傷や脳血管障害の受傷後の機能回復のみを対象として行われていたリハビリテーションが，整形外科的疾患，呼吸器疾患に対象を広げ，現在では循環器系疾患とその危険因子にまでリハビリテーションの有効性が強調されるようになった。さらに，この心臓リハビリテーション（心臓リハビリ）は，大血管疾患，心開胸術後の管理，心不全に適用されるようになり，冠危険因子である高血圧，糖尿病，肥満などに対してもその範囲を広げている。かつて心疾患発症後は，極力安静につとめ，運動などは論外であるという考え方であったが，現在ではできる限り早期の心臓リハビリが重要な治療法の1つになっている。

臨床的に心筋梗塞（myocardial infarction: MI）が記述されたのは，1912年のヘリック（J. B. Herrick）が初めてである。1930年代にマロリーら（Mallory et al., 1939）が急性心筋梗塞（acute myocardial infarction: AMI）の病理学的治癒過程を検討し，急性心筋壊死から安定期まで5～6週間以上を要することを明らかにした。この病理学的検討の結果から，AMI患者が早期に身体活動を行うことにより心破裂，突然死，心不全などの症状が懸念されることから，AMI発症から6～8週間はベッド上安静を守るということが厳格に実践されていた。その結果，長期安静臥床の弊害として心身機能の低下や肺に血栓が詰まるなどの症状が多発し，職場復帰などの正常の社会生活へ復帰することはまれであった。

しかし，長期臥床の有効性を疑問視したレバインとラウン（Levine & Lown, 1952）は，AMI患者を発症2～7日後にひじ掛けいすに座らせるアームチェア

療法を導入し，早期離床の先駆けとなった。さらに，ニューマンら（Newman et al., 1952）は，発症4週間後から1日2回，3～5分間の歩行を開始した。

　我が国でも，1956年にはすでに提唱され，心筋梗塞発症後4週から始める積極的運動負荷療法であり，初めて心臓リハビリが行われるきっかけとなった。

　その後，欧米では1960年代半ばから早期活動プログラムの安全性が報告され（Cain et al., 1961），1970年代に入ってから積極的に運動療法を行う心臓リハビリが行われるようになった。さらに，1970年代後半から1980年代にかけて患者教育や心理・社会的サポートを目的としたカウンセリングが入院中に実施され，これらが患者のQOLを改善することが示されていた（Pozen et al., 1977; Ott et al., 1983）。その後1980年代には運動療法のみならず患者教育やカウンセリングを含む包括的心臓リハビリ（comprehensive cardiac rehabilitation）の重要性が認識されるようになり，AMI後患者に対する心臓リハビリの効果を検証する無作為割付試験が多数実施された。そのメタアナリシスでは，心臓リハビリに参加した患者は不参加患者（通常治療のみ）に比べて3年間で約25％の相対的死亡率低下を示し（O'Connor et al., 1989），包括的心臓リハビリプログラムは，運動療法単独プログラムに比べて，より大きい予後改善効果を示した（心血管死亡のオッズ比：包括的心臓リハビリ0.74 vs 運動単独0.85）（Oldridge et al., 1988）。以上のように現在の心臓リハビリでは，その効果と安全性が実証されるようになり，重要性が強調されるようになった。

（2）心臓リハビリテーションの目標

　現在の包括的心臓リハビリでは，その目標として，医学的・心理的・社会的・公共医療的の側面など多岐にわたるようになった。医学的目標としては，身体的機能回復，症状の緩和，生命予後の改善（突然死の予防），運動能力の増強などがある。心理学的目標では，自己効力感の回復と向上，不安や抑うつの低減，ストレス対処の改善，充実した性生活の回復，家族や介護者の不安や抑うつの低減などが挙げられる。社会的目標としては，年齢や身体機能に応じた日常生活活動の独立性，適切な仕事復帰，社会復帰やコミュニティへの参加などの社会的問題がある。さらに公共医療的目標として，医療費の削減，早期退院・早期リハビリ，薬物量の減少，再入院の低下などが挙げられる。これらは，

予防医学の観点およびコストパフォーマンスやコストエフェクティブなど医療における経済効率の問題に関する目標である（Cay, 1995）。

現在の包括的心臓リハビリプログラムでは，医学的目標と同等あるいはそれ以上に心理・社会的な側面に対する介入が重要視されている。さらに食事療法，運動療法，禁煙指導，飲酒指導に関しても重要な介入目標である。以上の治療的介入や行動変容については，健康心理学や健康教育の概念・知識および手法・技術が非常に有効である。

2. 心臓リハビリテーションにおける心理的介入の重要性

（1）心疾患患者の心理的特徴と予後に対する影響

1）心疾患と抑うつ

抑うつ症状は，冠動脈性心疾患（coronary heart disease: CHD）患者の死亡率や再発率の増加に関係している（Barefoot et al., 1996）。MI後の患者のうち約45％が，何らかの抑うつ状態を有し（Frasure-Smith et al., 1993），その16〜22％が，大うつであるとの報告がある（Frasure-Smith et al., 1993）。さらにAMI後数週間においてうつ症状がない患者であっても，1年以内にはうつ的エピソードを経験し，そのうち約1/3が，大うつを発症すると報告されている（Lesperance et al., 1996）。

大うつの発症により初発CHD患者における1年以内の心イベント発生率が2倍になると予測されており（Carney et al., 1988），その後5年間において心イベントによる死亡率が高まると報告されている（Barefoot et al., 1996）。特に，抑うつは，AMI後の予後に悪影響を及ぼす（Frasure-Smith et al., 1993）。

2）心疾患と怒り・敵意・攻撃性

CHDを引き起こしやすい心理的特徴としてタイプA行動パターン（TABP）が指摘されたが（Friedman & Rosenman, 1959），その後，怒り・敵意・攻撃性が最も高い予測因子であると結論づけられた（Williams et al., 1988）。特に，皮肉的に考え，怒りを感じ，敵意を持って行動するなど一連の敵意性（Barefoot, 1992）は，動脈硬化症（MacDougall et al., 1985）や不安定狭心症（Mendes De Leon, 1992）と有意に関連し，独立してCHD発症や死亡率を予測すると報告さ

れている（Kawachi et al., 1996）。したがって，1990年代以降欧米ではTABP
に関する研究はほとんど認められず，CHDとの関連性では用いられないのが
現状であり，代わって怒りや敵意と心疾患との関連性が重視されるようになっ
た。

3）心疾患とタイプDパーソナリティ

さらに近年，欧米の研究では，抑うつ，タイプA行動，怒り・敵意に替わ
って，タイプDパーソナリティが心疾患の発症要因として注目されるように
なった（Denollet et al., 1996）。タイプDパーソナリティ研究の中でも，731名
のCHD患者を5年から10年，平均6.6年追跡し，タイプDパーソナリティな
どの心理的要因と予後の関連性について検討した研究がある（Denollet et al.,
2008）。タイプDパーソナリティとは，ネガティブ感情（Negative Affectivity:
NA）と社会的抑制（Social Inhibition: SI）の2つの要因から構成される。NAは，
神経不安，抑うつなどネガティブな感情を喚起することが多く，自己に対して
消極的な考えを持つ傾向とされている。SIは，他者からの反感を避けるために
社会的な場面においての感情表現を抑制する傾向とされており，両者がともに
高い傾向をDistressed（抑うつ，悲観的，不安，社会的不安と社会的孤独を伴
った状態）とし，頭文字からタイプDパーソナリティと命名された（Denollet
et al., 1995）。抑制型対処（repressive coping）スタイルは，不安，怒り，抑う
つなどのネガティブな感情を抑制するため，これらのネガティブ感情の表出や
言語的表現が低い傾向を示す。タイプDパーソナリティと抑制型対処行動の
傾向は，心疾患による死亡率や心事故の発生率に対する非常に高い予測要因で
あり，左室駆出率（left ventricular ejection fraction: LVEF）や運動耐容能の
低下，3枝病変の有無などよりも強い関連性を示した（表4-1）（Denollet et al.,
2008）。

（2）心臓リハビリテーションにおける心理的側面への介入手法

1）行動科学的心理療法

心臓リハビリテーション領域でよく用いられる代表的な心理学的方法として
は，①一般心理療法，②認知行動療法，③自律訓練法，④系統的脱感作法など
が用いられる（乾ら，2005）。

2. 心臓リハビリテーションにおける心理的介入の重要性　　55

表 4-1　心臓死と心イベントに及ぼす医学的・心理的要因（Denollet et al., 2008）

臨床的指標	オッズ比 [95％信頼区間]	p
心臓死 /MI（n = 91）		
抑制型対処行動	2.17 [1.10–4.08]	.025
性別（男性）	1.21 [0.55–2.66]	.639
年齢	0.98 [0.95–1.01]	.269
タイプ D パーソナリティ	3.80 [2.17–6.64]	.0001
左室駆出率（LVEF）低下	1.81 [1.10–3.00]	.021
運動耐容能の低下	2.63 [1.61–4.31]	.0001
3 枝病変の有無（あり）	2.22 [1.33–3.68]	.002
エントリー時の MI 指標	1.89 [1.09–3.28]	.024
心イベント（n = 67）		
抑制型対処行動	2.16 [1.01–4.65]	.047
性別（男性）	2.17 [0.72–6.54]	.168
年齢	0.97 [0.94–1.00]	.074
タイプ D パーソナリティ	3.96 [2.08–7.53]	.0001
左室駆出率（LVEF）低下	2.23 [1.27–3.94]	.006
運動耐容能の低下	2.56 [1.46–4.49]	.001
3 枝病変の有無（あり）	2.01 [1.12–3.61]	.020
エントリー時の MI 指標	2.14 [1.11–4.13]	.023

MI は，心筋梗塞の意味で，LVEF は，左室駆出率（left ventricular ejection fraction）の意味で心臓機能を表す。
LVEF は 54％以下を低下とした。
高齢男性では 120 ワット以下，若年男性では 140 ワット以下，高齢女性では 80 ワット以下，若年女性では 100 ワット以下を運動耐容能（運動レベル）の低下とした。
タイプ D パーソナリティのオッズ比から，MI による死亡および心イベント（重い心臓の症状）に対する影響は有意に高い。

　心疾患患者の心理学的問題への対応に関する大規模な臨床研究では，ENRICHD 研究（Burg et al., 2005），SADHEART 研究（Glassman et al., 2002）などによって，心理的介入の効果が報告されている。ただし，心機能に悪影響する心理学的問題は多様で，その介入の明確な有効性については今後の課題である。この点について，患者の QOL 向上のために現実的に心理的介入のみ

を実施することは倫理的にありえないこと，介入者が心理療法の専門家でない，あるいは十分にトレーニングされていない研究があること，一般の精神科領域の患者と同様の対応で良いのか疑問が残されていること，など課題が挙げられている。

2）薬物療法

主な情動的問題であるうつ病の治療に対し，三環系，四環系，SSRIs，SNRIsなどの抗うつ剤による薬物治療の有効性が認められている（Taylor et al., 2005）。しかし，これまでに心血管系疾患を持つ患者に対しての三環系抗うつ剤などの使用で，伝導系の抑制作用による QTc 延長作用など危険な不整脈の発生が指摘されているため，注意が必要である（木村ら，2005）。

3. 心疾患患者における認知行動療法による治療的介入

心疾患の発症に関連する心理学的要因として，抑うつ，不安，怒り・敵意，タイプ D パーソナリティに関する問題が注目されるようになったが，この心理的問題を変容することは，心疾患の予防や再発に重要な影響を及ぼす。

（1）心疾患患者の怒り・敵意における認知行動療法の応用

1）敵意・攻撃性に対する治療的介入

①不安マネージメントトレーニング（AMT）の応用

敵意・攻撃性の治療的介入については，認知行動療法の応用したプログラムが行われている。このアプローチは，不安をコントロールするために開発された不安マネージメントトレーニング（anxiety management training: AMT）を応用したもので，筋弛緩訓練法と不安のイメージトレーニングを併用したものである（Suinn & Richardson, 1971）。この AMT を応用し，一般健常者を対象とし，怒りのコントロールを試みている。その結果，この方法が怒りや敵意をコントロールする効率的で有効な手段であると結論づけている（Hart, 1984）。

②各認知行動療法的手法のコラボレーション

ハザレウスとデフェンバッハー（Hazaleus & Deffenbacher, 1986）は，週1回1時間のプログラムを6回のセッションで，9〜10名程度の小グルー

プで行っている。本プログラムでは，① AMT を応用した感情修正（affect modification: AM）プログラム，②ストレス免疫療法における認知的手続き部分や系統的理論的再体制化（Systematic rational restructuring: SRR）を応用した認知修正（cognitive modification: CM）プログラム，③統制群の3条件を設定し，怒りの低下について比較検討した。

AM では，AMT の不安喚起場面を怒り喚起場面に代えて実施し，漸進的リラクセーション法，リラクセーション対処スキル，リラクセーションイメージング，深呼吸法の習得後，怒りのイメージ場面に対して各リラクセーションを拮抗させる。そして実際の怒り場面にも応用する。その際，徐々に治療者の介入を低下させるフェーディングや怒り喚起場面を徐々に増強させる系統的脱感作法を取り入れている。

また，CM では，2つのセクションからなり，怒りに関連する一般的な状況の確認を行い，より適応的な認知の再構成を行う。次に特定場面での適応的認知を確認し，様々な状況において怒りイメージを喚起させ，適応的な認知を訓練する。

以上のような治療的介入の結果，2つの治療群には差は認められないが，統制群に比べ，4週間後のフォローアップでは一般的な怒りや状態怒り，怒りによる身体症状，敵対的口調などが有意に低下していた。さらに1年後のフォローアップでも一般的な怒りについては低下が維持されていたと報告している。

また，敵意得点の高い学生を対象として，週1回90分プログラムを8セッション行った。治療条件では説明，モデリング，セルフ・デモンストレーション，ホームワークなど認知行動療法の技法を用いている。その結果，治療群は統制群に比べ，外的怒り表出や敵意得点が有意に低下したと報告している（Gidron & Davidson, 1996）。

③認知行動療法の心疾患患者への応用

心疾患患者への治療的介入では，心臓病再発防止プロジェクト（The recurrent Coronary Prevention Project: RCPP）においてタイプ A カウンセリング群では，タイプ A 行動およびその要素である敵意や時間的切迫感なども低下したことを見出し，1年後のフォローアップでもその傾向は維持されていた。さらに，心筋梗塞の再梗塞を44％も低下させ，特に冠動脈バイパス術

(coronary artery bypass graft surgery: CABG) 後の患者では，心疾患による死亡率も有意に低下していたと報告している（Burell, 1996）。

　さらに，上記と同様な方法を用いて，敵意の高い CHD 患者に対して治療的介入を行っている。その結果，治療群は，統制群に比べ，2ヶ月後のフォローアップで有意に敵意得点が低下しており，拡張期血圧（DBP）についても有意な低下が認められた。また，敵意の低下と DBP の間には有意な正の相関が認められたと報告している。これらの結果から，認知行動療法的アプローチが，CHD 発症に関係する敵意や怒りのコントロールにおいて CHD 患者に対しても十分効果があり，その予後に重要な影響を与えると結論づけている（Gidron et al., 1999）。

(2) 心疾患患者におけるタイプ D パーソナリティの心理的介入プログラム

　近年注目されているタイプ D パーソナリティについて，包括的心臓リハビリにおける心理的介入プログラムと通常のケアの比較研究について大規模なメタアナリシスが行われている（Linden et al., 2007）。マルチコンポーネント心理療法（うつや不快感情に対するストレスマネージメント，認知行動療法，行動療法などの中から数種類の手法を専門家が実施），および生理学的あるいは自己コントロール心理療法（瞑想，自律訓練法，バイオフィードバック，呼吸法，ヨガ，筋リラクセーション）を実施した場合と一般的な医学的ケアあるいは薬物，運動，栄養に関する患者教育を実施した場合における心理的効果や死亡率や心イベントの発症率について比較検討した。心理的介入を加えたプログラムにおいて，男性では抑うつとソーシャルサポート，女性ではディストレス（タイプ D）とソーシャルサポート，全体でソーシャルサポートや QOL がそれぞれ有意に改善した。さらに，心理的効果のみならず，死亡率が27%低下し，心事故の発生率は43%も低下した。その際，2年以下の心理的介入の方が，2年以上の介入よりも死亡率が高く，比較的長い介入はかえって効果が消失すると考えられる。また，エントリー後即時の介入を行うよりも2ヶ月経過してからの心理的介入が効果的であることを報告している。さらに，心理的介入プログラムを行った場合で，タイプ D 傾向が低下した群では，54%も死亡率を低下させると報告している（Linden et al., 2007）。このことからタイプ D に対する心

表 4-2　心理的介入と通常ケアが死亡率・心イベントに及ぼす影響（Linden et al., 2007）

下位グループ	オッズ比	低下率 (%)	有意性
心理的介入 vs 通常ケアの死亡率（2 年以下の期間）	0.72	28	有意
心理的介入 vs 通常ケアの死亡率（2 年以上の期間）	0.96	4	ns
心理的介入 vs 通常ケアの死亡率（2 ヶ月後の介入）	0.28	72	有意
心理的介入 vs 通常ケアの死亡率（即時の介入）	0.87	13	ns
心理的介入 vs 通常ケアの心イベント率（2 年以上の期間）	0.57	43	有意
タイプ D 傾向が低下した場合の死亡率	0.46	54	有意
タイプ D 傾向が低下しなかった場合の死亡率	0.67	33	ns

理的介入を行うことにより，心疾患の予防，再発の防止への効果が示されている。以上の結果を表 4-2 に示した。

4.　心不全患者に対する心臓リハビリテーション

　初期における心臓リハビリの対象は，AMI や CABG 後などの急性期における患者であったが，2000 年以降心不全患者の心臓リハビリの重要性が，注目されるようになった。近年注目されている心不全患者の心理的問題やその介入について論ずる。

（1）心不全に合併する心理的症状
　心不全とは，心疾患などの原因で心臓のポンプ機能が低下して，肺や全身に必要な量の血液を送り出せなくなった状態を言う。心不全における身体的症状としては，①低心拍出量徴候（乏尿，四肢冷感，めまい，倦怠感，血圧低下など），②肺うっ血徴候（労作時呼吸困難，発作性夜間呼吸困難，起座呼吸など），③全身うっ血徴候（浮腫，肝腫大，腹水など），④内分泌調節異常，運動耐容能低下，生命予後の短縮が挙げられる。以上の身体的症状に加え，心理的症状が合併する場合が多くある。それは，①抑うつ・不安の上昇，② QOL の低下，③セルフエフィカシー（自己効力感）の低下，④絶望感の上昇，⑤怒り・敵意の上昇などである。

60　第 4 章　心臓疾患患者に対する健康心理学的リハビリテーション

　以上の心理的症状は，心不全の悪化，その他の心疾患の再発，再入院の増加，死亡率の増加など身体的症状に大きく影響する（Molloy et al., 2006）。さらに，身体活動の低下，治療計画・生活指導のコンプライアンス低下，喫煙や食習慣の悪化，物質依存の増加，定着した適切な生活習慣のアドヒアランス低下（食習慣，運動習慣，禁煙行動，ストレス克服行動など）など生活習慣にもネガティブな影響を与える（Herridge & Linton, 2005）。以下に主要な心理的合併症状として，不安と抑うつについて述べる。

（2）不　　安

　一般的に，不安は，抑うつとよく合併する症状であるが，心不全患者では，比較的研究が進んでいないことが現状である。しかし，心不全患者の予後不良に対する不安は，患者のみならず患者家族や介護者に対しても重大な問題である。

　不安におけるシステマティックレビューでは，8論文において心不全患者の不安合併率は，11 〜 45％であり，平均 25.1％と報告されている（Yohannes et al., 2010）。

　不安は，心不全患者の心拍出量に悪影響を与える可能性があるため，十分対応する必要がある。すなわち，不安というストレスにより心拍数が増加し，拡張期の短縮による冠動脈灌流へのネガティブな影響があると考えられる（Tavazzi et al., 1987）。さらに，頻脈は，心筋酸素需要を増加させる一方で，心筋の酸素供給を減少させる（Johnson & Roberts, 1996）。以上のように，不安の上昇と心拍出量の低下が，負のスパイラルのように関連し，心不全患者の心身の状態を悪化させる。さらに，運動を行うにあたって，身体能力の低下や不安の上昇により心臓リハビリに対する動機づけの低下にもつながると考えられる（Borsody et al., 1999）。

（3）抑うつ

　抑うつにおけるシステマティックレビューでは，33論文において心不全患者の抑うつ合併率は，10 〜 60％であり，平均 32.6％と報告されている（Yohannes et al., 2010）。さらに，心不全の重傷度を示す NYHA（New York Heart Association）分類における抑うつ合併率は，クラス I では，11％，クラ

スⅡでは，20%，クラスⅢでは，38%，クラスⅣでは，42%と心不全のレベルが悪化するほど抑うつの合併率が高くなる報告もある（Rutledge et al., 2006）。

また，抑うつを合併する心不全患者における研究では，入院期間（1年以上の入院）および死亡率の増加（American Heart Association, 1998），すべての疾患において最も高い死亡率と再入院率（Hawthorne & Hixon, 1994），心不全患者への心理的サポートや介入プログラムによる不安や抑うつ，QOL，再入院回数の改善（Vavouranakis et al., 2003），などが報告されている。

さらに，近年の抑うつと死亡率や心イベント率に関するメタ分析では，心不全において抑うつが合併した場合，死亡や心イベントの危険率が2.1倍（信頼区間1.7-2.6）との報告（Rutledge et al., 2006）や1.2倍との報告（Gathright et al., 2017）がなされており，有意な死亡や心イベント発生率の増加が認められる。

抑うつと心不全の関連性は，多変量的構造を有し，それぞれの要因が相互に作用する。その関連性について，図4-1に示す。

すなわち，抑うつによる身体的，心理的，社会的状態が，心不全に悪影響を与え，さらに心不全の症状自体が，抑うつを生じさせる。抑うつの重要な危険

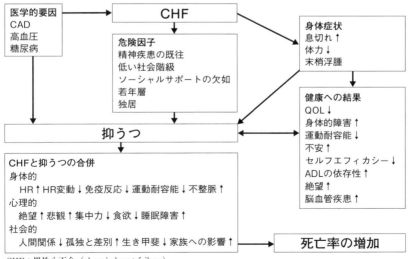

CHF：慢性心不全（chronic heart failure）

図 4-1　心不全と抑うつにおける死亡率への相乗効果（Yohannes et al., 2010を改変）

因子としては，低い社会階級，NYHA クラスの重傷度，精神的不健康の既往歴などが挙げられる。抑うつ自体も健康に悪影響を与えるが，同様に心不全によっても健康に悪影響を与える。心不全と抑うつの合併は，心身の健康に対して相乗的に影響を及ぼし，心不全患者における死亡率の増加を説明する 1 つの有力な原因であると考えられる（Yohannes et al., 2010）。

5. 心不全患者に対する健康心理カウンセリングの方法

　心不全患者における不安や抑うつの管理において，認知行動療法の関心が高まりつつある。心不全患者の認知パターンの特徴は，倦怠感や呼吸困難などの身体症状に強い不安を喚起させ，些細な症状にも過大評価する心気的反応を示す。さらに極端にネガティブな認知が生じ，それによってさらなる生理的覚醒が増加し，適切な対処行動を阻害する（Rose et al., 2002）。さらに，その認知パターンが，身体に悪影響を与えるような食行動や喫煙行動，心疾患に関連する行動パターンなどにつながれば，心機能の悪化や心疾患の再発にもつながる。
　心疾患や糖尿病など生活習慣病同様，心不全に対する行動科学的アプローチ，あるいは身体的疾患への予防のために認知パターンを変容する方法として，様々なカウンセリング技法が用いられている。
　心不全患者に対する心理学的介入については，MI や CABG などの患者と同様で，認知行動療法，自律訓練法など（あるいはその組み合わせ）が用いられる。

（1）不安に対する認知行動療法による治療的介入

　不安をコントロールする認知行動療法的アプローチとして，前述した AMT がある。AMT の治療方法は，筋弛緩訓練法と不安のイメージトレーニングを併用したものである（Suinn & Richardson, 1971）。筋弛緩訓練法とは，意識的に全身の筋肉を頭部から脚部にかけて段階的にリラックスさせて，身体の緊張を除去し，その結果として心理的なリラクセーションを生じさせる方法である。
　不安のイメージトレーニングの具体的手順としては，まず患者の特徴的な不安場面をイメージさせ，その不安場面に拮抗する（同時には存在し得ない）行動（例えば，リラックス場面やリラックスに関係する行動，不安を低下させる

5. 心不全患者に対する健康心理カウンセリングの方法　**63**

適切な活動など）をイメージ上で置き換えるよう勧める。そして，実際場面で
も不安が発現している時に，安定した行動が可能になるよう学習させるもので
ある。

さらに，AMT を発展させ，漸進的な不安誘導，イメージによるリハーサル，
弛緩訓練，セルフモニタリング，フェーディング，ホームワークなどの技法を
系統的にプログラム内容について設定している（Suinn, 1990）。

（2）抑うつに対する認知行動療法による治療的介入

我が国では，抑うつの治療的介入について，様々なガイドラインが活用され
るようになり，認知行動療法が，抑うつ治療の主要な心理療法として位置づけ
られるようになった。我が国においても 2010 年 4 月の診療報酬改定で，認知
行動療法がうつ病治療において保険点数化された。

1）抑うつに対する認知行動療法の効果

抑うつに対する認知行動療法について，有意な治療効果および再発予防効果
が認められ（Lynch et al., 2010），持続的な認知行動療法の実施は，薬物療法
よりも再発率は有意に低下しており（Vittengl et al., 2007），さらにメタ分析の
結果，認知行動療法の実施は，統制群やその他の精神療法（例えば，ブリーフ
セラピー，支持的心理療法）よりも治療効果が高い（Ekers et al., 2008），など
様々な報告がなされている。

具体的な抑うつに対する認知行動療法治の流れについて，表4-3 に示した。
ステージ 1 では，治療が始まる前に十分な治療関係を構築し，抑うつや認知行
動療法について理解を深める。ステージ 2 では，治療目標の明確化とセルフモ
ニタリングによる活動表の活用を進める。ステージ 3 では，主にコラム法を用
いて日常の出来事と自分の気分や考え方（自動思考）の関連性を検討する。コ
ラム法については，一般的な事例を表 4-4, 5 に示した。また，心不全患者の事
例を表 4-6 に示した。ステージ 4, 5 では，適応的な思考の検討を行い，問題解
決療法（①問題の明確化，②解決方法の探索，③解決法の吟味（長所，短所の
検討），④実行，⑤結果の評価）を行う。ステージ 6 では，治療の終結に向けて，
これまで身につけたことや変化したことのまとめを行う。詳細については，う
つ病の認知療法・認知行動療法治療者マニュアル（慶應義塾大学認知行動療法

64　第4章　心臓疾患患者に対する健康心理学的リハビリテーション

研究会, 2009) を参照されたい。

　その他の抑うつに対する治療法としては，①うつや不安に対するストレスマ
ネージメント，②リラクセーション法（自律訓練法，バイオフィードバック，筋
リラクセーション法），③マインドフルネス認知療法，④対人関係療法，⑤瞑想
法，⑥呼吸法・ヨガ，などが挙げられる（清水・鈴木, 2011）。

表 4-3　うつ病の認知行動療法治療全体の流れ（慶應義塾大学認知行動療法研究会, 2009 を改変）

ステージ	セッション	目的	アジェンダ	使用ツール・配布物
1	1－2	症例を理解する 心理教育と動機づけ 認知療法への socialization	症状・経過・発達歴などの問診 うつ病，認知モデル，治療構造の心理教育	うつ病とは 認知行動療法とは
2	3－4	症例の概念化 治療目標の設定 患者を活性化する	治療目標（患者の期待）を話し合う 治療目標についての話し合い 活動スケジュール表など	問題リスト 活動記録表
3	5－6	気分・自動思考の同定	3つのコラム	コラム法～考えを切り替えましょう
4	7－12	自動思考の検証 （対人関係の解決） （問題解決技法）	コラム法 （オプション：人間関係を改善する） （オプション：問題解決）	バランス思考のコツ 認知のかたよりとは 人間関係モジュール 問題解決モジュール
5	13－14	スキーマの同定	上記の継続 スキーマについての話し合い	「心の法則」とは 心の法則リスト
6	15－16	終結と再発予防	治療のふりかえり，再発予防，ブースター・セッションの準備，治療期間延長について決定する	治療を終了するにあたって

表 4-4　3 コラム法の事例（認知行動療法・認知療法の道具箱（ナット＆ボルト）, 2010 を改変）

自動思考 いやな考え	認知の歪み	合理的思考（擁護思考） かわりの考え
仕事が分からない。できないかもしれない。	感情的決めつけ 心のフィルター 否定的予測 過度の一般化 レッテル貼り	たくさんの仕事をやってきている。分からないことは聞けばいい。すべての部分が分からないわけではない。分かる部分と分からない部分を分けて，どの部分がボトルネックか分かれば，とっかかりができるだろう。すべてを一度にする必要はない。

5. 心不全患者に対する健康心理カウンセリングの方法　**65**

表 4-5　**7 コラム法の事例**（認知行動療法・認知療法の道具箱（ナット＆ボルト），2010 を改変）

日時 出来事	感情 （その強さ）	自動思考 いやな考え	根拠	反論	合理的思考 （擁護思考） かわりの考え	結果
6/10 仕事中， たくさん の課題を 抱えて行 き詰まっ て	焦り 80 無能感 70	仕事が分か らない。で きないかも しれない。	現に仕事が 分からず， 手が止まっ ている。	すべての部分 が分からない わけではない。 また，分から ない部分は人 に聞けばいい。 これまでにも 同じようなこ とがあったが， なんとかやっ てきた。	確かに今回の仕 事は難しくて手 を焼いているけ れど，まるで手 が出ないわけで はない。できる 部分とできない 部分を選り分け れば，人にアド バイスや助力を 得られる。すべ てを独力でやる 必要はないはず。	焦り 20 無能感 30

表 4-6　**心不全患者におけるコラム法の事例**

日時 出来事	感情 （その強さ）	自動思考 いやな考え	根拠	反論	合理的思考 （擁護思考） かわりの考え	結果
7/10 外来受診 の際，検 査結果は 以前と比 較し改善 している のに，倦 怠感がひ どい。	焦り 80 無能感 70	他の症状も 強くなるか もしれない。 また再入院 になるかも しれない。	以前も倦怠 感が強くな り，結局再 入院になっ た。	必ずしも以前 のように再入 院となるとは 限らない。 以前も再入院 したがどうに か回復した。	確かに以前再入 院した時と同じ ような感じだが， 全く同じとは言 えない。 お医者さんや看 護師さんなどの アドバイスを受 けられるはず。 必要以上に心配 する必要はない。	焦り 20 無能感 30

2）心不全患者に対する抑うつの治療効果

　表 4-7 は，心不全患者における運動療法，薬物療法，認知行動療法などの心理療法を用いた抑うつに対する効果についてメタ分析を行った結果を示している。結果を概観すると，世界的にうつ病や不安を伴う心不全患者における認知行動療法の効果は，明確に得られているとは言いがたいが，2 つの研究（Kostis et al., 1994; Sullivan et al., 2009）において有意な効果が認められている。最も新しい研究であるサリヴァンら（Sullivan et al., 2009）による大規模なランダム化比較試験（randomized controlled trial: RCT）研究では，心不全患者（N=208）における抑うつに対する8週間の心理教育的介入（マインドフルネス心理療法，ストレス対処スキル訓練，サポートグループによるディスカッションから成る）の効果を検討した結果，心理教育的介入を受けた患者は，対照群と比較して有意に抑うつと不安の減少が報告されている。

　しかしながら，心不全患者に対する心理学的介入の有効性を実証するには十分なエビデンスがあるとは言えない。今後，心理学的治療法の中で抑うつや不安を低減させる目的で開発された様々な手法を適切に組み合わせたプログラムの検討が必要となると考えられる。

表 4-7　心不全患者に対する抑うつの治療効果
(Rutledge et al., 2006; Yohannes et al., 2010 をもとに筆者作成)

著者	N	平均年齢	介入方法	期間	結果
Corvera-Tindel et al. (2004)	39	63.2	自宅での歩行プログラム 60%実施；60%以下の実施；ドロップアウト	12 週	60%以上の方が60%以下より抑うつ改善 60%以上の方がドロップアウト抑うつ改善
Kostis et al. (1994)	20	65.7	集団認知行動療法（運動，栄養指導含む）；ジゴキシン；プラセボ	12 週	CBT の方が他の群より抑うつ改善
Lader et al. (2003)	589	64.6	ジゴキシン；プラセボ	4-12 ヶ月	両群とも抑うつには有意な変化なし
Lesperance et al. (2003)	28	59.6	抗うつ剤（ネファゾドン）；統制群なし	12 週	4 週間後すべてのうつ・QOL スケールに有意な改善
Luskin et al. (2002)	33	66.0	集団ストレスマネージメントトレーニング；統制群	10 週	治療群の方が有意な抑うつ改善
Radzewitz et al. (2002)	88	65.8	筋トレ，エゴメーター，6 分間歩行；統制群なし	4 週	4 週間後不安と抑うつの有意な改善なし
Sullivan et al. (2009)	208	61.0	マインドフルネス認知療法，ストレス対処スキル，グループ討議；統制群	8 週	治療群の方が不安・抑うつに有意な改善

引用文献

American Heart Association (1998). *1998 Heart and Stroke Statistical Update.* Dallas, TX: American Heart Association.

Barefoot, J. C. (1992). Developments in the measurement of hostility. In H. S. Friedman (Ed.), *Hostility, coping and health* (pp. 13–31). Washington, DC: American Psychological Association.

Barefoot, J. C., Helms, M. J., Mark, D. B., Blumenthal, J. A., Califf, R. M., Haney, T. L., O'Connor, C. M., Siegler, I. C., & Williams, R. B. (1996). Depression and long-term mortality risk in patients with coronary artery disease. *American Journal of Cardiology, 78,* 613–617.

Borsody, J. M., Courtney, M., Taylor, K., & Jairath, N. (1999). Using self-efficacy to increase physical activity in patients with heart failure. *Home Healthcare Nurses, 17,* 113–118.

Burell, G. (1996). Group psychotherapy in Project New Life: Treatment of coronary-prone behaviors for patients who have had coronary artery bypass graft surgery. In R. Allen, & S. Scheidt (Eds.), *Heart and mind: The practice of cardiac psychology* (pp. 291–310). Washington, DC: American Psychological Association.

Burg, M. M., Barefoot, J., Berkman, L., Catellier, D. J., Czajkowski, S., Saab, P., Huber, M., DeLillo, V., Mitchell, P., Skala, J., & Taylor, C. B.; ENRICHD Investigators (2005). Low perceived social support and post-myocardial infarction prognosis in the enhancing recovery in coronary heart disease clinical trial: The effects of treatment. *Psychosomatic Medicine, 67* (6), 879–888.

Cain, H. D., Frasher, W. G. Jr., & Stivelman, R. (1961). Graded activity program for safe return to self-care after myocardial infarction. *Journal of the American Medical Association, 177,* 111–115.

Carney, R. M., Rich, M. W., Freedland, K. E., Saini, J., teVelde, A., Simeone, C., & Clark, K. (1988). Major depressive disorder predicts cardiac events in patients with coronary artery disease. *Psychosomatic Medicine, 50,* 627–633.

Cay, E. L. (1995). Goals of rehabilitation. In D. Jones, & R. West (Ed.), *Cardiac rehabilitation* (pp. 31–53). London, UK: BMJ Publish Group.

Denollet, J., Martens, E. J., Nyklícek, I., Conraads, V. M., & de Gelder, B. (2008). Clinical events in coronary patients who report low distress: Adverse effect of repressive coping. *Health Psychology, 27,* 302–308.

Denollet, J., Sys, S. U., & Brutsaert, D. L. (1995). Personality and mortality after myocardial infarction. *Psychosomatic Medicine, 57,* 582–591.

Denollet, J., Sys, S. U., Stroobant, N., Rombouts, H., Gillebert, T. C., & Brutsaert, D. L. (1996). Personality as independent predictor of long-term mortality in patients with coronary heart disease. *Lancet, 347,* 417–421.

Ekers, D., Richards, D., & Gilbody, S. (2008). A mcta-analysis of randomized trials of behavioural treatment of depression. *Psychological Medicine, 38,* 611–623.

Frasure-Smith, N., Lespérance, F., & Talajic, M. (1993). Depression following myocardial infarction: Impact on 6 month survival. *Journal of the American Medical Association, 270,* 1819–1825.

Friedman, M., & Rosenman, R. H. (1959). Association of specific overt behavior pattern with blood and cardiovascular findings: Blood cholesterol level, blood clotting time, incidence of arcus senilis, and clinical coronary artery disease. *Journal of the American Medical Association, 169,* 1286–1296.

Gathright, E. C., Goldstein, C. M., Josephson, R. A., & Hughes, J. W. (2017). Depression increases the risk of mortality in patients with heart failure: A meta-analysis. *Journal of Psychosomatic Research, 94,* 82–89.

Gidron, Y., & Davidson, K. (1996). Development and preliminary testing of a brief intervention for modifying CHD-predictive hostility components. *Journal of Behavioral Medicine, 19,* 203–220.

Gidron, Y., Davidson, K., & Bata, I. (1999). The short-term effects of hostility-reduction intervention on male coronary heart disease patients. *Health Psychology, 18,* 416–420.

Glassman, A. H., O'Connor, C. M., Califf, R. M., Swedberg, K., Schwartz, P., Bigger, J. T. Jr., ...Mclvor, M.; Sertraline Antidepressant Heart Attack Randomized Trial (SADHEART) Group (2002). Sertraline treatment of major depression in patients with acute MI or unstable angina. *Journal of the American Medical Association, 288,* 701–709.

Hart, K. E. (1984). Anxiety management training and anger control for type A individuals. *Journal of Behavioral Therapy and Experimental Psychiatry, 15,* 133–139.

Hawthorne, M. H., & Hixon, M. E. (1994). Functional status, mood disturbance, and quality of life in patients with heart failure. *Progress in Cardiovascular Nursing, 9,* 22–32.

Hazaleus, S. L., & Deffenbacher, J. L. (1986). Relaxation and cognitive treatment of anger. *Journal of Consulting and Clinical Psychology, 54,* 222–226.

Herridge, M. L., & Linton, J. C. (2005). Psychosocial issues and strategies. In American Association of Cardiovascular & Pulmonary Rehabilitation (Ed.), *AACVPR cardiac rehabilitation resource manual: Promoting health and preventing disease* (pp. 43–50). Champaign, IL: Human Kinetics Publishers.

乾　吉佑・亀口憲治・東山紘久・氏原　寛・成田善弘（編）(2005). 心理臨床ハンドブック　創元社

Johnson, L. H., & Roberts, S. L. (1996). A cognitive model for assessing depression and providing nursing interventions in cardiac intensive care. *Intensive and Critical Care Nursing, 12,* 138–146.

Kawachi, I., Sparrow, D., Spiro, A. 3rd, Vokonas, P., & Weiss, S. T. A. (1996). Prospective study of anger and coronary heart disease. The normative aging study. *Circulation, 94,* 2090–2095.

慶應義塾大学認知行動療法研究会（編）(2009). 厚生労働科学研究費助成金こころの健康科学研究事業　精神療法の実施方法と有効性に関する研究　うつ病の認知療法・認知行動療法治療者マニュアル

木村宏之・德倉達也・尾崎紀夫 (2005). サイコカルディオロジー──心血管系疾患とうつ病の関連について──　精神医学, *47,* 845–850.

Kostis, J. B., Rosen, R. C., Cosgrove, N. M., Shindler, D. M., & Wilson, A. C. (1994). Nonpharmacologic therapy improves functional and emotional status in congestive heart failure. *Chest, 106,* 996–1001.

Lesperance, F., Frasure-Smith, N., & Talajic, M. (1996). Major depression before and after myocardial infarction: Its nature and consequences. *Psychosomatic Medicine, 58,* 99–110.

Levine, S., & Lown, B. (1952). "Armchair" treatment of acute coronary thrombosis. *Journal of the American Medical Association, 148,* 1365–1369.

Linden, W., Phillips, M. J., & Leclerc, J. (2007). Psychological treatment of cardiac patients: A meta-analysis. *European Heart Journal, 28,* 2972–2984.

Lynch, D., Laws, K. R., & McKenna, P. J. (2010). Cognitive behavioural therapy for major psychiatric disorder: Does it really work? A meta-analytical review of well-controlled trials. *Psychological Medicine, 40,* 9–24.

MacDougall, J. M., Dembroski, T. M., Dimsdale, J. E., & Hackett, T. P. (1985). Components of Type-A, hostility and Anger-In: Further relationships to angiographic findings. *Health Psychology, 4,* 137–152.

Mallory, G. K., White, P. D., & Salcedo-Salgar, J. (1939). The speed of healing of myocardial infarction: A study of the pathological anatomy in seventy-two cases. *American Heart Journal, 18,* 647–671.

Mendes De Leon, C. F. (1992). Anger and impatience/irritability in patients of low socioeconomic status with acute coronary heart disease. *Journal of Behavioral Medicine, 15,* 273–284.

Molloy, G. J., Johnston, D. W., Gao, C., Witham, M. D., Gray, J. M., Argo, I. S., Struthers, A. D., & McMurdo, M. E. (2006). Effects of an exercise intervention for older heart failure patients on caregiver burden and emotional distress. *European Journal of Cardiovascular Prevention and Rehabilitation, 13,* 381–387.

Newman, L. B., Andrews, M. F., Koblish, M. O., & Baker, L. A. (1952). Physical medicine and rehabilitation in acute myocardial infarction. *Archives of Internal Medicine, 89*, 552–561.

認知行動療法・認知療法の道具箱（ナット＆ボルト）（2010）．まず認知療法・認知行動療法をやってみる（すぐに使えるツールとチャート）　コラム（思考記録表）　2010 年 7 月 5 日 Retrieved from http://psychotoolbox.web.fc2.com/CBT/column.htm（2013 年 5 月 11 日）

O'Connor, G. T., Buring, J. E., Yusuf, S., Goldhaber, S. Z., Olmstead, E. M., Paffenbarger, R. S. Jr., & Hennekens, C. H. (1989). An overview of randomized trials of rehabilitation with exercise after myocardial infarction. *Circulation, 80*, 234–244.

Oldridge, N. B., Guyatt, G. H., Fischer, M. E., & Rimm, A. A. (1988). Cardiac rehabilitation after myocardial infarction. Combined experience of randomized clinical trials. *Journal of the American Medical Association, 260*, 945–950.

Ott, C. R., Sivarajan, E. S., Newton, K. M., Almes, M. J., Bruce, R. A., Bergner, M., & Gilson, B. S. (1983). A controlled randomized study of early cardiac rehabilitation: The Sickness Impact Profile as an assessment tool. *Heart Lung, 12*, 162–170.

Pozen, M. W., Stechmiller, J. A., Harris, W., Smith, S., Fried, D. D., & Voigt, G. C. (1977). A nurse rehabilitator's impact on patients with myocardial infarction. *Medical Care, 15*, 830–807.

Rose, C., Wallace, L., Dickson, R., Ayres, J., Lehman, R., Searle, Y., & Burge, P. S. (2002). The most effective psychologically-based treatments to reduce anxiety and panic in patients with chronic obstructive pulmonary disease (COPD): A systematic review. *Patient Education and Counseling, 47*, 311–318.

Rutledge, T., Reis, V. A., Linke, S. E., Greenberg, B. H., & Mills, P. J. (2006). Depression in heart failure a meta-analytic review of prevalence, intervention effects, and associations with clinical outcomes. *Journal of the American College of Cardiology, 48*, 1527–1537.

清水　馨・鈴木伸一（2011）．うつ病の認知行動療法の実際　心身医学, *51*, 1079–1087.

Suinn, R. M. (1990). *Anxiety management training*. New York: Plenum Publishing Corporation.

Suinn, R. M., & Richardson, F. (1971). Anxiety management training: A non-specific behavior therapy program for anxiety control. *Behavioral Therapy, 4*, 498.

Sullivan, M. J., Wood, L., Terry, J., Brantley, J., Charles, A., McGee, V., Johnson, D., Krucoff, M. W., Rosenberg, B., Bosworth, H. B., Adams, K., & Cuffe, M. S. (2009). The Support, Education, and Research in Chronic Heart Failure Study (SEARCH): A mind fullness based psychoeducational intervention improves depression and clinical symptoms in patients with chronic heart failure. *American Heart Journal*,

157, 84–90.

Tavazzi, L., Zotti, A. M., & Mazzuero, G. (1987). Acute pulmonary edema provoked by psychologic stress: Report of two cases. *Cardiology, 74*, 229–235.

Taylor, C. B., Youngblood, M. E., Catellier, D., Veith, R. C., Carney, R. M., Burg, M. M., …Jaffe, A. S.; ENRICHD Investigators (2005). Effects of antidepressant medication on morbidity and mortality in depressed patients after myocardial infarction. *Archives of General Psychiatry, 62*, 792–798.

Vavouranakis, I., Lambrogiannakis, E., Markakis, G., Dermitzakis, A., Haroniti, Z., Ninidaki, C., Borbantonaki, A., & Tsoutsoumanou, K. (2003). Effect of home-based intervention on hospital readmission and quality of life in middle-aged patients with severe congestive heart failure: A 12-month follow up study. *European Journal of Cardiovascular Nursing, 2*, 105–111.

Vittengl, J. R., Clark, L. A., Dunn, T. W., & Jarrett, R. B. (2007). Reducing relapse and recurrence in unipolar depression :a comparative meta-analysis of cognitive-behavioral therapy's effects. *Journal of Consulting and Clinical Psychology, 75*, 475–488.

Williams, R. B. Jr., Barefoot, J. C., Haney, T. L., Harrell, F. E. Jr, Blumenthal, J. A., Pryor, D. B., & Peterson, B. (1988). Type A behavior and angiographic ally documented coronary atherosclerosis in a sample of 2,289 patients. *Psychosomatic Medicine, 50*, 139–152.

Yohannes, A. M., Willgoss, T. G., Baldwin, R. C., & Connolly, M. J. (2010). Depression and anxiety in chronic heart failure and chronic obstructive pulmonary disease: Prevalence, relevance, clinical implications and management principles. *International Journal of Geriatric Psychiatry, 25*, 1209–1221.

第5章

がん患者に対する健康心理学的援助

大場良子

　1951 年以降，我が国の疾病構造は，感染症から生活習慣病を中心とした慢性疾患へと大きく変化した。本章で取り上げるがん（悪性新生物）は，現在，日本人の総死亡の約 30％を占めており，死因の第 1 位である。その一方で，近年のがん医療の目覚ましい発展により，長期に生存するがん患者も増えてきており，がんは死に至る病気から長く付き合う病気に変わりつつある。このように長期生存が可能になった時代だからこそ，がん患者や家族にとって，がんとともにどのように生きていくかが課題である。

　本章では，日本におけるがんの疫学的動向とがん対策，近年のがん医療について解説し，がん患者が辿る病気の経過のなかで直面する様々な問題や課題を通して，がん患者の QOL や well-being を支える健康心理学援助について考えたい。

1. がんの疫学的動向

(1) がんの死亡率

　我が国におけるがんの死亡率は，1981 年から約 35 年にわたりトップを占めている（第 1 章図 1-1, p. 9 参照）。2014 年のがん死亡者数は 36 万人を超え，国民の 3 人に 1 人ががんで亡くなる時代になった。がんは年齢が高くなるほど罹患率も高くなることから，がん死亡率の増加は，人口の高齢化が原因とされている。

　臓器別では，男女とも長年死亡率の上位を占めていた胃がんに代わり，肺がんや大腸がんが増加傾向にある。2014 年の部位別死亡率を見ると，男性では1 位：肺がん，2 位：胃がん，3 位：大腸がん，4 位：肝臓がん，5 位：膵臓がんであった。一方，女性では 1 位：大腸がん，2 位：肺がん，3 位：胃がん，4

位：膵臓がん，5 位：乳がんの順であった。

　年齢別の死亡率は，男女とも 60 歳代から増加し，高齢になるほど高くなっている。男性では，40 歳以上で胃，大腸，肝臓などの消化器系のがんの死亡が多くを占めるが，70 歳代以上ではその割合はやや減少し，肺がんと前立腺がんの割合が増加している。女性では，40 歳代の乳がん，子宮がん，卵巣がんの死亡が多くを占めるが，高齢になるほどその割合は減少し，消化器系のがんと肺がんの割合が増加していることが特徴である（国立がん研究センターがん情報サービス）。

（2）がんの罹患率

　生涯でがんに罹患する確率は 2 人に 1 人であるとされ，誰でもなりうる身近な病気である。2012 年に新たに診断されたがん（罹患全国推計値）は約 86 万人（男性 50 万人，女性 36 万人）と推計される。

　2012 年の部位別罹患率を見ると，男性では 1 位：胃がん，2 位：大腸がん，3 位：肺がん，4 位：前立腺がん，5 位：肝臓がんであり，40 歳以上で消化器系のがんの罹患が多くを占めている。また，70 歳以上ではその割合は減少し，前立腺がんと肺がんの割合が増加している。一方，女性では，1 位：乳がん，2 位：大腸がん，3 位：胃がん，4 位：肺がん，5 位：子宮がんの順位となっており，特に乳がんや子宮がんなどの女性特有がんは 30 歳代から 40 歳代で罹患率が高いのが特徴である（国立がん研究センターがん情報サービス）。

（3）がんの生存率

　生存率とは，あるがんと診断された場合に，治療でどのくらい生命を救えるかを示す指標であり，100％に近いほど治療で生命を救えるがん，0％に近いほど治療で生命を救い難いがんであることを意味する。

　2006 年から 2008 年にがんと診断された人の 5 年相対生存率は男女計で 62.1％（男性 59.1％，女性 66.0％）である。部位別では，膵臓がんは 10％以下，胆のう・胆管，肝臓，肺は 20 〜 30％と生存率が低く，皮膚，乳房（女性のみ），前立腺，甲状腺は 80％以上の高い生存率を示している（国立がん研究センターがん情報サービス）。このように，全体としての 5 年相対生存率は上昇傾向に

あるが，疾患により大きな差異がみられる。

2. がん対策の現状

　我が国のがん対策は，1981年の老人保健法の施行によるがん検診の実施がはじまりである。1984年からは，「第1次対がん10か年総合戦略」が展開され，がんの原因究明のための研究が行われてきた。その後，1994年には「第2次がん克服新10か年計画」の事業が始まり，がん予防，診断，治療に関する研究を推進してきた。これまでの研究成果は，がんの病態メカニズムの解明や各種がんを早期に発見する技術が開発され標準的治療法が確立するなど，がんの診断や治療技術は目覚ましい進歩を遂げてきた。しかし，その間も，がんの罹患率や死亡率は増加し続けてきた。このような状況を受けて，2004年には，「がん罹患率と死亡率の激減」を目指して，がん予防とがん研究の推進，がん医療の向上とそれを支える社会環境の整備を柱とする「第3次対がん10か年総合戦略」が実行されてきた。2006年にようやく，がん対策基本法が成立し，日本の

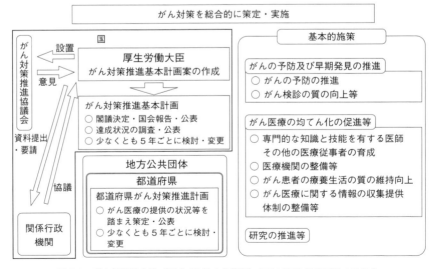

図 5-1　がん対策基本法（平成 19 年 4 月施行）（2016/2017「国民衛生の動向」）

がん医療は大きな転換期を迎えた。法律の基本理念には，①「がんの予防や早期発見の推進」，②全国どこでも質の高いがん医療を受けることができる「がん医療の均てん化の促進」，③「がん研究の推進」が謳われている。この法律による大きな変化は，がん患者およびその家族に対する心理社会的ケアの充実と，療養生活の質の向上の実現を目指すことが盛り込まれたことである（図5-1）。

3. がんの原因とがん予防

(1) がんの原因

　がんの研究は1990年代後半より盛んに行われ，がんは遺伝子異常が原因であることが分かってきた。米国における研究成果によると，遺伝子異常を伴う発がんに関連する要因として，喫煙，食事／肥満，飲酒，運動不足などの生活習慣が68％，がんの家族歴が5％，ウイルスが5％などと推測された（表5-1）。

　遺伝するがんは，若いのにがんを発症する，家系内にある決まった種類のがんを発症する人が多い，再発や転移ではなく何回もがんにかかるといった特徴

表5-1　米国におけるがんの原因

リスク要因	％
喫煙（tobacco）	30
成人期の食事／肥満（adult diet/obesity）	30
座っていることの多いライフスタイル（sedentary lifestyle）	5
職業要因（occupational factors）	5
がんの家族歴（family history of cancer）	5
ウイルス／他の生物学的な要因（viruses/other biologic agents）	5
周産期／成長要因（perinatal factors/growth）	5
生殖要因（reproductive factors）	3
飲酒（alcohol）	3
社会経済的状況（socioeconomic status）	3
環境汚染（environmental pollution）	2
電離放射線，紫外線（ionizing/ultraviolet radiation）	2
治療に用いる医薬品（prescription drugs/medicine procedures）	1
塩／他の食品添加物／汚染物（salt/other food additives/contaminations）	1

(Harvard Report on Cancer Prevention. Causes of human cancer. (1996) Cancer Causes Control, 7 (Suppl 1) を参考に作成)

76 第5章 がん患者に対する健康心理学的援助

表5-2 日本人のためのがん予防法（国立がん研究センター がん対策情報センター）

喫　　煙	たばこは吸わない。他人のたばこの煙をできるだけ避ける。
飲　　酒	飲むなら，節度のある飲酒をする。
食　　事	食事は偏らずバランスよくとる。 ＊塩蔵食品，食塩の摂取は最小限にする。 ＊野菜や果物不足にならない。 ＊飲食物を熱い状態でとらない。
身体活動	日常生活を活動的に過ごす。
体　　形	成人期での体重を適正な範囲内に維持する。（太りすぎない，やせすぎない）
感　　染	肝炎ウイルス感染の有無を知り，感染している場合はその治療の措置をとる。

がある。がんの家族歴はがん全体の5％ではあるが，がんになりやすい体質として，環境要因と合わせて考慮する必要がある。

　ウイルスが起因するがんは，B型肝炎ウイルス（HBV）とC型肝炎ウイルス（HCV）による肝臓がん，ヒトパピローマウイルス（HPV）による子宮頸がん，ヘリコバクター・ピロリ菌（Hp）による胃がんがその大半を占めている。日本では，胃がんや肝臓がんが多いことから，感染に起因するがんは20％であり，先進国の中では高い数値を示している。

　我が国では，日本人を対象にした研究により，がんの予防にとって重要な，「禁煙」「節酒」「食生活」「身体活動」「適正体重の維持」「感染」の6つの要因を取り上げて，「日本人のためのがん予防法」が公表されている（表5-2）。

（2）がんの予防

　がんを予防するには，私たちががんに関する正しい知識やがん予防のための方法を知り，自ら健康をコントロールするといったヘルスプロモーションの実践が必要である。

　予防医学では，「1次予防」，「2次予防」，「3次予防」といった疾病の予防対策がある。一般に「1次予防」は，健康維持・増進，疾病予防に努めることであり，「2次予防」は，病気の早期発見・早期治療，重症化の防止である。「3次予防」は，リハビリテーションによる心身の回復と病気の再発を防いで，社会復帰を目指す行為とされる。

がん予防の観点では，がんのリスクをできるだけ低く抑えることを目標とし，科学的根拠に基づいた正しい予防法を知ることから始まる。国によって環境や生活習慣が異なるだけでなく，がんの原因の割合にも違いがあるため，日本人の実情を加味した生活習慣の改善と，感染経路が明らかなウイルスの感染予防を行うことが，私たちが個人として最も優先すべきがん予防法であるとされている。

4. がん告知とインフォームド・コンセント

（1）がん告知

　告知の機会は一度限りではない。がん医療における告知には，病名告知をはじめ，がんの進行度，再発や転移などの病状告知，余命告知，選択できる治療法や治療効果，積極的治療から緩和医療への移行の選択などがあり，がん患者の病状経過にしたがって継続的に行われる。

　がんといった命を脅かすような悪い知らせは，「個人の未来像に有害かつ重大な影響をもたらす情報」（Baile et al., 2000）であり，昔は積極的に行われてこなかった。しかし，近年，日本のがん医療は，緩和ケアの概念が導入されたことにより，患者にとって悪い情報であっても，正しい情報を正しく伝えること，真実を伝えることの意義が改めて問われるようになった。病名や病状，余命などを伝えることは，患者の心を動揺させるかもしれないが，いくつかの利点もある。明智（2003）は，①患者が正しい医療情報を理解したうえで，治療法を選択し，納得したうえで医療を受けることができること，②真実を知ることにより，良好な患者と医療者間のコミュニケーションが築かれ，信頼関係が深まること，③未解決の問題を優先的に解決することが可能となり残された時間を有意義に過ごすことができる，などを挙げている。最近では，患者の権利意識の向上や自己決定権の尊重が進むなかで，がん告知率は昔と比べて上がっている。しかし，松島（2006）による調査では，全病期を含むがん患者本人への病名告知率は65.9％であり，余命告知率は30.1％であった。つまり，患者にとって厳しい医療情報の告知率は低い状況にあることが示されている。

　がんの告知においては，「患者に告知をするかしないか」あるいは，「何を伝

えるか」といった一方向的なものではなく，「患者は何を知りたがっているか」「何をどのように伝えるか」「伝えた後をどのように援助するか」といった伝え方の質と伝えた後のケアの質が重要視される（明智，2004）。

（2）インフォームド・コンセント

患者にとって最善の治療法と生き方を選択するためには，患者と医療者間で情報を共有し，コミュニケーションをとることが重要である。そのためには，告知を含めたインフォームド・コンセントが欠かせない。インフォームド・コンセント（informed consent；IC）とは，「説明と同意」と訳されることが多く，医師が説明する医療情報について患者家族が十分に納得したうえで，治療や検査について選択，同意，拒否することを言う。主に説明される医療情報とは，病名や病状，検査や治療の目的，その内容と起こりえる危険性，予測される副作用や合併症，後遺症，成功の確率，治療を受けない場合の予後などである。本来，インフォームド・コンセントは，自己決定を含めた患者の自律尊重が基盤とされ，患者の意思を尊重することが重要である。患者がどのように生きたいのか，どのような治療を受け，どのような療養を望むのかを選択し決定するためには，適切な情報を提供していく必要がある。特に，がん患者の場合はがんの進行に伴い治療選択が繰り返し行われるため，患者の意思決定のプロセスを継続的に共有していくことが必要である。各段階において患者が何を基準に，どのようなプロセスを経て意思決定したのかといった情報を把握したうえで，支援することが重要とされている。

（3）セカンドオピニオン

セカンドオピニオンとは，患者が納得のいく治療法を選択できるように，治療の進行状況，次の段階の治療選択などについて，現在治療を受けている担当医とは別に，違う医療機関の医師に「第二の意見」を求めることである（高山，2010）。

近年，がん医療を行っている病院では，「セカンドオピニオン外来」を設置しているところが増えてきている。医師の診断に疑問を感じたり，治療法に迷いが生じたりする場合には，別な視点から意見を聞くことで病気に対する理解が

深まり，改めて治療法を検討することができる。もし，担当医と同じ意見が得られた場合には，納得したうえで治療法を選択することにつながり，別な治療法を提案された場合には，選択の幅が広がることでより納得した治療に臨むといった利点がある。その反面，セカンドオピニオンによって，治療法の選択の幅が広がるほど，混乱や迷いを招くリスクもある。そのため，最初に求めた担当医の所見や意見を十分に理解したうえで，別の意見を求めることが重要であることを強調したい。

5. がんの治療法と緩和ケア

(1) がんの治療法

　がん治療の基本は，手術療法，化学療法（抗がん剤治療），放射線療法であるが，単独で行われることは少なく，これらを組み合わせて行う集学的治療が一般的である。がん治療は各疾患に応じて治療ガイドラインが示され，がんの種類や進行の程度にふさわしい標準治療が提示されている。標準治療は，科学的根拠に基づいた現在利用できる最良の治療として推奨されている。

　近年は，形態や機能の温存を図り身体への負担が少ない縮小手術の進歩や分子標的薬といった化学療法の発展，粒子線治療などの革新的な放射線療法の出現により，がん治療は新たな展開を迎え，がん患者の生命予後と QOL（quality of life；生命の質，または生活の質）は確実に改善してきている。このように，がん医療の技術は日進月歩ではあるが，いまだ完全ということはなく，どの治療法においても，副作用や合併症，後遺症を避けることはできない。例えば，胃がんや大腸がんなどの消化器系のがんは，治療に伴い食事や排泄方法の変更を余儀なくされる。また，喉頭がんにおいて，声帯の喪失に伴うコミュニケーションの障害が生じる。乳がんや子宮がんなどの女性特有がんでは，乳房喪失や妊娠や出産といった生殖機能の障害あるいは喪失に伴い女性性の問題も生じてくる。このように，がんの部位や進行度によっても治療法は異なるため，個人によってがん治療後の生活や QOL に及ぼす影響は一様ではない。そのため，適切な治療管理とともに，早期から患者の苦痛を緩和するためのケアが重要になる。

(2) 早期から始める緩和ケア

　従来の緩和ケアは，がん治療によって効果が望めない患者や終末期の患者に対して提供されるケアであると考えられてきた。しかし，2002年に WHO（世界保健機関）は，新たに緩和ケアの基本的な考え方を示した（図5-2）。WHO（2002）の定義は，「緩和ケアとは，生命を脅かす疾患による問題に直面している患者とその家族に対して，痛みやその他の身体的問題，心理社会的問題，スピリチュアル（霊的）な問題を早期に発見し，的確なアセスメントと対処（治療・処置）を行うことによって苦しみを予防し，和らげることで，QOL を改善するアプローチである」とした。つまり，緩和ケアは，がんの診断時から治療と並行して行い，がんのすべての経過においてつねに苦痛の緩和を目指すことを強調している。

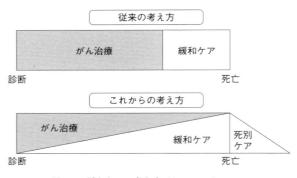

図5-2　緩和ケアの考え方（宮下，2014）

6. がん患者の特徴

(1) がんサバイバーとがんサバイバーシップとは

　一般に，「がんサバイバー」は，がんを克服した患者のことを指すイメージが強い。しかし，最近のがん医療のなかでは，がんと診断されたすべての患者をがんサバイバーとして認知されるようになってきた。がんサバイバーという言葉は，1980年代に米国のがん患者団体による国立がんサバイバーシップ連合

(National Coalition for Cancer Survivorship：NCCN）によって使われたのが始まりである。NCCNによれば，がんと診断されたその瞬間に人はがんサバイバーとなり，一生サバイバーであり続けるとした。また，サバイバーががんと診断された時から人生の最後まで，がんを乗り越え，あるいは向き合いながら生きていくことを，「がんサバイバーシップ」と定義している。がんサバイバーシップの過程においては，がん患者だけでなく，その家族や支援者も一緒にがんと共に歩むことであり，患者の苦悩の体験と「共にいる」といった究極のケアがそこに存在する。

（2）がんの臨床経過とその特徴

人はがんに罹患すると，図5-3のような軌跡をたどり，様々な課題に直面する。がん患者が経験する心の反応は，がんの種類やその治療法によって影響を受け（内富，2010），時期や段階において特徴があると言われる（岡村，2010）。

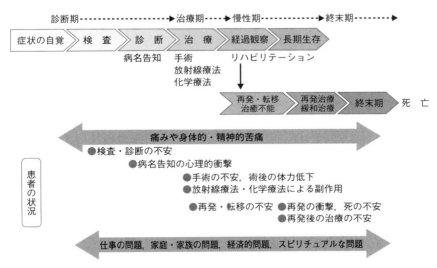

図 5-3　がんの臨床経過（宮下，2014）

1）がんの疑いの時期

　がんを疑う症状を自覚した時や，健康診断でがんが疑われた時，そして，精密検査の結果を待つ間など，がんが確定していない時期は，「もしも，がんだったらどうしよう」という不安と，「がんであるはずがない」という否認する気持ちの間を揺れ動き，複雑な思いを抱えながら過ごす場合が多い。人によっては，自覚する症状から病気の情報を集め，その情報に落ち込んだり，勇気づけられたりと溢れる情報に翻弄されることもある。また，この時期は，どこの病院で検査を受けるか，もしもがんだったら，どこで治療を受けるかなど，不確実な状況に対する心配から，冷静に正しい情報を入手したり，選択したりすることができなくなる場合もある。特にこの時期は，人や情報から影響を受けやすい時期であると言えよう。

2）診断期

　がんの診断を受けた時点から，突如，健康であった自分からがん患者としてのアイデンティティを背負うことへの戸惑いは，病気への適応危機を生じさせる。患者は，ショックと否認の気持ちを払拭できない状況で，治療法を選択し決定していかなければならない。

　このように，がんの告知は，患者の心に与える影響は大きい。マシーとホランド（Massie & Holland, 1990 河野ら訳 1993）は，がん患者の告知後の心理反応を３つの相に分けて説明している（表5-3）。第１相は，告知を受けて１週間以内に起こる初期反応で，ショック，疑惑，否認，絶望などが中心になる。そ

表 5-3　がん患者の告知後の正常な反応（Massie & Holland, 1990 河野ら訳 1993 を参考に一部改変）

第１相：初期反応の時期（１週間以内）	ショック「頭が真っ白になった」 否認「がんになるはずがない」 絶望「治療してもむだだ」
第２相：不安と抑うつの時期（１〜２週間）	不安・抑うつ気分 食欲不振・不眠 集中力の低下・日常生活への支障
第３相：適応の時期（２週間〜）	新しい情報への適応 現実問題との直面 楽観的見方ができるようになる 活動の再開・開始

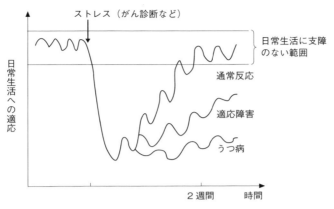

図 5-4　ストレスに対する心理反応（松島，2010）

の後の第 2 相では，不安や抑うつ気分，集中力低下，日常生活の支障，食欲不振，不眠が見られ，このような状態は通常 1 〜 2 週間程度続くとされる。しかし，2 週間が経過すると，精神的にも落ち着きを取り戻し，現実的に受け止めて新しい出来事に対して行動できるようになる。これが第 3 相の適応の時期である。このような心の反応は，誰もが同じように体験し，正常の反応であることを伝えることで，患者は安心する。

しかし，一定期間経過しても精神的に不安定な状態が続き，生活に支障が出ている場合は，「適応障害」や「うつ病」の可能性を考慮し早急に対応する必要がある（図 5-4）。

3）初期治療の時期

手術治療に伴い身体の形態（外見）の変化や機能障害，喪失を余儀なくされ，これまで生きてきた自分の価値観の転換が求められる。また，抗がん剤治療や放射線治療の影響により，副作用症状が顕著に現れ心身を持ちこたえる闘病の時期でもある。治療期においては，入院や通院の場合があるが，医療者の支援や教育を受けやすい環境に加え，同じ病気を体験している患者との交流の機会もあり，体験に基づく具体的な情報や励ましは大きな支えと力になる。

4）経過観察の時期

初期治療が終了し，少しずつ身体の回復を実感しながら，再発やこれからの

生活に対する不安を抱えて，再び自分自身の生活へ戻ることになる。治療後の安堵感を得られる一方，改めて自分の身に降りかかった現実を考えたり，ボディイメージの変化や今までの自分と違う心身の感覚を抱いたりすることも多い時期である（辻川，2013）。退院後は，定期的に外来受診を行っていくことになるが，身体の不調を自覚した時や定期検査を受けるたびに再発や転移の不安と恐怖がつきまとう。次第に，受診間隔や検査の間隔が長くなると，医療者と接触する頻度や時間が減少することで，不安を感じる人もいる。自分なりの日常生活を取り戻す過程で生じる身体と心の問題に悩みを抱えることも多く，同じ病気を体験した人の話を聞きたいという思いから，患者会を訪ねる人もいる。

職業を持っている人は，職場復帰の時期でもあり，職場生活への不安や，仕事量の調整に悩む場合もある。一方，がんを公表したことにより，今までの職を失う場合もあり，未だがん患者の就労を含めた社会的支援は十分であるとは言えない。

5）長期生存の時期

心身ともに変化がなく安定してくる時期であり，治療や検査もなくなり，病院との関わりそのものが疎遠になる。多くが医療者からのサポートを要しない状況であり，がんを患ったことを忘れたかのように思える人もいる。しかし，社会生活を送るなかでは，がん患者という病者の自分とそうでない相手との心理的距離間に孤独を感じたり，他者からのまなざしの変化と，変わってしまった自分の身体に対する自分自身のまなざしの変化に，苦しんだりすることもある。時の経過のなかで，少しずつがんと共存する生活スタイルを見つけて，再適応していくことになる。

また，長期生存の時期においては，初回治療による晩期合併症や二次がん，性機能障害，新たながんの発症が懸念される時期でもある。

6）再発・転移の時期

再発と転移は，最初の治療を経てすぐに見つかることもあれば，数年後や十数年後の場合もある。「再発」とは，治療により消滅したがんが再び現れたり，縮小したがんが再び大きくなったり，別の場所で同じがんが見つかることである。「転移」とは，がん細胞が最初に発生した場所から，血液やリンパ液の流れにのって別の臓器に広がることを言う。再発と転移は，がんの告知よりもショ

ックが大きく，抑うつや不安が強くなることが多い。これまで，治ることを目標に辛い治療を乗り越えてきた患者にとって，治療の効果がなかったという失望感は，生きる希望をも失わせる場合がある。再発と転移の宣告はより死を身近に感じてしまうことから，さらに不安や恐怖が強くなるため，不眠や苛立ちなどの精神状態の変化に注意が必要である。この時期は，悪い知らせが繰り返され，再発と転移に対する治療法の選択も求められることで，常にストレスを感じている。

再発や転移に対する治療は，症状緩和や延命効果を期待して行われることが多い。特に，病状が進行している場合は，治療の過程で病状の悪化や副作用の出現により，治療を中断することもある。そのため，治療継続を支えにしている患者にとっては，生きる希望を見失ってしまうこともある。

7）終末期

終末期は，がん病変に対する積極的な治療法が無効となり，長期間の延命も望めない時期である。終末期の患者は，日増しに身体的な苦痛が強くなり，機能も徐々に低下することによって喪失体験が増えてくる。このような状態の変化から，自分の死が近いことを現実的に理解することが多い。

病状が進行してくると，様々な症状が出現し，日常生活に支障をきたすようになる。日常生活動作の障害の出現からの生存期間を見てみると，死亡前の2週間は全体の70〜80%の患者は自力移動が可能であり，多くが食事や水分摂取ができる。これらの日常生活動作は，死亡前10日以内になると，急速に意識の低下が見られたり，動けなくなったりすることが多くなる。しかし，亡くなる直前まで会話や応答ができることも多い（図5-5）。精神症状においては，日々の身体症状の変化により左右され，自分の思い通りに身体が動かせない現実に苛立ったり，無気力な状態になったりすることがある。

終末期においては，患者のQOLを第一に考えた，症状コントロールのための治療や緩和ケアが主となる。精神的な苦痛やスピリチュアルペイン（霊的な苦痛）の緩和のため，精神科医や臨床心理士などの介入を必要とすることがある。この時期は，その人らしい生き方を支えるために，患者の希望や目標を知ることからはじまり，今と最後の時をどのように過ごしたいかを考えておく必要がある。実現可能な範囲で，患者の目標や希望を達成できるように関わり，

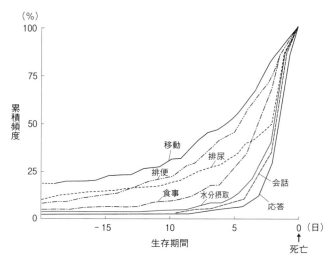

図 5-5　日常生活動作の障害の出現からの生存期間（206 例）（恒藤，2005）

自己コントロール感を獲得できるように支援していくことが大切である。

がんの臨床経過においては，がんと疑われた時期や診断期，経過観察の時期や長期生存の時期，再発や転移の時期にある患者への緩和ケアシステムが整備されていないことが課題として指摘されている。院内支援のみならず，地域に開かれたシームレスな緩和ケアが急がれる。

7. がん患者の包括的アセスメントと支援の在り方

(1) 全人的苦痛（total pain）を理解する

どのようながんの状態であったとしても，患者にとって最良のQOL（quality of life；生命の質，または生活の質）を可能な限り維持することは重要である。がん患者のQOLを支えるためには，目の前の患者が今，どのような状況であるか，どのような支援を必要としているかを把握することが必要である。

がん患者の苦痛を包括的な視点でとらえるためには，身体的・精神的・社会的・霊的側面における全人的苦痛（total pain）の理解が重要であると言われている（図5-6）。単に，がん患者の症状だけを見るのではなく，その症状に隠さ

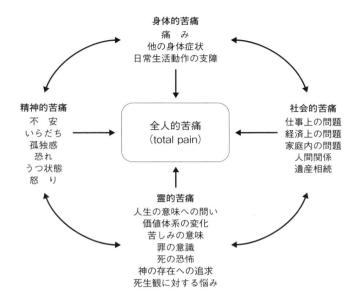

図 5-6　全人的苦痛の理解（恒藤，2005）

れている背景を探ることにより，4つの側面が複雑に関連し合って表現されているのが見えてくる。

　①身体的苦痛：痛み，倦怠感，食欲不振，他の身体症状や日常生活動作の支障。例えば，乳がんの進行期で骨に転移があり痛みが強くて動けない。

　②精神的苦痛：不安，苛立ち，恐怖，孤独感，うつ状態。例えば，思うように動けない状況にイライラする。

　③社会的苦痛：経済的な問題，仕事上の問題，家庭内の問題，人間関係，遺産相続。例えば，仕事を長く休むことで，家計を支えられない。

　④霊的苦痛：人生の意味への問い，価値体系の変化，苦しみの意味，罪の意識など。例えば，私が生きる意味や価値はどこにあるのか。

　以上のように，多面的にがん患者を理解するためには，まず，患者との関わりを通じて本音を聞けるような関係性を築くことが必要である。そして，包括的なアセスメントをするうえでは，4側面を正確に評価し解決できる問題を見落とさないことである。

全人的な苦痛の緩和と QOL の改善に向けては，専門的な観点で検討し患者の病状に応じて，緩和ケアの比重を変化させながら，適時に適切な介入をしていかなければならない。そのため，1つの職種にできることには限界があり，それぞれの専門性を最大限に発揮したチームアプローチが求められる。

(2) 意思決定を支える

　意思決定とは，一定の目的を達成するために，複数の選択肢のなかから1つの選択をすることによって，行動方針を決定づけることである。がん患者が直面することが多い意思決定場面を表 5-4 に示す。それぞれの場面において，患者から意思決定につながる反応が見られるため，意思決定支援を必要としている患者からのサインを見落とさないようにしなければならない。がん患者はがんの進行に伴い治療選択を繰り返し行い，長い時間軸で体験に基づいた意思決定を積み重ねていくことになる。そのため，意思決定のプロセスを共有しながら継続的な支援が必要になる。

(3) こころを支える

　がん患者とその家族の心の負担に対する重要な介入方法の1つに，支持的精神療法がある。支持的精神療法とは，病気の経過すべてにわたって，間欠的に，または継続的に用いられる治療的介入の1つであり，主に，精神科医，診療内科医，臨床心理士といった精神保健の専門家が，患者との相互交流を通じて精神的心理的問題に対する支援を行う。特に支持的精神療法は，がん患者が抱えている様々な心理的社会的問題に広く適応が可能とされる。一般的には，抑うつや不安，不眠などの精神症状の緩和の目的に使われることが多いが，がん告知などの精神的な動揺をもたらす状況にある患者に対しても介入されることがある。病的な状態でなくても，早期に精神療法などのケアを受けることにより，より早く気持ちを安定化させたり，問題の遷延化や重症化を防いだりするのに役立つ。

　支持的精神療法は，患者自身の考え方や行動の変化を求めたりはせず，「傾聴」「受容」「共感」「適応的行動化の強化」などの技法を用いながら，患者の情緒的な発散を促して，こころの負担の軽減を図っていく。つまり，患者との相

7. がん患者の包括的アセスメントと支援の在り方　**89**

表 5-4　がん患者が直面することの多い意思決定場面とその特徴（川﨑，2015）

意思決定場面	具体的状況	患者の反応
治療内容を決める時	・治療に伴う侵襲が大きいと予測される場合に治療を受けるか否か ・術後補助療法を受けるか否か ・使用する薬剤の選択 ・化学療法 or 放射線療法の選択 ・早期乳がんの場合には，術前・術後補助療法（化学療法，放射線療法，内分泌療法）を受けるか否か ・早期前立腺がんの場合には，特異抗体スクリーニングの結果に応じて手術療法 or ホルモン療法のどちらを選択するか	・治療を受けるのが怖い ・複数の治療方法について説明を受けたが，治療内容の違いがよくわからない ・治療内容について，医師へどのように尋ねたらよいかわからない ・（治療開始までの期間）選択した方法でよかったのか，不安でしかたない ・（治療開始前）子どもにどのように伝えたらよいか迷っている
治療の中断もしくは中止を決断する時	・治療に伴う有害事象が悪化した時に，治療を継続するか否か ・症状緩和のために使用している薬剤の副作用が出現した時に，内服を継続するか否か ・再発時に，セカンドライン（再発時の治療）・サードライン（セカンドラインの治療で効果がない場合に薬剤を変更して行う治療）の治療を受けるか否か	・次の治療を勧められ戸惑っている ・病状悪化を予測し途方にくれる ・今後の病状に漠然とした不安がある ・治療に終わりがなく，普通の生活に戻れないような気がしてつらい ・病気の転帰について知りたい ・家族が勧める代替補完医療に切り替えたほうがよいのか迷っている
療養する場所を決める時	・治療を受ける医療機関の選択，転院先の選択など ・終末期ケアを受ける場所として，地域の医療機関 or 緩和ケア病棟 or 在宅療養のいずれを選択するか ・患者の希望と家族の希望が不一致	・治療中止・病状悪化時の療養方法の選択肢を知りたい ・自宅での日常生活の過ごし方（留意点）がわからない ・病状が悪化する時期を予測し，人生の整理や最期を迎える準備をしたい ・どのような医療機関や社会資源があるのかわからない
遺伝子検査を受けるか否かを決める時	・家族性腫瘍の遺伝的リスクが高いと予測される場合，発症前診断，保因者診断を受けるか否か	・子どもには，いつ，どのように伝えたらよいのかわからない ・遺伝子検査を受けなかった場合のことを考えていない

互関係のなかで，患者がつらい感情に対処したり，もともと持っている力を強化したり，また，病気に対する適応的コーピングを促進したりすることを手助けしようと努めることである。

(4) ピアサポートの力（がん患者同士の支え合い）

　同じがんを体験した人から，情報を得たり，励ましを受けたり，あるいは相談にのってもらえたりすることは，不安を抱えるがん患者にとって大きな意味がある。

　ピアサポートやセルフヘルプグループという名称が，一般的に認知されるようになったのは，ごく最近である。日本においては，がんに限ったことではないが，「患者会」の存在が大きいであろう。ピアサポート（peer support）は，peer の「仲間」，support の「支える」の由来から「体験を共有し，共に考える」あるいは，「同じ立場の者どうしの支援」活動を指す。また，セルフヘルプグループは，当事者が主体となって活動するグループ形態を示す。いずれも体験者同士の支え合いは，多くの研究成果により，がん患者の心理的苦痛の軽減やQOL向上に有用であることが知られている。

　ピアサポートの特徴は，「体験に基づく共感」，「体験的知識」，「支援し合う関係」，「ロールモデル」が挙げられる（大島・木村，2014）。

1) 体験に基づく共感

　がんという病いをお互いに体験しているからこそ分かり合える感覚であり，自分と似た体験をしている人との出会いや，自分について語り，他の人の体験に耳を傾けるなかで，深い共感が生まれるというものである。

2) 体験的知識

　ある体験をした人はその体験を通じて得た情報やものの見方，感じ方，ある問題に対する対処方法などを知恵や知識として蓄えられていく。体験的知識は，それぞれが日常生活で試行錯誤しながら身につけたものである。

3) 支援し合う関係

　「支援する人」と「支援される人」という関係性ではなく，対等な立場で相互に支え合う関係である。つまり，自分が援助的な役割を担うことによって，新しい経験を獲得し，当事者自身を成長させる。そこには，「援助する人が最も援助（利益）を受ける」といった「ヘルパー・ヘルピーの原則」（Riessman, 1965）も存在している。

4) ロールモデル

　同じ体験をした人の言動を見て手本にしたり，逆に自分が他の人の手本にな

ったりすることである。手本になる言動には，病いとの付き合い方や医療者との関わり方，後遺症への対策や生活上の知恵，その人の生き方そのものなどである。

引用文献

明智龍男（2003）．がんとこころのケア　日本放送出版協会

明智龍男（2004）．重症患者の生の終わりについて話し合いを始める　池永昌之・木澤義之（編）　ギア・チェンジ─緩和医療を学ぶ二十一会（pp. 5-6）　医学書院

Baile, W. F., Buckman, R., Lenzi, R., Glober, G., Beale, E. A., & Kudelka, A. P.（2000）. SPIKES—A six-step protocol for delivering bad news: Application to the patient with cancer. *The Oncologist, 5*（4）, 302-311.

川崎優子（2015）．がん患者の意思決定の実際　厚生労働省委託 がん医療に携わる看護研修事業　看護師に対する緩和ケア教育テキスト（p. 32）　公益社団法人日本看護協会

国立がん研究センターがん情報サービス Retrieved from http://ganjoho.jp/public/index.html

Massie, M. J., & Holland, J. C.（1990）. Overview of normal reactions and prevalence of psychiatric disorders. In J. C. Holland, & J. H. Rowland（Eds.）, *Handbook of psychooncology*（pp. 273-282）. New York: Oxford University Press.（ホーランド，J. C., & ローランド，J. H.　河野博臣・濃沼信夫・神代尚芳（監訳）（1993）. サイコオンコロジー②（pp. 3-11）　メディサイエンス社）

松島英介（2006）．サイコオンコロジー─告知に伴う問題─　臨床精神医学, *35*, 565-567.

松島英介（編）（2010）．がん患者のこころ　ぎょうせい

岡村　仁（2010）．がんの治療の流れと心のケア　小川朝生・内富庸介（編）　これだけは知っておきたいがん医療における心のケア（pp. 3-7）　創造出版

大島寿美子・木村恵美子（2014）．がんサロン　ピア・サポート　実践ガイド─広げようピア・サポートの輪　みんなのことば舎

Riessman, F.（1965）. The "helper" therapy principle. *Social Work, 10*, 27-32.

高山智子（2003）．がんとこころのケア　日本放送出版協会

辻川真弓（2014）．がん看護学の概念　大西和子・飯野京子（編）　がん看護学（p. 9）　ヌーヴェルヒロカワ

恒藤　暁（2005）．最新緩和医療学　最新医学社

内富庸介（2010）．がん診断，再発，終末期の心の反応を理解する　内富庸介・藤森麻衣子（編）　がん医療におけるコミュニケーション・スキル─悪い知らせをどう伝えるか（pp. 34-43）　医学書院

宮下光令（編）（2014）．ナーシング・グラフィカ　成人看護学①緩和ケア　MC メディカ出版

第6章

喫煙者への健康心理学的援助の実際

山野洋一・高橋裕子・山田冨美雄

1. はじめに

　運動やダイエット，食事，睡眠をはじめ，新たな健康的な習慣を身につけようと思ったものの長く続かないという体験は誰もが1度は経験したことがあるだろう。新しい習慣を身につけることや，これまでの習慣を変えることは容易ではない。特に，依存性のある物質が含まれた酒やタバコは本人の意思の強さだけでやめることは容易ではない。この章では喫煙に関する健康心理学的な支援法や治療機関について紹介する。

(1) 喫煙に対する社会環境の変化

　喫煙は本人の健康だけではなく受動喫煙という形で周囲の人々にも影響する。タバコには4,000種類以上の化学物質と200種類以上の有害物質，および50種類以上の発がん性物質が含まれ，多くが副流煙に含まれる傾向にあるとされている（内藤・中山，2007）。このような医学的知識の社会的普及により公共の場では喫煙者をみかけることは少なくなった。その他，喫煙は全身のガンのリスクを高めるという知識だけではなく，COPD（慢性閉塞性肺疾患）に対する知識も普及した。一方，医療保険制度で変化が起きた。2006年にはニコチンパッチが，2008年にはチャンピックス（バレニクリン）が保険適用となった。ニコチンパッチは喫煙によらず皮膚からニコチンを吸収し，枯渇感を充足させるものでニコチン代替療法とも呼ばれる。チャンピックスは禁煙による渇望感を抑え，喫煙による満足感も得られにくくする飲み薬である。保険診療で治療できるということやタバコ増税などの様々な要因から，この10年間，日本の喫煙率は減少傾向にあり，禁煙希望者は増加している。2006年は1,000件であった禁煙外来の数は現在，16,000件以上に増加したことからも禁煙治療の社会的ニー

ズが高まっていることがうかがえる（日本禁煙学会, 2016）。

(2) 喫煙者の心理

　禁煙治療が保険診療になり，治療を受けることが容易になったからといっ
て，誰もが禁煙を希望するわけでない。また禁煙外来に行ったからといっ
て，すべての喫煙者が禁煙に成功するとは限らない。さらに禁煙に成功した
喫煙者が生涯にわたって禁煙を継続できるとも限らない。喫煙者が禁煙とい
う新たな行動を獲得するまでの心理的変化としてプロチャスカらが提唱した
Transtheoretical Model（TTM 理論）がある（Velicer et al., 1998）。TTM 理論
は行動変容ステージ，意思決定バランス，自己効力感と誘惑，および行動変容
プロセスの 4 要因から構成されている。

1）行動変容ステージ

　喫煙者が禁煙するまでには，前熟考期，熟考期，準備期，実行期，維持期と
いった 5 つの行動変容ステージを経過する。前熟考期は全く禁煙する意思がな
い，もしくは喫煙による心身の害に気づいていないような対象者である。熟考
期では喫煙による損失を感じているものの，直ちに禁煙を開始しようとは考え
ていない対象者である。準備期の対象者は近々に禁煙する意思があり，禁煙に
向けての何かしらの準備を行っている。例えば部屋にある灰皿やライターを片
づけたり，周囲に禁煙を宣言したりなどの具体的な行動である。実行期と維持
期は実際に禁煙を始め，半年が経過しているかどうかでステージが分類される。

　①前熟考期（禁煙を全く考えていない，もしくは喫煙・禁煙に関する情報を
しらない。）

　②熟考期（6 ヶ月以内に禁煙をする意思はあるが直ちに禁煙をする気はない）

　③準備期（30 日以内に禁煙をする意思がある）

　④実行期（禁煙をして 6 ヶ月未満である）

　⑤維持期（禁煙をして 6 ヶ月以上経過している）

　喫煙者はこれらのステージを進行して，時には逆戻りをしながら最終的に禁
煙に至る。

2）意思決定バランス

　前熟考期の喫煙者は喫煙による損失（cons）を低く見積もり，恩恵（pros）を高く見積もっている。例えばベリサーら（Velicer et al., 1985）は喫煙することのデメリットとして，自分の喫煙が他人に影響することや喫煙することで周囲からバカにされることなどを挙げている。逆にメリットとしては，喫煙は楽しい，仕事をはかどらせるなどを挙げている。さらに，喫煙することの意思決定のバランスを測定する尺度を標準化している。また，この意思決定バランスは熟考期から準備期にかけて喫煙による恩恵と損失が逆転するとされている。準備期の喫煙者であれば喫煙による恩恵よりも損失が上回ることになる。

3）自己効力感と誘惑

　禁煙における自己効力感としては禁煙を開始した場合に禁煙を継続させる自信と再喫煙するような誘惑に抵抗する自信等が挙げられる。例えばスペックら（Spek et al., 2013）は気分が落ち込んだ時やイライラした時などの感情的に喫煙してしまいそうな状況や，好きな銘柄を人から勧められる，タバコを吸いながら楽しそうに会話がされている時などの社会的に喫煙してしまいそうな状況の誘惑に対して喫煙せずにいられるかどうかといった禁煙に関しての自己効力感の強さを測定する尺度を開発している。意思決定のバランスが変化し，準備期に入った者は，喫煙しそうな誘惑を退けるような成功体験を経験することで自己効力感が高まり，禁煙ステージはさらに進行する。

4）行動変容プロセス

　行動変容プロセスには以下の5つの考えや感情に働きかける経験的プロセス（①〜⑤）と行動に働きかける5つの行動的プロセス（⑥〜⑩）がある。経験的プロセスは特に前熟考期や熟考期といった禁煙ステージの前期と関係している。経験的プロセスは，禁煙ステージ前期の一般的な認知的変化を説明しており，禁煙に対して関心が薄いステージ初期の喫煙者は，周囲が禁煙を始めた，このまま喫煙を続けると病気になるのではないかというネガティブな感情を経験することで禁煙に興味を持ったり，禁煙を開始するなどステージの進行が見られる。また，準備期から維持期の禁煙ステージ後期では行動的プロセスが関係してくる。行動的プロセスは，禁煙ステージ後期の一般的な行動的変化を説明しており，準備期以降の喫煙者は実際に禁煙を実行するため，喫煙に代わる

ような代替行動や，例えば喫煙者に近づかないなどの刺激コントロールを習得することでステージが移行する。

①意識の高揚（禁煙に関する意識を高めたり，情報を集める：禁煙に成功した人の話を聞くなど）

②ドラマティックリリーフ（禁煙しないことに関係する激しい感情的経験：このまま喫煙を続けた場合に病気になるかもしれないといった不安などの感情を経験するなど）

③自己再評価（禁煙に対してその人が見積もる意義や価値の再評価：禁煙できた場合のプラスのイメージを考えるなど）

④環境的再評価（禁煙しないことに対する周囲や環境への影響を考える：禁煙しないことで家族や身近な人への影響を考えるなど）

⑤社会的解放（禁煙の促進が社会的に進んでいるか気づいたりすること：喫煙できる場所の減少など社会的変化に気づくなど）

⑥反対条件づけ（喫煙したくなった時の代替行動：飴や禁煙グッズで口寂しさを紛らわすなど）

⑦援助関係（禁煙中に気遣ってくれる対人的資源を利用する：身近に禁煙をした人に助言を受けたり，友達や家族のサポートを得るなど）

⑧強化マネジメント（禁煙することの内発的，外発的報酬：周囲に褒められたり，喫煙に使っていた金銭を貯金して好きな活動に使うなど）

⑨自己解放（禁煙することを周囲に開示する：禁煙することを周囲に宣言したり，宣誓書を書くなど）

⑩刺激コントロール（喫煙のきっかけとなる刺激を避ける：禁煙に慣れるまでは喫煙者との付き合いを避けるなど）

行動変容プロセスは独立して行動変容ステージに影響しているわけではなく意思決定バランスや自己効力感と誘惑と相互に作用してステージが進行していく。例えば，経験的プロセスである周囲に喫煙所が減ったと感じたり，肩身の狭い思いを経験した喫煙者は，喫煙に対する損失が高まり，意思決定のバランスが変化する。この意思決定バランスの変化は禁煙のステージを進行させる。また，実際に禁煙を開始した場合に行動的プロセスである代替行動の習得や家族や周囲からの賞賛は禁煙に対する自己効力感を高め，禁煙ステージを移行さ

せることとなる。

　実際に禁煙に到達した一例を挙げると，以下のようなプロセスをたどる。決して禁煙をする気のない頑固な前熟考期の喫煙者に子どもが産まれたとする。これを契機に子どもへの受動喫煙の影響といった行動変容プロセスにおける環境的再評価をせざるを得なくなった。また，子育てに費用が掛かること，タバコ代が値上げされたことなど経済的な損失も大きくなり，意思決定のバランスで言う喫煙することの恩恵よりも経済的な損失が大きくなった。その結果，一気に準備期に移行し，さらに周囲の後押しもあり実行期に移行した。しかし，そうは言っても気分が落ち着かない時や友人から宴席でタバコを勧められると吸いたくなるものである。そんな時は，治療者から得た「氷をほおばればよい」，「深呼吸や体を動かせばよい」といった代替行動に関する情報を実践した。さらにこの情報はメールで毎日送信されていた。実際に吸いたい気分になった時に代替行動を行い何とか喫煙せずにやり過ごしたという成功体験を繰り返すことで自信がつき誘惑もさほど気にならなくなり，禁煙を継続することができた。

　しかし，誰もが都合よく禁煙の契機となるようなライフイベントを経験するわけではない。以降は実践例や禁煙外来での治療を説明しながら健康心理学的な支援法について紹介する。

2. 禁煙ステージ前期者に対する健康心理学的な支援

　前述のように禁煙治療が受けやすい社会環境になり，喫煙に対する医学的な知識が社会に普及したからといって，すべての喫煙者が禁煙に関心を示すわけではない。実際に禁煙をはじめた実行期以降のステージに関しては禁煙を継続させるためのスキル訓練が必要となるが，それ以前のステージの喫煙者には行動変容プロセスにもあるように禁煙することの意義や価値，メリット感を高めたり，禁煙に対する意識を高めたり，自身とを関連づけたりする必要がある。また，現在は治療法が確立されており，禁煙することがさほど難しくないといった情報提供を行うことも重要である。ここでは，前熟考期などの禁煙ステージの前期者に対する健康心理学的支援法として A 大学健康支援センターの取り組みを通して紹介する。

(1) 喫煙の身体への影響に対する視覚化による動機づけ

表 6-1 は A 大学の健康診断時に健康支援センターが主体となって実施している喫煙に関するアンケートの結果の一部である。このアンケートは，喫煙者と非喫煙者とでは喫煙に関する害についての知識や回答のパターンが異なるかを調べたものである。受診者はこれらの項目に正解か不正解かの 2 択で回答をするが，すべての質問項目が正しい情報で構成されている。分析の結果，喫煙者と非喫煙者の正答率に有意差は認められなかった。つまり喫煙者は無知であるために喫煙を続けているわけではないと考えられる。最近の大学生は，小学校の頃からすでに喫煙に対する防煙教育を受けており，喫煙によって，ガンや COPD に罹患する可能性が高まるなどの様々な健康被害が出ることを理解している。しかし，若年喫煙者にとって喫煙によって何らかの病気に罹患するということは遠い将来のことであって身近なものとして感じることはできない。また，若年喫煙者は喫煙による症状もなければ，禁煙することの恩恵も感じにくいかもしれない。大学生に限らず，前熟考期の喫煙者は往々にして禁煙を拒むため，単純に喫煙の害について説明することだけでは，禁煙の行動変容ステージを進行させることは難しい。前熟考期にある者と比較して，喫煙による何らかの症状や支障，関連疾患に罹患することを身近に感じている者は喫煙・

表 6-1　非喫煙者と喫煙者別の項目に正答と答えた割合

項目	非喫煙者 度数	非喫煙者 %	喫煙者 度数	喫煙者 %	合計
1. 喫煙は肺がんだけでなく全身のがんを増加させる。	629	85.5	36	87.8	665
2. 喫煙は動脈硬化を引き起こす。	693	93.6	37	90.2	730
3. 喫煙者は非喫煙者に比べて歯周病が多い。	683	92.3	35	85.4	718
4. 喫煙者の肺がん死亡率は非喫煙者よりも高くなる。	678	91.7	38	92.7	716
5. 喫煙者はハリのない肌，小じわなどの症状として現れる。	671	90.8	37	94.9	708
6. 妊娠中のタバコの煙は胎児や乳幼児に重大な影響を与える。	717	97.4	39	95.1	756
7. 喫煙者は糖尿病が悪化しやすい。	570	77.0	34	81.0	604
8. 諸外国に比べ日本医師の喫煙率は高い。	526	71.4	32	76.2	558
9. 医療事故と喫煙は関係している。	469	64.2	30	71.4	499
10. 喫煙はうつ病の症状に影響する。	502	68.8	25	61.0	527

禁煙に対する何らかの情報を集めたり，どこかで禁煙を意識して生活している。後に紹介するが筆者らが関わっている禁煙外来の受診者の多くは喫煙による何らかの症状や支障を感じて受診に至っているが，家族に無理やり連れてこられたケースなどでは途中で治療に来なくなる場合がある。

　喫煙・禁煙に自身を関連づけたり，支障が出ている場合は支援を行いやすい。しかし，特に若年層に多いが，自身に喫煙・禁煙と関連がないと考える喫煙者の意思決定のバランスやステージを変化させることは難しい。そこで病院などの医療現場や大学等の教育現場では前熟考期，熟考期の喫煙者に少しでも喫煙に対する身体への影響に関心を持たせるために健康診断時や，年に1回ある禁煙週間，禁煙デー，学園祭などのイベントに合わせて呼気中一酸化炭素濃度を無料で測定するというキャンペーンを実施している。図6-1は実際にA大学健康支援センターのキャンペーンで健康診断受診者の呼気中一酸化炭素濃度を測定している様子である。呼気中一酸化炭素濃度は禁煙外来でも喫煙者かどうか，禁煙ができているかどうかを調べるために用いられる指標である。機器に関しては様々な種類が販売されているが，多くの機器が20秒程度で呼気中の一酸化炭素の濃度を測定することができる。測定方法が簡便であること，即時にフィードバックできる利点がある。呼気中一酸化炭素濃度はppmという単位で示されるが非喫煙者であれば0〜3ppm程度で，それ以上の数値が出るということは稀である。しかし，喫煙者では高い濃度が検出される。実際に2014

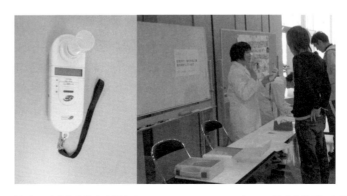

図6-1　呼気中一酸化炭素濃度を測定するマイクロCOモニタ（セティ株式会社製）と測定風景

年健康診断時キャンペーンで測定した呼気中一酸化炭素濃度の平均値と標準偏差値は非喫煙者で 1.26 ± 1.62 ppm（23 名），喫煙者で 8.83 ± 5.42 ppm（18 名）であった。普段は禁煙に関心がなく，喫煙による心身への症状がない喫煙者も簡便に測定でき，数値として明確に見えることから測定していく者は多い。また，非喫煙者が $0 \sim 3$ ppm なのに対して自分たちの呼気中一酸化炭素濃度は高値であることを目の当たりにして症状の自覚がない喫煙者でも身体へ影響があることを知れるため，機器による測定は自分と喫煙・禁煙を関連づけることができる契機としての機能を果たしている。測定ブースには禁煙グッズやニコチンパッチ，チャンピックスの見本も展示している。多くは喫煙の害に関する知識は持っているが禁煙外来や治療法に関しては知らない。また，大学生の場合であればタバコ代などの経済的損失に関心を示す場合が多い。このように前熟考期，熟考期の喫煙者に対する支援の 1 つとして，遠い将来の健康への影響についての話だけではなく，現在の身体影響を可視化させて自身と関連づけることや世代や集団に合わせた損失を伝えることが重要であると考えられる。

(2) モデリング提示による禁煙支援

前熟考期，熟考期の対象者に対する介入方法として，呼気中一酸化炭素濃度測定のほかに，モデリングによる禁煙の支援方法がある。A 大学健康支援センターに禁煙相談に訪れた学生に，なぜ禁煙をしようと考えたかを尋ねてみると，答えの 1 つとして友人が禁煙をしたことを挙げることがあるように，喫煙者にとって身近な友人や知人，家族の禁煙は自身の禁煙を考える契機となることがある。そこで A 大学健康支援センターでは非喫煙者だけでなく，禁煙支援中の者，禁煙に興味を持っている喫煙者と一緒に学舎内および通学路に捨てられているタバコの吸い殻拾いを行うキャンペーンを実施している。このキャンペーンでは月に 1 回，月曜日から金曜日までの 5 日間のうち食事を終えて一服をする喫煙者がもっとも多い昼休み中頃を見計らって実施する。図 6-2 に示すように拾った吸い殻はラウンジなど人目のつきやすいところに本数を数えて掲示する。禁煙に興味を持たない喫煙者も一緒に喫煙していた仲間が吸い殻を拾っている姿や毎月実施されるキャンペーンを見ることや，仲間が健康に対する行動変容に成功した姿を目の当たりにすることで，行動変容プロセスで言うとこ

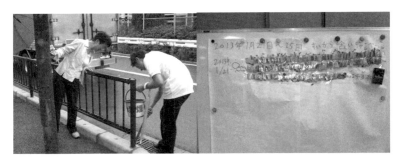

図 6-2　吸い殻拾いキャンペーンの様子
左：通学路の吸い殻を拾っている様子　右：吸い殻の本数を数え掲示した写真

ろの意識の高揚を経験することとなる。中には禁煙支援を申し出る喫煙者も存在する。この活動で示しているように，モデリングでは前熟考期，熟考期の喫煙者を禁煙に目を向けさせるだけではなく，再喫煙の原因の1つとして仲間からの誘いが挙げられるため，仲間と一緒に禁煙させることで再喫煙のリスク要因の1つを除去できることが期待される。

　図 6-3 は年度別のキャンペーンを実施した日数である。それに加えて A 大学全体の喫煙率推移を線グラフで示した。特に注目したいのは，吸い殻拾いキャンペーンを行った日数が多い 2008 年度と 2010 年度は大学全体の喫煙率が低下しているという点である。逆にほとんどキャンペーンを行わなかった 2007 年度，2009 年度の喫煙率は高い。2010 年度に最も低下した喫煙率も 2011 年度，2012 年度とキャンペーンを行わないことで大学全体の喫煙率は増加していた。以上のことから吸い殻拾いキャンペーンには，社会が禁煙推進に向かっているという意識の高揚を促す効果や身近な仲間を健康のモデルとして提示することで考え方や意思決定バランスのといった認知面での変容を促す効果があると推察される。禁煙を希望する喫煙者への支援も重要であるが，まずは前熟考期や熟考期の喫煙者に対する取り組みも重要であることが分かる。しかし，これらのキャンペーンが本当に喫煙者の認知的変化をもたらしたのか，それとも他の要因が影響したのか，今後，調査などで明らかにする必要がある。

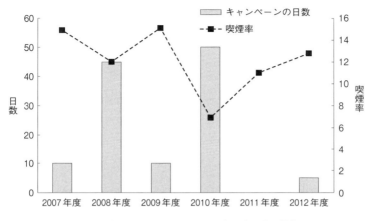

図 6-3　年度別のキャンペーンの日数と喫煙率の推移

3. 喫煙ステージ後期者に対する健康心理学的な支援（禁煙外来）

　実際に喫煙者が禁煙を希望する場合に健康心理学的な支援をする場として禁煙外来が挙げられる。海外では喫煙者に対しての心理的なサポートだけではなく薬物療法と併用することでさらに禁煙成功率を高めることが報告されている（Schmelzle et al., 2008）。日本の禁煙外来では心理的サポートの効果は系統的にまとめられていないが，禁煙外来では，禁煙を通して，より健康になることを目指す受診者が多いことから，心理学の中でも健康心理学の領域が近いと考えられ，禁煙外来における健康心理士の業務確立の試みが実施されている（山野ら，2016）。ここでは一般的な禁煙外来の概要について紹介した後に健康心理士が同席し医師と協働を行っている禁煙外来について紹介する。

(1) 一般的な禁煙治療の流れ

　禁煙外来での保険診療の算定用件は禁煙治療のための標準手順書第 5 版（日本循環器学会，2012）に沿って 3 ヶ月間のうち 5 回の診療と決められ，初回算定日より 1 年を超えた日からでなければ再度算定することはできないと定められている。保険診療の対象者は「医師がニコチン依存症の管理が必要であると認めたもの」と定められ，以下の要件を満たすものが保険診療の対象となる。

102　第 6 章　喫煙者への健康心理学的援助の実際

　①治療を受けることを書面で同意していること

　②表 6-2 に示すニコチン依存症のスクリーニングテスト「TDS：Tobacco Dependence Screener（Kawakami et al., 1999）」が 5 点以上であること

　③ブリンクマン指数（＝ 1 日の喫煙本数×喫煙年数）が 200 以上のもの

　（2016 年度より 35 歳未満の者に関してはブリンクマン指数は 200 未満であっても保険診療の対象となった）

　④直ちに禁煙する意思があるもの

　図 6-4 は保険治療の対象期間と頻度および禁煙外来受診患者の行動変容ステージをまとめたものである。禁煙外来受診者は多くが初診翌日または 1 週間後に禁煙を開始するため禁煙ステージの準備期もしくは実行期に当たる。禁煙が継続できている受診者は実行期の途中で 5 回目診療を終えることになる。禁煙ステージにおいては後期に当たるので喫煙欲求に対する代替行動習得などの行動変容プロセスにおける行動的プロセスがメインとなる。いかに禁煙外来中に禁煙に対する自己効力感を高めるかが重要となる。

表 6-2　ニコチン依存症のスクリーニングテスト（TDS）（Kawakami et al., 1999）

1	自分が吸うつもりよりも，ずっと多くタバコを吸ってしまうことがある。	はい	いいえ
2	禁煙や本数を減らそうと試みてもできなかったことがある。	はい	いいえ
3	禁煙したり本数を減らそうとしたときに，タバコがほしくてたまらなくなることがある。	はい	いいえ
4	禁煙したり本数を減らしたときに，イライラ，神経質，落ちつかない，集中しにくい，ゆううつ，頭痛，眠気，胃のむかつき，脈が遅い，手のふるえ，食欲または体重増加が出た。	はい	いいえ
5	問 4 の症状を消すために，またタバコを吸い始めることがあった。	はい	いいえ
6	重い病気にかかったときにタバコはよくないとわかっているのに吸ってしまった。	はい	いいえ
7	タバコのために自分に健康問題が起きているとわかっていても，吸ってしまった。	はい	いいえ
8	タバコのために自分に精神的問題が起きているとわかっていても，吸ってしまった。	はい	いいえ
9	自分はタバコに依存していると感じることがある。	はい	いいえ
10	タバコが吸えないような仕事やつきあいを避けることが何度かあった。	はい	いいえ

はい＝ 1 点，いいえ＝ 0 点

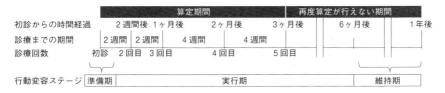

図6-4　標準禁煙治療のスケジュールと受診者の行動変容ステージ

　さらに禁煙が成功しているかどうかは呼気中一酸化炭素濃度を測定することによって判定する。呼気中一酸化炭素濃度はジャービスら（Jarvis et al., 1987）によって8ppmが喫煙者/禁煙者のカットオフポイントとされている。A大学のキャンペーンでも紹介したが，一酸化炭素濃度の測定は即時にフィードバックできるため，禁煙継続の確認だけではなく受診者は禁煙に対する身体的な変化や成功体験を経験することができる。

(2) 禁煙外来における健康心理士の業務

　ここでは健康心理士の業務確立に向けた取り組みを診療回数に合わせて紹介する。京都大学医学部附属病院の禁煙外来では2014年より健康心理士の業務確立のための試みが実施されている。禁煙の希望者に対する問診やカウンセリングといった基礎的な業務に加え，再喫煙予防に対しての役割が期待されている。薬物療法の進歩により，ニコチンに対する離脱症状は緩和され，禁煙を開始することは容易になったが，禁煙成功者の再喫煙は依然として高い。そこで図6-5に示す専用シートを作成し，再喫煙予防，禁煙継続を目的とした介入が行われている。

　この専用シートは，禁煙効果チェックリスト（高橋，2008a），代替行動リスト（高橋，2008b），禁煙による一般的な身体の変化についての情報，再喫煙者のモデル提示や禁煙継続に関する情報などの帳票をまとめたシートである。製薬会社等から同じような情報を含んだリーフレットが禁煙外来を受診した患者に渡される。しかし，情報量が多い，文字が細かいなどの理由で重要な情報にもかかわらず読まれないケースがある。本シートは高齢者であっても理解できるよう最小限の情報に絞りA3用紙のサイズで作成している。しかし，シート

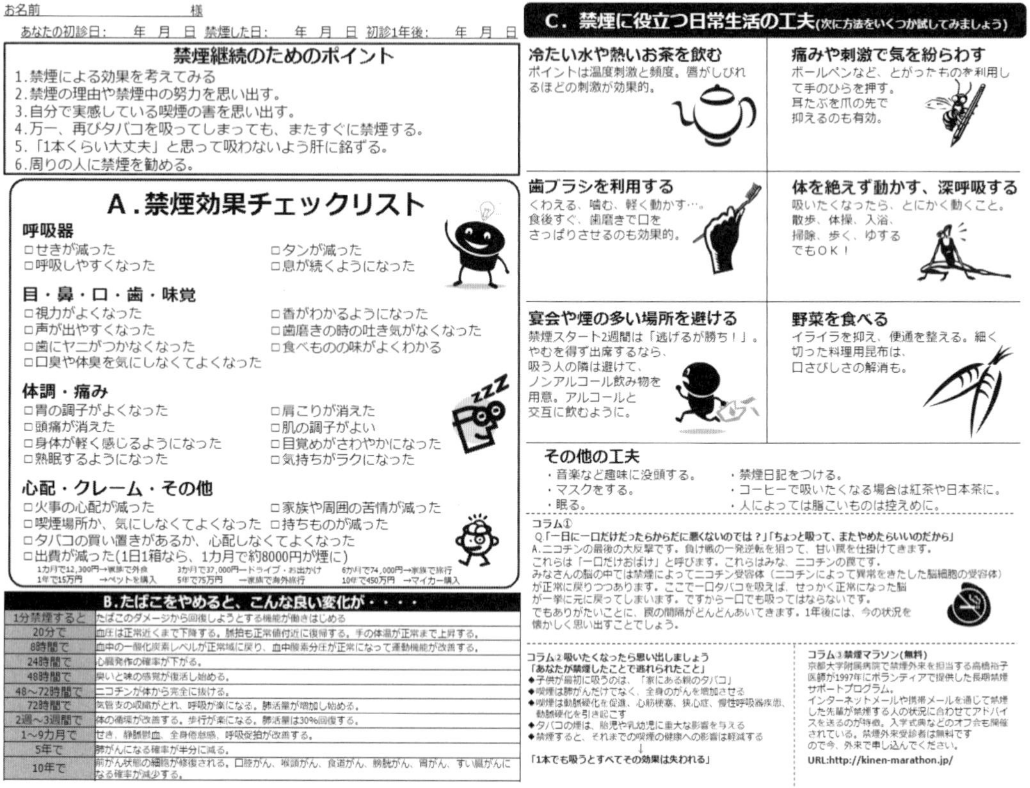

お名前＿＿＿＿＿＿＿＿＿＿様
あなたの初診日：　年　月　日　禁煙した日：　年　月　日　初診1年後：　年　月　日

禁煙継続のためのポイント

1.禁煙による効果を考えてみる
2.禁煙の理由や禁煙中の努力を思い出す。
3.自分で実感している喫煙の害を思い出す。
4.万一、再びタバコを吸ってしまっても、またすぐに禁煙する。
5.「1本くらい大丈夫」と思って吸わないよう肝に銘ずる。
6.周りの人に禁煙を勧める。

A.禁煙効果チェックリスト

呼吸器
□せきが減った　□タンが減った
□呼吸しやすくなった　□息が続くようになった

目・鼻・口・歯・味覚
□視力がよくなった　□香がわかるようになった
□声が出やすくなった　□歯磨きの時の吐き気がなくなった
□歯にヤニがつかなくなった　□食べものの味がよくわかる
□口臭や体臭を気にしなくてよくなった

体調・痛み
□胃の調子がよくなった　□肩こりが消えた
□頭痛が消えた　□肌の調子がよい
□身体が軽く感じるようになった　□目覚めがさわやかになった
□熟眠するようになった　□気持ちがラクになった

心配・クレーム・その他
□火事の心配が減った　□家族や周囲の苦情が減った
□喫煙場所か、気にしなくてよくなった　□持ちものが減った
□タバコの買い置きがあるか、心配しなくてよくなった
□出費が減った(1日1箱なら、1カ月で約8000円が煙に)
1カ月で12,300円→家族で外食　3カ月で37,000円ードライブ・お出かけ　6カ月で74,000円→家族で旅行
1年で15万円　→ペットを購入　5年で75万円　ー家族で海外旅行　10年で450万円　→マイカー購入

B.たばこをやめると、こんな良い変化が・・・・

1分禁煙すると	たばこのダメージから回復しようとする機能が働きはじめる
20分で	血圧は正常近くまで下降する。脈拍も正常値付近に復帰する。手の体温が正常まで上昇する。
8時間で	血中の一酸化炭素レベルが正常域に戻り、血中酸素分圧が正常になって運動機能が改善する。
24時間で	心臓発作の確率が下がる。
48時間で	臭いと味の感覚が復活し始める。
48～72時間で	ニコチンが体から完全に抜ける。
72時間で	気管支の収縮がとれ、呼吸が楽になる。肺活量が増加し始める。
2週～3週間で	体の循環が改善する。歩行が楽になる。肺活量は30%回復する。
1～9カ月で	せき、静脈鬱血、全身倦怠感、呼吸促拍が改善する。
5年で	肺がんになる確率が半分に減る。
10年で	前がん状態の細胞が修復される。口腔がん、喉頭がん、食道がん、膀胱がん、胃がん、すい臓がんになる確率が減少する。

C. 禁煙に役立つ日常生活の工夫(次に方法をいくつか試してみましょう)

冷たい水や熱いお茶を飲む
ポイントは温度刺激と頻度。唇がしびれるほどの刺激が効果的。

痛みや刺激で気を紛らわす
ボールペンなど、とがったものを利用して手のひらを押す。
耳たぶを爪の先で抑えるのも有効。

歯ブラシを利用する
くわえる、噛む、軽く動かす…。
食後すぐ、歯磨きで口をさっぱりさせるのも効果的。

体を絶えず動かす、深呼吸する
吸いたくなったら、とにかく動くこと。
散歩、体操、入浴、掃除、歩く、ゆする
でもＯＫ！

宴会や煙の多い場所を避ける
禁煙スタート2週間は「逃げるが勝ち！」。
やむを得ず出席するなら、吸う人の隣は避けて、ノンアルコール飲み物を用意。アルコールと交互に飲むように。

野菜を食べる
イライラを抑え、便通を整える。細く切った料理用昆布は、口さびしさの解消も。

その他の工夫
・音楽など趣味に没頭する。
・マスクをする。
・眠る。
・禁煙日記をつける。
・コーヒーで吸いたくなる場合は紅茶や日本茶に。
・人によっては脂こいものは控えめに。

コラム①
Q.「一日に一口だけだったらからだに悪くないのでは？」「ちょっと吸って、またやめたらいいのだから」
A.ニコチンの最後の大反撃です。負け戦の一発逆転を狙って、甘い罠を仕掛けてきます。
これらは「一口だけおばけ」と呼びます。これらはみな、ニコチンの罠です。
みなさんの脳の中では禁煙によってニコチン受容体（ニコチンによって異常をきたした脳細胞の受容体）が正常に戻りつつあります。ここで一口タバコを吸えば、せっかく正常になった脳が一挙に元に戻ってしまいます。ですから一口でも吸ってはならないです。
でもありがたいことに、罠の間隔がどんどんあいてきます。1年後には、今の状況を懐かしく思い出すことでしょう。

コラム②吸いたくなったら思い出しましょう
「あなたが禁煙したことで逃れられたこと」
◆子供が最初に吸うのは、「家にある親のタバコ」
◆喫煙は肺がんだけでなく、全身のがんを増加させる
◆喫煙は動脈硬化を促進、心筋梗塞、狭心症、慢性呼吸器疾患、動脈硬化を引き起こす
◆タバコの煙は、胎児や乳幼児に重大な影響を与える
◆禁煙すると、それまでの喫煙の健康への影響は軽減する
↓
「1本でも吸うとすべてその効果は失われる」

コラム③禁煙マラソン(無料)
京都大学附属病院で禁煙外来を担当する高橋裕子医師が1997年にボランティアで提供した長期禁煙サポートプログラム。
インターネットメールや携帯メールを通じて禁煙した先輩が禁煙する人の状況に合わせてアドバイスを送るのが特徴。入学式典などのオフ会も開催されている。禁煙外来受診者は無料ですので今、外来で申し込んでください。
URL:http://kinen-marathon.jp/

図6-5　5回目診療時において禁煙継続者に配布する専用シート

3. 喫煙ステージ後期者に対する健康心理学的な支援（禁煙外来）　　**105**

に工夫をしても渡すだけでは，他のリーフレット同じく読んでもらえない可能性がある。より効果を上げるため，受診時に患者に合わせてできそうな代替行動や，禁煙できていれば，どのような身体的変化があらわれたかを健康心理士と一緒に確認し，再喫煙予防や動機づけを高めるためのカウンセリングの材料としても使用している。

1）1回目診療

　禁煙外来を受診した患者に対しては最初に問診票が手渡される。問診票には性別や年齢などの属性，既往歴，現在治療中の疾患と内服薬，ブリンクマン指数，禁煙に対する意思（直ちに禁煙する意思があるかどうか），TDS および周囲の喫煙状況が含まれる。問診票への聞き取りは健康心理士に特化した業務ではなく禁煙外来で業務する全ての医療関係者に求められるスキルである。1回目診療では積極的に代替行動についてはふれていない。理由としては2回目診療時に薬剤の変更，増量の可能性があるからである。薬剤が十分に効いているのか，

表 6-3　禁煙日記

禁煙日数	月日	ニコチンパッチ	喫煙本数	禁煙メール	感想その他
1		枚			
2		枚			
3		枚			
4		枚			
5		枚			
6		枚			
7		枚			
8		枚			
9		枚			
10		枚			
11		枚			
12		枚			
13		枚			
14		枚			

薬剤の効果ではなく代替行動によって喫煙量が減量もしくは一時的に禁煙ができているのかが判別しにくいためである。初回では医師による薬剤や治療の説明があった後に応用行動分析学的な手法を用いる。具体的には表6-3に示す禁煙日記（日本禁煙科学会，2012）を渡す。次回の診療までに喫煙してしまった場合は喫煙した状況や本数を記入してもらう。喫煙には至らなかったが吸いたいと感じた状況，気分や副作用についても，あれば記入をしてもらう。そうすることで喫煙を促す刺激や薬剤の効果などを患者，医療者の双方が知ることができるため，次回の診療時に薬剤の変更やカウンセリングに役立てることができる。

2）2～4回目診療

2回目診療では主に認知行動療法を中心に業務に当たる。最初に禁煙日記を確認することによって薬剤の効果が確認される。喫煙に対する渇望感が取れない場合に関しては医師によって薬剤の変更や増量が行われる。しかし，離脱症状がない場合であっても，受診者は周囲からの刺激によって禁煙が開始しない場合や，喫煙したいという欲求が生まれる場合がある。食後や仕事終わりの習慣的なものから，タバコの会話をしただけで吸いたくなるなど，喫煙の欲求を誘発する刺激は人によって様々である。誘発された刺激について聞き取る場合もあるが主には禁煙日記の内容を確認することで誘発する刺激を把握し，その対処法について話し合う。京都大学医学部附属病院では喫煙したくなった状況に対してどのような代替行動をとればよいかを，図6-5の専用シートの右上段の日常生活の工夫の部分を用いて説明を行っている。例えば食後に喫煙欲求が高まる場合は，食後すぐに冷たい水を飲むなどの温度刺激が有効であることをリストから説明し，その行動を習慣化するように促す。またこのリストでは代替行動だけではなく，宴席などで気が緩んだ時に親しい人から喫煙を勧められたり，コーヒーなど喫煙とセットになっていた嗜好品を摂取することは喫煙欲求を高める刺激となるため，それらの刺激を避けるための刺激コントロールについても記載されている。

　また，禁煙継続ができているが禁煙することのメリットが見出せない対象者に対しては，禁煙への動機づけを高める方法が用いられる。動機づけを高めるためには，図6-5の左中段にある禁煙効果チェックリストを用いて，診療が進

3. 喫煙ステージ後期者に対する健康心理学的な支援（禁煙外来）　　**107**

むにつれてチェック数が増えたかどうかを確認するといった手法が用いられる。医療者側から詳細に尋ねると持ち物が減ったなど本人は気づいていなかっただけで、些細な日常的な変化が存在する場合があり、これも動機づけの維持向上に役立つ。3〜4回目の診療は対象者の禁煙状況に合わせて異なる。基本的には日記を確認して薬剤の変更などが行われる。禁煙が順調な対象者には効果チェックリストをつけてもらい動機づけを高める。禁煙を開始できていない対象者に対しては再度、日記や聴き取りを行い自分の生活の中で実現可能な代替行動の練習を繰り返す。

3）5回目診療

　禁煙継続者に対しては再喫煙予防に重点が置かれる。禁煙開始日の確認や、これまでの身体的な変化や成功体験を称賛し、これまでの努力を表彰することで、自己効力感が高まるように促す。禁煙継続者にとって、最も重要なのは再喫煙をしてしまったモデルの提示である。1本ぐらいの喫煙であれば大丈夫であろうと喫煙してしまってすぐに元の喫煙量に逆戻りし、再度、禁煙外来を受診する受診者は少なくないことを伝える。そのうえで受診者には周囲の喫煙者に対して禁煙を勧めることや禁煙することのメリット、禁煙外来で得た知識などを教えるといった支援者側になることで自身の禁煙継続に役立つことを伝え5回目診療を終える。

　5回目診療で禁煙ができなかった受診者に対しては禁煙継続の意志を尋ねる。禁煙できなかったことは自己効力感を下げ、禁煙に対する動機を下げる可能性がある。また初診から1年間は治療に保険が適用されないため、禁煙を断念する場合もある。しかし、多くは「1年後保険が使えるようになったら再チャレンジします」などの反応が返ってくる。5回目診療では自己効力感や動機が失われないよう、何度も禁煙に挑戦して成功した事例をモデルとして提示している。さらに医療機関に頼らず自身で禁煙を実施する受診者には、現在の医療体制では長期的な支援ができないため、インターネットプログラムである禁煙マラソン（高橋，2002）についての紹介を行っている。禁煙マラソンでは訓練を積んだ元喫煙者がアドバイザーとなって携帯電話やパソコンの端末からメールにて支援を行うサービスである。

4. 今後の課題

　今後の課題として，まず第1に，国内においては禁煙治療の心理的支援に関する専門書は存在するものの，その効果を系統的にまとめた文献がないことから，今回紹介した禁煙外来での取り組みも含め，多施設共同研究により明らかにすることが必須である。2つ目の課題は，最初に紹介したが喫煙に対する意思決定バランスや自己効力感のアセスメントの国内における標準化である。海外ではこれらの尺度は標準化されているが，国内において意思決定バランスや自己効力感は医療者の聴き取りによって評価されている。禁煙希望者の喫煙や禁煙の意思決定のバランスや自己効力感をアセスメントできるツールがあれば，治療の目標を設定したり，介入の効果を評価することができる。禁煙外来受診者を対象とした研究ではないが，山田（2010）の調査では喫煙に対する意思決定バランス尺度の開発の試みがなされている。また，濵田ら（2013）の看護師を対象とした調査では，禁煙に対する自己効力感尺度の開発の試みが実施されている。今後，簡便にこれらの禁煙や喫煙継続に対する心理的側面を評価するアセスメント技法の開発と，それを現場で実際に適用することも重要であると考えられる。

引用文献

濵田咲子・野々口陽子・山野洋一・山田冨美雄（2013）. 日本語版禁煙セルフエフィカシー尺度（JSASEQ）の開発と行動変容ステージを用いた妥当性の検証―再喫煙予防ために―　禁煙科学, 7（13）, 70.

Jarvis, M. J., Tunstall-Pedoe, H., Feyerabend, C., Vesey, C., & Saloojee, Y. (1987). Comparison of tests used to distinguish smokers from nonsmokers. *American Journal of Public Health*, 77（11）, 1435–1438.

Kawakami, N., Takatsuka, N., Inaba, S., & Shimizu, I. (1999). Development of a screening questionnaire for tobacco/nicotine dependence according to ICD-10, DSM-IV-R and DSM-IV. *Addictive Behaviors*, 24, 155–166.

内藤真理子・中山健夫（2007）. たばこ煙の有害成分　日本禁煙科学会（編）　禁煙指導・支援者のための禁煙科学（pp. 11–13）　文光堂

日本循環器学会・日本肺癌学会・日本癌学会・日本呼吸器学会（2012）. 禁煙治療のための標準手順書　第5版

日本禁煙学会（2016）. 禁煙治療に保険が使える医療機関の都道府県別の数と全国総計　日本禁煙学会 Retrieved from http://notobacco.jp/hoken/suiizu.htm（2016年5月7日）

日本禁煙科学会（編）（2012）. 禁煙日記

Schmelzle, J., Rosser, W. W., & Birtwhistle, R. (2008). Update on pharmacologic and nonpharmacologic therapies for smoking cessation. *Canadian Family Physician, 54* (7), 994–999.

Spek, V., Lemmens, F., Chatrou, M., Kempen, S., Pouwer, F., & Pop, V. (2013). Development of a Smoking Abstinence Self-efficacy Questionnaire. *International Journal of Behavioral Medicine, 20*, 444–449.

高橋裕子（2002）. 禁煙支援の実際—禁煙外来からインターネット禁煙マラソンまで—日本循環器学会専門医誌, *10*（2）, 365–371.

高橋裕子（2008a）. 禁煙の2つの難所　高橋裕子（著）　禁煙支援ハンドブック（pp. 99-116）　じほう

高橋裕子（2008b）. 禁煙に役立つ日常生活の工夫　高橋裕子（著）　禁煙支援ハンドブック（pp. 75-95）　じほう

Velicer, W. F., DiClemente, C. C., Prochaska, J. O., & Brandenburg, N. (1985). Decisional balance measure for assesing and predicting smoking status. *Journal of Personality and Social Psychology, 48*, 1279–1289.

Velicer, W. F., Prochaska, J. O., Fava, J. L., Norman, G. J., & Redding, C. A. (1998). Smoking cessation and stress management: Applications of the transtheoretical model of behavior change. *Homeostasis, 38*, 216–233.

山田冨美雄（2010）. コールセンターオペレータの喫煙とストレス　禁煙科学, *4*（13）, 63.

山野洋一・高橋裕子・山田冨美雄（2016）. 禁煙治療における健康心理士の役割と今後の発展　健康心理学研究, *28*（特集号）, 121–128.

第7章

飲酒者への健康心理学的援助

小畑文也

1. はじめに

　成人の飲酒行動はストレスコーピングの1つの手段であり，そのものに対して援助が必要なものではない。ただし，コーピングの手段としては，きわめて手軽であり，「快」をもたらすものであることに加え，飲酒によって摂取されるエタノールがもとより依存性物質であることから，大量飲酒，問題飲酒からアルコール依存症（Alcoholism）に陥ることがある。また，一般的な認識では大量飲酒者のみが罹患する疾患のように思われているが，時として，少量飲酒の場合でも依存症になる可能性がある。

　アルコール依存症は，患者本人だけではなく，家族をはじめとする周囲を巻き込みながら，徐々に進行していく疾患であり，回復しない場合，最終的には自殺，事故，病死という最悪の結果を招くため，心理・医療・福祉等，様々な側面からの援助が必要である。

2. アルコール依存症とは

　一言で言えば，飲酒（アルコール摂取）のコントロール障害である。つまり，飲み始めたら制止が効かない，飲酒量を自分でコントロールできない状態を言う。現在の医学では治癒に至る治療の方法はなく，酒を断つ，即ち「断酒」とその継続という形での回復（リカバリー）が治療，援助の到達点になる。

　飲酒という行為が日常的なものであり，医療機関での把握が困難なこと，問題飲酒と依存症との境界線が明確でないこともあり，患者数は80万人から300万人超と様々な統計が出されているが，診断基準として現在最も一般的であると思われる ICD-10 では，「過去1年間に以下の6項目のうち3項目以上を同時

に1ヶ月以上経験するか，繰り返した場合，アルコール依存症と診断される」。

①激しい飲酒渇望

　例：アルコールを摂取していないとひどく不安になったり，恐怖を感じたりするため，常に手の届くところに酒を置いている。

②飲酒コントロールの喪失

　例：飲みだすと止まらなくなる。肝臓疾患等による禁酒の医療指示を守れない。飲んではいけない状況でも飲む（例：飲酒運転など）。

③離脱症状

　例：アルコールが切れると手が震えたり，不安感が強くなる。大量飲酒後，事故等による入院でアルコール摂取が困難になると幻覚，幻聴を起こす場合もある。

④耐性の証拠

　例：同じ量のアルコールでは酔えなくなるため，より大量か度数の強い酒を求めるようになる。酒に強くなったように見える。

⑤飲酒中心の生活

　例：飲酒以外の事象への興味が低下し，飲み続けることが生活の中心となる。

⑥問題があるにもかかわらず飲酒

　例：失職，離婚，子どもの非行，身体的疾患等の明らかなトラブルがあるのに飲酒を続ける。

　2017年8月現在，厚生労働省のホームページでは，上記のICD-10基準[1]に沿って，アルコール依存症者の患者数を80万人としているが，同じ研究グループが2013年に行った調査「わが国の成人飲酒行動に関する全国調査2013年」（研究代表者　樋口進　2014）では，患者数は推計109万人とされ，特に女性の患者数の増加が目立っている。そして，すでに述べたように，この疾患は家族を中心とし，周囲を負のスパイラルに巻き込みながら，拡大していく。成瀬ら（2009）の調査では，家族が当事者の異常に気がついてから，医療機関や自

1）一部省略。

助グループ等に相談に至るまで平均 5 〜 6 年かかることが示されているが，当事者が治療の方向に向くまでは，さらに数年が必要である。即ち，患者数 109 万人ということは，それに関わって病的状態にある家族も含めると，数百万人がアルコールによって苦しんでいることを意味しており，読者の多くが感じているよりは身近な疾患であると言っていいように思われる。また，アルコール依存症による医療機関の受診者は，2008 年でわずか 4 万 4 千人であり，ほとんどと言ってよいレベルで，この疾患が放置され，潜在化していることが分かる。

3. 家族への介入：CRAFT とは

筆者は，『健康心理カウンセリング概論』（小畑，2003）において，かなりの部分を，当事者を治療につなげるまでの方略について述べた。他の章では当事者に対するカウンセリングが中心であったため，全体の構成の中では異質な感があったが，これは「家族が回復しない限り，当事者の回復は望めない」という，これまでの臨床体験に基づいている。このような考え方はアルコール依存症の治療，援助においては一般的なものであり，2013 年に成立した「アルコール健康障害対策基本法」でも，家族への障害とその支援が明文化されている。こうした流れの中で，日本に紹介され，広まりつつあるプログラムが CRAFT である。

CRAFT とは（Community Reinforcement And Family Training）の頭文字をとったもので，米国のメイヤーズ（R. J. Meyers）らによって提唱されたものである。直訳すると「コミュニティ強化と家族訓練」となるが，日本では，コミュニティは地域社会というより，家族とその周辺というレベルと考えてよいであろう。プログラム名に当事者が出てこないが，「依存症に巻き込まれた家族を，当事者にとって第一の治療者と考え，家族を癒し，無理をさせることなく，当事者に治療への動機づけをするための認知 − 行動療法を主とした心理教育プログラム」と考えてよいであろう。現在 CRAFT はアルコール・薬物依存等の物質依存に留まらず，ギャンブル依存や虐待等のプロセス依存も含め広く適用されている。

図 7-1 は CRAFT の考え方を基にした依存症者と家族の関係図である。ここ

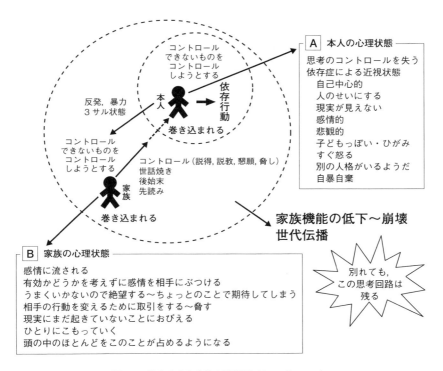

図 7-1　依存症者と家族の関係図（吉田・境, 2014）

で起こる当事者の問題，家族の問題，その関係の問題を解決するために，吉田・境（2014）は以下の7つの対処法を示している。

(1) 問題の分析（状況の明確化）

　飲酒行動の引き金となるものの特定，飲酒行動の兆候の整理，飲酒による問題の及ぶ範囲の特定，飲酒の頻度等の分析を行い，家族の当事者に対する行動の変容を促す。また，著者の経験では，この折に「問題の外在化」が有効なことがある。つまり，アルコール依存症の「当事者が問題」なのではなく，当事者の「アルコール依存症が問題」であることを家族に認識してもらうことにより，治療に対する家族の姿勢が大きく変化することもある。

（2）（家庭内）暴力への予防と対応

暴力がある場合は，最初に取り組むべき課題であり，状況によってはプログラムより優先させることも必要である。この場合の暴力とは身体的な暴力だけではなく，人格否定，器物の破壊等も含まれる。プログラム内で実施される場合，まずは家族の安全を第一としながら，暴力の内容，それが生じる兆候，これまでの暴力の内容を分析し，安全に導くための対応をする。この時，相手を正すことを目的にしてはならない。問題を持つ飲酒が生じた時に，当事者が合理的な判断で，暴力を止めることは期待できない。兆候が出た場合は，その場を静かに去るか，話題を打ち切る。暴力が出現した時はその場から逃げる。

（3）コミュニケーションスキルの改善・変容

アサーティブであることを基礎とする。吉田・境（2014）は，家族がとる新しいコミュニケーションスキルのポイントとして以下の7項目を挙げている。

①"わたし"を主語にした言い方をする。
「あなたが……」ではなく「わたしは……」
②肯定的な言い方をする。
「……するから……になってしまう」ではなく「……すると……になるよ」
③簡潔に言う。
感情や事実の列挙は避け，端的に言う。
④具体的な行動に言及する。
大人らしく，親らしく等，あいまいで解釈を必要とする表現を避け，そのためにすべき行動を具体的に示す。
⑤自分の感情に名前を付ける。
事実や感情の列挙ではなく，心配，不安，ショック，怖い等の名前を付けて相手に知らせる。
⑥部分的に責任を受け入れる。
全てを相手の責任にしない。一部だけでも自分の責にする。
⑦支援を申し出る。
「駄目じゃない」，「困るわ」から「どうしたらいい？」「相談して」へ。

ただし，相談機関や医療機関にたどり着くまでに，家族は当事者によって多くの，時として深刻な心身の障害を与えられており，上記のコミュニケーションがすぐにとれるわけではない。家族会や院内ミーティングなどでのロールプレイングや，場合によっては形から入る，即ち，演技することも必要になるが，当事者が持つ加害者としての自覚と，家族が持つ被害者意識には往々にして大きな隔たりがあり，演技であったとしても，奏功する場合もある。そのフィードバックとして演技としての感覚が薄らぐこともあろう。

(4) イネーブリングを止めること

イネーブリング（enabling）とは，この領域で使う場合，当事者が依存を継続することが可能になるように共依存症者[2]が手を貸してしまうことを意味する。例えば，酒を買ってくる，小言を言う，飲酒行動によって生じたトラブルの後始末をする。酒代や借金を支払う，子どもや親せきに当事者の飲酒問題を隠す，飲酒によるトラブルを控えめに本人に伝える，離婚を迫る等がこれにあたる。

また，目の前で酒を捨てる，酒を隠す，金を渡さない等も広い意味でイネーブリングになる。目の前で捨てられる酒の光景は当事者により強い渇望を引き起こすことが多く，物理的に酒を遠ざける行為は，酒を入手する手段をより狡猾なものにするとともに，その駆け引きが，その時点ではおそらくは社会的に孤立している当事者にとって，唯一の対人ゲームともなる。

イネーブリングは，家族，特に配偶者を，徐々に，そして大きく消耗させていくが，習慣化していることや，やめると却って不安になることも多く，指摘されてすぐに全部やめるということは困難である。まずは，これまで行ってきたイネーブリングと思われる行動を自ら整理し，効果のなかったもの，やめやすいものから徐々にやめていく。小言や説教，世話焼き，実行はしないであろう脅しなど，順番はないが，当事者にかけた手綱で手放しやすいものから徐々に解いていく。特に世話焼きをやめることは，家族にとっても困難なことでは

---

2) 共依存：助ける‐助けられるという人間関係への依存。相手の援助希求に応えることに必死になる一方で，「自分」の存在が希薄になる。また，助けることで相手をコントロールしようとする側面も持つ。

あるが当事者が自分の飲酒問題に直面する最もよい機会である。当然のことながら，自分にかけられた手綱が徐々に解けていくことに違和感や，不満を覚える当事者も多いであろう。イネーブリングをやめる時は，（3）のコミュニケーションスキルを最大限に活用していく必要がある。

（5） 望ましい行動を増やすこと

　当事者の全否定を避ける。当事者の悪い行動を見出すことは簡単であるが，良い行動は見過ごされがちである。ネガティブな一日の中にも，ポジティブな一瞬や数時間は存在する。例えば，自ら抗酒剤を飲むことや，飲酒欲求を正直に吐露することはよくあることである。また，その後飲んだにせよ，半日我慢することが当事者にとっては最大限の努力であることも十分に考えられることである。嫌々ながらも自助グループに参加することもあろう。このような，将来的には回復に向かう可能性がある行動を見出し，評価，賞賛し，報酬を与え，それらの行動を拡大し，その頻度を増していくことは回復に向けての重要な一歩となる。

（6） 家族の生活を豊かにする

　ここまでの（1）から（5）までの実行は，問題の最中にある家族にとっては夢のような理想論，机上の空論のように感じるであろう。また，当事者の飲酒問題が解決していないのに，自分の生活を豊かにすることなど考えられないという家族も多い。これはアルコール依存症が「家族の病」と言われる所以でもある。そのアルコール依存症は家族の病であるとともに「家族とともに回復する病気」でもある。ただし，厳密には家族が当事者に先んじて回復している必要がある。CRAFT に限らず家族がアルコール依存症の当事者に最も近しく，影響力の大きい「治療者」である以上，自分自身の生活が豊かで安定したものになっている必要がある。

　まず，自分の努力を認め，それを評価する言葉を見つける。次に，趣味や気晴らし，体を動かすことなど，罪悪感を持つことなくやって，続けてみる。家を空けることに不安はあっても，気の合う友人と旅行に出かけてもよいであろう。家族が，飲酒の問題を，自分の外において見る余裕を作ることは，家族，当

事者の双方において重要なことである。

(7) 当事者に治療を進める

　CRAFT の最終段階になるが，(1) から (6) を経ないとこの段階に至らないというものではない。本人が治療に向き合おうとする，そのチャンスは，いつ訪れるか分からない。そのチャンスを見逃さず，その貴重なチャンスをつぶさないように治療につなげることが大切である。先の吉田らは，「絶好のタイミング」として，

　①本人が飲酒で重大な問題を引き起こして後悔している時

　飲酒運転で逮捕された時や，飲酒がもとで仕事上の大きな失敗をした時，衆目に醜態をさらした時等。

　②本人が自分の飲酒について予想外のことを言われて動揺している時

　親友から付き合いを断られた時や，上司から飲酒について厳しく注意された時，子どもや孫から「酒臭い」と言われて相手にされなくなった時等。

　③家族が相談に行っていることや CRAFT について質問してきた時

　④家族の行動が変わってきたことについて質問してきた時

を挙げている。また不幸なことではあるが，飲み仲間が酒が原因で事故にあったり大病にかかったり，亡くなった時や，手の震えや寝汗などの離脱症状が日常的になり動揺している時なども，1 つのタイミングである。これらの場合も (3) のコミュニケーションスキルを活かしながら，精神科等への相談を勧める。

　ただし，精神科であればどこでもいいというわけではない。CRAFT プログラムを導入しているような病院・クリニックなら問題はないであろうが，多くの精神科はアルコール依存症に対する専門的な治療手段を持っていないのが現状である。当事者が，治療の方向に向いた時に，その機会を活かすことのできる相談・治療期間を見つけ出しておくことも重要である。

　CRAFT は否認の病と言われているアルコール依存症の患者に当事者性を持たせ病者役割行動をとらせるためにも有用なプログラムであろう。ダッチャーら (Dutcher et al., 2009) によれば，CRAFT により，55％から 65％の当事者が治療につながっていることを明らかにしているが，従来のプログラムが 10％から 30％であったことから考えても，その有効性は高いと思われる。

4. 飲酒行動への介入：SMARPP について

　SMARPP は，薬物依存の治療プログラムとして米国で用いられている，Matrix Model をベースとし，2006 年に松本俊彦らが日本向けにリファインした，主に認知行動療法による治療プログラムである。神奈川県立精神医療センターせりがや病院を中心として，プログラムが開発されたことから，せりがや覚せい剤再乱用防止プログラム（Serigaya Methamphetamine Relapse Prevention Program）の頭文字をとって SMARPP と通称されているものである。基本は覚せい剤乱用の防止を目的としたものであるが，アルコール依存症も対象としたワークブックが市販されており，医療者以外でもその内容に触れ，実践が可能なものとなっている。

　SMARPP は Matrix Model の，

　①すべての薬物依存症患者は治療に対して両価的な思いを抱いていると心得る。

　無条件かつ全面的な熱意を持って治療にやってくる当事者はいないことを認識する。

　②最初の問い合わせ電話に迅速かつ積極的に対応する。

　当事者の治療参加の可能性を最大限に高める。

　③最初の要求をできるだけ早い時期にスケジュールする。

　当事者の治療の決断は移ろいやすいものであるため，できる限り早い時期に予約を確保する。

　④治療プログラムについて明確なオリエンテーションを提供する。

　当事者の恐れや不安を払拭し，治療継続につなげる。

　⑤クライエントに選択肢を与える。

　当事者が主体的に参加しているという感覚を持たせるために，治療計画は当事者に最も適切なものを選択させる。

　⑥クライエントに敬意を持って接する。

　当事者を温かく迎え，敬意を持って接することは治療継続にとって有効であり，治療と援助を求める当事者には肯定的な評価を与えるべきである。

　⑦治療者は共感を持ってクライエントに懸念を伝える。

当事者に対する助言や提案は，共感，思いやりと援助的姿勢をもって提供されるべきである。

⑧抵抗とは戦わない。

治療に対する抵抗と闘って，当事者の否認を打破することは逆効果である。

⑨正の報酬を用いて治療参加を強化する。

治療参加に対して，クーポンやシールなどの報酬を与える治療は，継続性と有効性において優れている。また，一度離脱してもいつでも戻れること，またそれが歓迎されることを伝えておくことは重要なことである

⑩「予約すっぽかし」に対する電話

治療継続のために即時的になされるべきである。

といった，当事者とのかかわり方を重視しながら，ワークブックでは特に，

1）（再飲酒，渇望）のトリガーを明確にする。

再飲酒や，飲酒に対する渇望が生じる引き金を当事者に明確に意識させる。

2）対処スキルの提供

飲酒スイッチのようなメタファーを利用し，そのスイッチを止める。スナッピング（手首に巻いた輪ゴムをはじく），リラクゼーション，誰かと話す等の「思考ストップ法」を身につけさせる。

3）スケジューリングの重視

「何もしない時間」を作らないために安全なスケジュールを立て，そのスケジュールに従うことでアルコールから徐々に離れていく。

といった，当事者への直接介入のコンポーネントを重視し，それに，AC（Adult Children）やアルコールによる身体への悪影響といった心理教育プログラムが付加されている。

そしてこれらのセッションは，すべて，リラックスした，新たな渇望を引き出さず，秘密が保持された「安全」な環境で実施される。

SMARPP はワークブックを使用した当事者，援助者からのフィードバックで，さらなる洗練を続けており，最近では，当事者の「感情」に特化した，SCOP（Serigaya Collaboration for Open heart Project）が派生している。

こうした，SMARPP のようなプログラムは数は少ないながらも，いくつかの治療機関で提案されている。筆者が当事者としてアルコール依存症の治療に

関わった 20 年前は，わずかな治療機関で心理療法も行われていたが，それらは単発で，一貫したポリシーのもとで行われていたとは言えなかったように思う。

　今現在公表されているプログラムも，特効薬的に効果的と言えるものではないであろう。しかしながら，SMARPP のように公表され，不特定の治療者や援助者によって実践され，さらに改善されていくという試みは大いに評価されるべきであると思われる。

5．当事者の性格への介入

　アルコールだけではないが依存症の原因として，現在最も広く知られているものが，1980 年代にカンツィアン（E. J. Khantzian）によって提唱された「自己治療仮説（self-medication theory）」であろう。当事者は，自分が持つ苦しみや，悲しみ等の負の感情を癒すために，アルコール等の薬物を摂取する。つまり，病気として表出する前に，病んでいるとも言われている。

　実際に，すべてではないが，アルコール依存症の当事者は，感情の自覚や調整と対人関係に苦手意識を持っていることが多いように思われ，これは先のカンツィアン（Khantzian & Albanese, 2008 松本訳 2013）によっても指摘されている。先述したように，SMARPP から感情に特化した SCOP が派生したのも当然の成り行きであろう。原因となった心理的苦痛が改善されれば，回復への基礎固めとなる。

　これまで，感情の自覚や調整に関しては，フォーカシングやスキーマ療法などが用いられ，対人関係に関しては，交流分析やアサーショントレーニングなどが用いられてきた。アルコール乱用がアルコール依存症になった時点で，精神的疾患に生理的変化も加わるため，これらの心理療法が単体として絶大な効果を持つことはないと思われるが，家族や回復途上の当事者にとっては一定の効果を持っているように思われる。

　さらに，ここで注目すべきなのは医療モデルによらない自助グループの働きである。日本において代表的なグループは断酒会と AA であるが，双方ともに，精神科医療がアルコール依存症に手を付けるかなり以前より，「アル中」と呼ばれていたアルコール依存症の回復に寄与してきた。こうした自助グループは感

情の自覚や調整，対人関係を養ううえでは，絶好の機会を提供しているようにも思われる。

　自助グループは，回復する者の割合という点では，完全なものとは言えないが，数多くの回復者を生み出してきたこと，また，家族の心のより所となってきたことは紛れもない事実である。なぜ自助グループで回復する者が出るのかという点については明確なエビデンスはもたらされてはいないが，アルコール依存症を援助するうえで，重要なテーゼとなる，AA の 12 のステップを以下に示した[3]。決して心理学的なものではないが，このステップを頼りに回復を遂げたものが多いことも事実である。

　①私たちはアルコールに対し無力であり，思い通りに生きていけなくなっていたことを認めた。

　②自分を超えた大きな力が，私たちを健康な心に戻してくれると信じるようになった。

　③私たちの意志と生きかたを，自分なりに理解した神の配慮にゆだねる決心をした。

　④恐れずに，徹底して，自分自身の棚卸しを行い，それを表に作った。

　⑤神に対し，自分に対し，そしてもう 1 人の人に対して，自分の過ちの本質をありのままに認めた。

　⑥こうした性格上の欠点全部を，神に取り除いてもらう準備がすべて整った。

　⑦私たちの短所を取り除いてくださいと，謙虚に神に求めた。

　⑧私たちが傷つけたすべての人の表を作り，その人たち全員に進んで埋め合わせをしようとする気持ちになった。

　⑨その人たちやほかの人を傷つけない限り，機会あるたびに，その人たちに直接埋め合わせをした。

　⑩自分自身の棚卸しを続け，間違ったときは直ちにそれを認めた。

　⑪祈りと黙想を通して，自分なりに理解した神との意識的な触れ合いを深め，神の意志を知ることと，それを実践する力だけを求めた。

　⑫これらのステップを経た結果，私たちは霊的に目覚め，このメッセージを

3）一部省略。

アルコホーリクに伝え，そして私たちのすべてのことにこの原理を実行しよう
と努力した。

引用文献

Dutcher, L. W., Anderson, R., Moore, M., Luna-Anderson, C., Meyers, R. J., Delaney, H. D., & Smith, J. E. (2009). Community Reinforcement and Family Training (CRAFT): An effectiveness study. *Journal of Behavior Analysis in Health, Sports, Fitness and Medicine, 2* (1), 80–90.

樋口　進（研究代表）(2014). 平成 25 年度厚生労衞科字研究費補助金 循環器疾患・糖尿病等生活習慣病姆策給合研究事業　WHO 世界戦略を踏まえたアルコールの有害使用対策に関する総合的研究　平成 25 年度給括研究報告書　厚生労働省

Khantzian, E. J., & Albanese, M. J. (2008). *Understanding addiction as self medication: Finding hope behind the pain.* Lanham, MD: Rowman & Littlefield Publishers.（カンツィアン, E. J., & アルバニーズ, M. J.　松本俊彦（訳）(2013). 人はなぜ依存症になるのか——自己治療としてのアディクション　星和書店）

近藤京子 (2015). 「SMARPP」の次はSCOP だ——感情に焦点をあてた依存症プログラム——季刊Be, *118*, 36–40.

松本俊彦・今村扶美・小林桜児 (2011). 薬物・アルコール依存症からの回復支援ワークブック　金剛出版

Meyers, R. J., & Wolf, B. L. (2004). *Get your loved one sober.* Center City, MN: Hazelden Publishing.（メイヤーズ, R. J., & ウォルフ, B. L.　松本俊彦・吉田精次（監訳）　渋谷繭子（訳）(2013). CRAFT 依存症者家族のための対応ハンドブック　金剛出版)

成瀬暢也・西川京子・吉岡幸子・森田展彰・岡崎直人・辻本俊之 (2009). 薬物問題を持つ方の家族の実態とニーズに関する調査報告

小畑文也 (2003). 飲酒行動のカウンセリング (pp. 91-99)　日本健康心理学会（編）　健康心理カウンセリング概論　実務教育出版

吉田精次・アルコール薬物問題全国市民協会 (2014). アルコール・薬物・ギャンブルで悩む家族のための 7 つの対処法——クラフト　アスク・ヒューマン・ケア

吉田精次・境　泉洋 (2014). CRAFT　薬物・アルコール依存症からの脱出——あなたの家族を治療につなげるために——　金剛出版

第8章

女性特有の疾患に対する健康心理学的援助

大場良子

　女性の健康は，女性特有の発達段階による性ホルモンの変動や個人の生き方，役割によって影響される。本章では，女性のライフサイクルの視点から，現代に生きる女性たちが抱える健康問題や心理的な特徴について述べ，健康心理学的アプローチについて考察したい。

1. 女性のライフサイクルとは

　人のライフサイクルとは，誕生から死までの一連の過程であり，また次世代への継承を意味する。女性のライフサイクルは，一般に卵巣機能の変化や性周期の関連から，思春期，成熟期，更年期，老年期に分類され，生涯発達過程について説明されることが多い。

　女性は性周期に関連した心身の変化により，日常生活に大きな影響を及ぼす。例えば，女性の生殖機能は卵胞ホルモン（エストロゲン）と黄体ホルモン（プロゲステロン）の分泌状態によりコントロールされており，初潮がはじまる思春期と閉経を迎える更年期は急激な性ホルモンの変化によって，心身ともに不安定になりやすいといった特徴がある。また，約1ヶ月の性周期においても，女性ホルモンの変動によって様々な身体の変調をきたすことがある。このような背景から，女性の健康を考える際には，生涯のライフサイクルと性周期に関連したライフサイクルの両面を視野に入れることが必要である。

2. 女性のライフサイクルの変化と生涯発達の課題の多様化

　現代に生きる女性のライフサイクルと生涯発達の課題は，大きく変化し多様化している。岡本（2008）は，女性の青年期以降のライフコースを「ライフサ

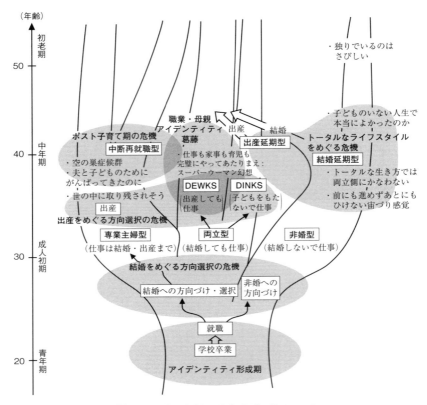

図8-1 ライフサイクルの木（岡本・松下，1994）

イクルの木」と表現し，どの時期においても女性が進むべき人生の選択の岐路には，つねにアイデンティティに直接関わり，どの選択肢においても光と影が存在することを報告している（図8-1）。女性の社会進出により，職場で活躍する女性が増えるなか，独身女性も多くなってきている。しかし，キャリアウーマンを貫いてきた女性のなかには，中年期を迎えてはじめて「結婚もせず，子どもも産まない人生に価値はあるのだろうか」と悩み，女性としてのアイデンティティの危機に直面する人もいる。一方，結婚後も仕事を継続している女性は，職業と家庭，育児といった多重役割に，職業と母親のアイデンティティとの葛藤を抱くという問題に遭遇する。このように女性は，どの道を選択しても

様々な困難に遭遇し，その困難に対峙しながら自分の人生を生きているのである。

図8-2は，夫婦の平均的な生涯の姿の変遷を示しているが，時代とともに女性の生き方が変化していることが読み取れる。3世代にわたる女性のライフサイクルを比較すると，現代女性は，初経の低年齢化や晩婚化，晩産化，出産回数の減少による出産期間と授乳期間の短縮などが特徴的である。晩婚化や未産，出産回数の減少は，長期間にわたり女性ホルモン（エストロゲン）の影響を受けることで，女性ホルモンに依存する子宮内膜症や子宮筋腫，子宮体がん，乳がんといった女性特有の疾患の罹患率を高めている。

以上のように，現代女性の生き方の多様化の背景には，リプロダクティブ・

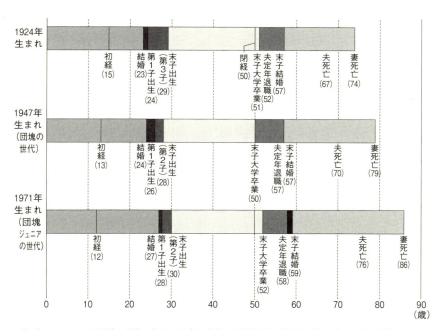

注1）このモデルは，団塊の世代である1947年に出生した世代とその親およびその子にあたる世代について，一定の仮定をおいて設定したものである。
注2）寿命は，30歳当時の平均余命から算出している。
注3）定年年齢については1924年生まれのモデルについて55歳，1947年および1971年生まれのモデルについては60歳としている。

図8-2　夫婦の平均的な生涯の姿の変遷（妻の年齢）（厚生労働省，2003）

ヘルス／ライツ（生殖の自由と権利）の影響も受け，「結婚するかしないか」という選択からはじまり，「子どもを産むか産まないか」の選択を女性あるいは男女の判断に委ねられてきたことが大きい。女性が抱える健康課題については，成熟期から取り組む課題ではなく，妊娠可能な思春期から開始されることが最適であろう。学業や仕事と同様に，結婚，妊娠，出産について，将来，自分は女性としてどのように生きたいのかを考える機会を持つことが重要である。

3. 思春期女性の健康問題の特徴と健康心理学的援助

日本産科婦人科学会によれば，女性の思春期とは，「性機能の発育（乳房発達・恥毛発育など）に始まり，初経を経て第二次性徴の完成と月経周期がほぼ順調になるまでの期間であり，8, 9歳から17, 18歳の間」と定義される。思春期は心身ともに発展途上にあり，急激な変化に適応していく過渡期でもある。そのため，身体と心のバランスが崩れやすい時期であると言える。ここでは，思春期女性に代表される月経に関連する健康問題について紹介したい。

(1) 月経周期とホルモンバランスの関係

月経とは子宮内膜からの周期的な出血を指し，その周期は25日から38日の間とされる。多くの女性はこの現象を当たり前のこととして受け止め，規則的な月経があることで女性としての身体機能が正常に働き，妊孕性（妊娠する力，妊娠のしやすさ）の維持を確認している（相良，2009）。

月経周期は，卵胞ホルモン（エストロゲン）と黄体ホルモン（プロゲステロン）の2種類の女性ホルモンの変化によって，卵胞期，排卵期，黄体期，月経の4段階に分かれる（図8-3）。月経は女性特有の性機能と性周期の発達により体験する大きな出来事であり，初経から閉経までの長い期間にわたって，毎月，付き合っていくものである。

(2) 月経に関連した健康問題と健康心理学的援助

女性の身体と心は，月経や排卵に伴うリズムで変化しやすくなる。また，思春期女性にとって，月経は第二次性徴による身体的変化をどのように受け入れ

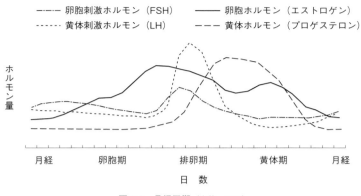

図 8-3　月経周期（大竹．2004）

ているのかといった心理的要因にも左右されやすい。思春期における月経周期や月経期間の異常は，身体的な成長発達の影響と，精神的ストレスやダイエットなどによるホルモンバランスの乱れが原因と考えられ，経過観察して自然に治癒することが多い。

　現在，思春期の問題は，無月経や月経困難症，月経前症候群（PMS）が挙げられる。

1）無月経

　無月経には，一度も月経が認められない原発性無月経と，以前は月経を認めたが3ヶ月以上にわたり無月経が続く続発性無月経がある。思春期では，主に続発性無月経が多く，ダイエットによる体重減少が要因とされている。

2）月経困難症

　月経困難症は，月経期間中に月経に伴って生じる強い下腹部痛や腰痛，頭痛，頭重，吐気，むくみなどの病的な症状であり，日常生活に支障をきたす。子宮を収縮するホルモンの過剰分泌と血液循環不全を原因とし，月経1〜2日目に症状が強くなる機能性月経困難症と，子宮筋腫や子宮内膜症が原因で疼痛が増強する器質性月経困難症がある。思春期の多くは，機能性月経困難症である。

　機能性月経困難症における主な治療法は，非ステロイド性抗炎症剤や低用量ピルなどの薬物療法が用いられる。

3）月経前症候群（premenstrual syndrome: PMS）

日本産婦人科学会によると，月経前症候群（PMS）とは，「月経開始の 3 〜 10 日くらい前から始まる身体的・精神的症状であり，月経開始とともに減退ないし消失するもの」と定義されている。主な症状は，特に排卵後の黄体期に，下腹部痛や腰痛，乳房のはりといった身体的症状や，イライラ感やうつ状態といった精神的症状が見られることがある。しかし，月経が始まるとこれらの症状は改善される。これらの症状が日常の活動や社会生活にも支障をきたすほど重症化したものが，PMS である。

PMS の治療は，利尿剤や鎮痛剤，抗不安薬，低用量ピルなどの薬剤療法のほかに，十分な睡眠や適度な運動，禁煙，嗜好品の制限，ストレスからの解放などの基本的生活習慣の改善，アロマテラピーなどが適用されている。精神症状に対しては，カウンセリングに加え，認知行動療法の有効性も認められている。

以上のような月経に関連した健康問題に対する支援は，女性のライフサイクルにおける月経の意味や，月経に伴う身体的・精神的変化と症状が出現するタイミングなど，基本的な月経の知識と予防的な対処方法の教育を思春期から行うことが重要である。さらに，月経をポジティブにとらえられるような支援が必要である。

4. 成熟期女性の健康問題と健康心理学的支援

成熟期とは，思春期が終わり閉経を迎える徴候が始まるまでの移行期間で，およそ 20 歳から 45 歳ごろを指す。身体的には生殖性が高く，性的に最も成熟しており，心身ともに安定している時期とされる。この時期は，社会人としての役割を担いながら，結婚，妊娠，出産，育児などのライフイベントを数多く迎える時期でもある。

成熟期にある女性は妊娠や出産に関わる重要な問題については，実際にその情報が必要になった時に初めて認識されることが多い（荒木, 2014）。成熟期に迎えるライフイベントは人生の中で限られた出来事であり，自身が置かれている社会的な影響を受けて状況が変化する。また，結婚，妊娠や出産に限っては，個人の要望だけでは叶わないことでもある。特に，女性は年齢とともに妊娠し

にくくなり，産みたくても産めないといった現実に直面する場合もあり，成熟期の女性が抱える課題は多い。

ここでは，成熟期女性における不妊症や不育症の問題と生殖医療の現状，そして，近年，低年齢化が問題視されている乳がんや子宮がんなどの女性特有がんについて解説する。

(1) 妊孕性と年齢の影響

妊孕性は，卵子が大きく関与している。女性における原始卵胞数は胎生期に最大であり，生後は減少し続け，閉経期にはほぼ消失する（図8-4）。卵子は胎生期から持ち続けていることや，状態のいいものから排卵されるという性質があり，加齢とともに卵子の質も変化すると報告される（Asada, 2010）。

妊孕性に関わる年齢の影響には，妊孕性の低下，流産率の上昇，妊娠高血圧症候群や児の染色体異常，分娩の遷延や分娩後の弛緩出血などのハイリスク群の増加，生殖補助医療における妊娠率と出産率の低下などが挙げられる。

(2) 不妊症と不育症の問題

日本人女性の晩婚化により，我が国の平均初産年齢は，年々上昇傾向にあり，2015（平成27）年には30.7歳となった。晩婚化の影響は出産年齢を引き上げただけでなく，その一方で，不妊症や不育症に苦しむ女性も増加している。避

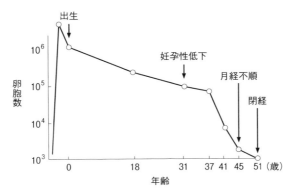

図 8-4　原始卵胞数の推移（小池，2000）

妊しなければ当然，すぐに妊娠できると思い込んできた女性にとって，不妊症や不育症の事実を突き付けられた時，容易に受け入れることは困難である。女性として子どもを産めない自分を責めたり，自信を失ったり，または，結婚後，望んだ時期に計画的に妊娠する女性への羨ましさや嫌悪感などを抱く場合もあり，複雑な感情を抱えながら日常を送る女性たちがいる。

1）不妊症

不妊症とは，健康な男女が妊娠を望み，避妊をしないで性交渉をしても2年間，妊娠に至らない状態を言う。我が国では，6組に1組の夫婦に不妊の検査や治療の経験があると報告されている。WHOによると，不妊症の原因が女性側にある場合が41％，男性側が24％，男女ともが24％，不明が11％となっており，原因は多岐にわたる。特に，女性の場合は，年齢が大きな要因ではあるが，排卵障害，卵管閉塞，子宮奇形，頸管粘液の異常，内分泌障害なども影響している。

日本では，「女性は子どもを産むのが当たり前」といった社会通念が，子どもを望んでいるのに恵まれない夫婦にとって，精神的圧迫を受けやすく，生活しにくい現状にある。特に不妊女性は自分の子どもを持てないことにより，常に慢性的な悲しみを体験すると言われている（Unruh & McGrath, 1985）。

2）不育症

不育症は，妊娠はするが，流産や死産，新生児死亡により子どもを持てない状態と定義され，一般的には2回以上の流産などで診断されることが多い（荒木，2014）。厚生労働省の調査では，流産回数の増加に伴い，妊娠の成功率は低下していくことが報告されている。日本人の不育症のリスク因子には，抗リン脂質抗体症候群，子宮形態異常，甲状腺異常，夫婦染色体異常，凝固異常，偶発的流産や原因不明など様々である。治療としては，原因が判明している場合は薬物療法（アスピリン療法，ヘパリン療法，ステロイド療法）が主であり，原因不明の場合はカウンセリングや無治療で経過を見ることが多い。正しい診断と治療を行えば，治療成績は良好であるというデータも報告されている。しかし，不育症と診断された女性は，流産や死産といった喪失体験をしているため，身体的にも精神的にも負担は大きい。特に，流産後は早期の不安症状が20～40％，抑うつ症状が28％に生じることが報告されており（中塚，2011），心理

的ケアが必要であると言える。

3）生殖医療の現状

1978年に世界で初めて体外受精が成功した。一方，日本では1983年のことであり，30年以上が経過した現在，約36人に1人の子どもが高度生殖医療を受けて出生している。我が国では，少子化対策の一環として不妊治療の一部を助成する制度を導入した。晩婚化による不妊治療への関心やニーズが高まっており，今後ますますその割合は増加することが予測される。

一般不妊治療には，排卵期に合わせて性交渉をもつ「タイミング法」，排卵誘発剤による「薬物療法」，排卵期に合わせて夫の精子を妻の子宮内に注入する「人工授精」がある。さらに，一般不妊治療に高度な不妊治療を組み合わせて行う生殖補助医療があり，体外受精や胚移植，顕微授精，凍結融解胚移植がある。一般的に不妊治療は，①タイミング法，②人工授精，③体外受精，④顕微授精の順で段階的に進められることが多い。

いずれの方法も治療成績は年齢によるところが大きい。図8-5に年齢による不妊治療の成績を示した。治療あたりの生産率でみると，32歳ぐらいまではほぼ一定で約20％の生産率があるが，32歳より高齢になると徐々に下降し，37歳からは下降率も急激になっている。39歳では治療開始周期あたりの生産率は10％台であり，さらに40歳を超えると10％下回っており，高齢になるほど

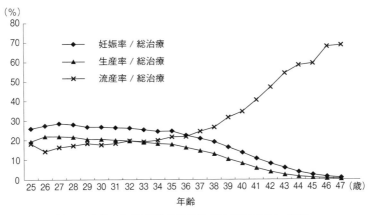

図8-5　年齢による不妊治療の成績（日本産婦人科学会，2011）

低下は著しい。流産率においても，38歳を境に上昇し，高度な医療技術を行っても，出産に至るまでには容易でないことが示されている。

我が国では，「健やか親子21」における女性の健康支援事業の一環として，不妊専門相談事業が開始された。2016（平成28）年7月現在，不妊専門相談センターの数は65ヶ所となった。不妊に関わる相談件数は年々増加傾向にあり，2万件を超えている。不妊専門相談センターでは，不妊に悩む夫婦に対して，不妊に関する医学的・専門的な相談や不妊による心の悩み等について，医師や助産師，心理職等の専門職が相談に応じている。

(2) 女性特有のがんの特徴と課題

乳がん，子宮頸がん，子宮体がん，卵巣がんといった女性特有のがんは，近年，罹患率や死亡率が増加傾向にある。2012年の部位別がん罹患率では，乳がんが1位，子宮がんが5位である。特に，乳がんや子宮頸がんは，20～40代

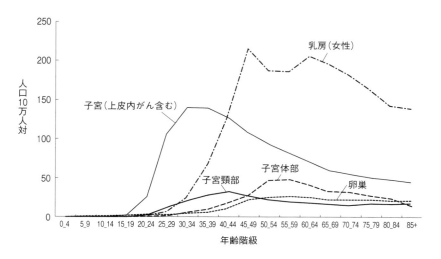

図8-6　年齢別に見た女性特有がん罹患率の推移（国立がん研究センターがん対策情報センター）

の成熟期に著しく増加しており，妊娠・出産する年代と重なることから，女性にとっては深刻な病気である（図8-6）。

1）乳がん

乳がんは罹患率や死亡率が高いがんである。しかし，近年は検診技術の普及やピンクリボンキャンペーンやメディアの影響により，乳がんに対する意識が高まっており，早期発見，早期治療によって生存率も向上している。そのため，長期的に生存している乳がん患者は増加している。乳がんの症状は，乳房のしこりが代表的であるが，がんにより皮膚がひきつれて，えくぼのような変化が現れたり，乳頭から分泌物や出血を伴ったりすることもある。また，リンパ節に転移している場合には，脇の下にしこりを触れることがある。いずれの症状においても，セルフチェックにより発見することできるが，初期の場合はしこりや痛みもないため，発見が遅れることがある。特に，授乳中の女性は，乳腺組織の密度が増加することにより，自覚できず，乳がんの判別が困難なこともある。乳がんの早期発見には，日常的なセルフチェックだけでなく，積極的ながん検診や受診行動が重要である。

乳がんの治療法は，手術療法のほか，化学療法（抗がん剤治療），放射線治療，ホルモン療法を組み合わせた集学的治療が行われる。特に，手術療法は，腫瘍の一部を切除する「乳房部分切除術（乳房温存術）」や病変がある乳房をすべて切除する「乳房切除術」が主である。なかでも乳房温存術の実施が増加しており，乳頭を中心に扇状に切除したり，がんの周囲を円形に切除したりすることで，乳房や乳頭の変形が見られる。一方，乳房切除術では，病変がある片方あるいは両方の乳房をすべて切除することにより，術後の身体の変形は著しい。さらにリンパ節の切除を伴う場合は，腕の可動性も制限されることがある。近年では，乳房の形を整える乳房再建術に対する健康保険が適用されたことを受け，乳房再建術を受ける女性が増えている。

このように，乳房は女性のシンボルとしてとらえられ，女性としてのアイデンティティを支えるものである。乳房の変形や喪失を体験した女性は，身体に対して持っている自分のイメージが変化し，乳房を喪失したことで自己の女性性や母性へのアイデンティティが歪んでしまうような苦悩を体験し，それによって行動や価値観，生き方の変化をもたらしている（近藤，2010）。

2）婦人科がん

　婦人科がんは，子宮頸がん，子宮体がん，卵巣がんなどの女性生殖器の病気である。子宮がんは，2012年の調査によれば，部位別罹患率が5位ではあるが，部位別死亡数は他のがんに比べて少なく，5年相対生存率も70～80％と高い値を示している。また，子宮頸がんは唯一予防できるがんとして，ワクチンが適応され，子宮がん検診が普及したことにより，初期で見つかることが多くなり，治癒率も向上している。

　子宮頸がんや子宮体がん，卵巣がんの治療法は，手術，化学療法（抗がん剤治療），放射線治療（外部照射，腔内照射）があり，がんの進行度により，推奨される治療法は異なる。しかし，日本では「手術で取りきれるがんはまず切除する」ことが第一優先とされている。一般的な手術には，「子宮頸部円錐切除術」，「単純子宮全摘出術」，「準広汎子宮全摘出術」，「広汎子宮全摘出術」があり，最近では，妊娠を強く望む場合には，「広汎性子宮頸部摘出術」が試験的に行われ始めている。また，海外では，放射線単独治療も選択肢の1つとされ，手術と同等の治療効果が示されている。

　一般的に，がん治療はその人の命を救うことが目的とされるが，婦人科がんの治療は，命を救う代わりに，女性としての性殖機能を奪う可能性をもつ。すなわち，婦人科がん患者は，治療によって性と生殖の問題に対峙することになる。これは，婦人科がんの治療における難しい問題の1つである。婦人科がん患者の多くが体験している治療後の生活および心理面への影響については，以下のとおりである。

　［治療による生活への影響］

　①排泄障害

　広汎子宮全摘出術を受けた患者は，尿意を感じにくい，または，尿意を感じても尿がでにくい，尿もれ，便秘などの症状が見られることがある。術後，尿意がもどらない患者は，自己導尿や時間を決めて排尿することが必要になる。患者の中には，下腹部を押したり，排尿する姿勢を変えたりと排尿スタイルを工夫する者もいる。尿もれがある患者は，常に尿とりパットをあてるなど工夫している。いずれの場合も，これまで意識してこなかった「排泄」に対して，なんらかの対処をしながら生活を送っている。

②リンパ浮腫

がん病期において，子宮頸がんのⅠb期以上，子宮体がんや卵巣がんのⅠa期以上はリンパ節郭清を標準治療としている。婦人科がんの場合，骨盤内のリンパ節を切除する影響により，下腹部や会陰部，下肢に浮腫が起きることがある。術後早期から，10年を経過して発症することもあり，長期的にセルフケアが必要とされる。

③卵巣欠落症候群

卵巣を切除するか否かは，がんの進行度や患者の年齢によって大きく変わる。閉経前の女性が，両側の卵巣を切除した場合，急に女性ホルモンがなくなることで，のぼせ，冷や汗，頭痛，動悸，イライラ，倦怠感など更年期障害と同じような症状が現れる。症状の程度に個人差はあるが，特に閉経前の女性の場合は自然な閉経よりも強く症状が現れることがあるため，日常生活への支障が大きい。

④不妊の問題

手術によって，子宮や卵巣を摘出した場合，妊娠や出産は不可能になり，抗がん剤治療や骨盤内への放射線治療による卵巣機能の低下に伴い，妊娠の可能性は低くなる。治療した後も，子どもを望む思いは変わらず続いており，一度は子どものいない人生を受け入れたつもりでも，治療後の心身の回復や女性を取り巻く環境の変化に伴って，苦悩の強さは変化する（渡邊，2008）。不妊の問題は非常に根深く，容易に乗り越えることはできない深刻な課題である。子どもをあきらめきれない場合には，リスクを承知で子宮を温存することにこだわる女性や，治療前に未受精卵子や受精卵子の凍結保存をして，日本では認められない代理出産を求める女性，あるいは里親制度や養子縁組を求める女性がいる現状を理解しなければならない。

⑤性的な問題

広汎子宮全摘出術では，膣の上部を数センチ切除されるため膣の長さが短くなり，また卵巣も切除している場合には，女性ホルモンの喪失によって，分泌液（潤い）がなくなることで，性交渉時に痛みを感じやすくなる。このような身体的な負担によって，性交渉に対し恐怖感や抵抗感を抱いている女性が多い。

136　第8章　女性特有の疾患に対する健康心理学的援助

［治療による心理への影響］
①女性性の喪失

　女性性の心理は，リプロダクション（子どもを産むことに対してもともと持っていた考え方や心構え）に由来し，女性としてのアイデンティティを支えるものである。婦人科がんは，外見的な変化は伴っていなくても，子宮を失う，月経が消失するといった内在的な喪失は，個人がこれまで形成してきた女性らしさ（feminity）の喪失として心理的な危機を生じさせる場合がある（渡邊，2008）。このように，婦人科がんは，生殖と性に関連する臓器のがんであり，女性性にまつわる問題が必然的に生じてくる。

②パートナーとの関係性の変化

　治療後，身体の回復に従って浮上してくるのがパートナーとの性の問題である。治療に伴う性的な問題に関しては，パートナーと共有することができずに，パートナーの性的欲求に苦痛を感じていたり，また，パートナーに対して申し訳なさを感じたりする女性も多い（渡邊，2008）。さらに，医療者に対しても相談をためらうことで，結局，誰にも相談できないまま一人で悩みを抱える現状がある。

③病いのスティグマと羞恥心

　婦人科がん患者の多くは，生殖器に関わるがんへの羞恥心から孤独感を抱きやすい。それには，子宮がんは性交渉が盛んな女性にかかりやすいといった社会の誤った認識が影響していることも要因の1つとして挙げられる。

　子どもを産めない自分と産める女性との間の心理的な溝または境界のようなものを感じることもある。こうした他者からのまなざしと，変わってしまった自分の身体に対する自分のまなざしの変化が，自らを苦しめている。これらは，新たな人間関係を築くうえでは大きな障害となりうる。

　以上のように，婦人科がん患者は女性性の問題を抱えながら，長期的にサバイバーとして生きることになるため，診断時の意思決定がその後の生活にも影響する。それだけに，治療後も継続した心理的支援が求められる。

3）女性としてのアイデンティティの揺らぎと回復に向けた支援

　がんへの罹患やがん治療による身体症状の出現，女性的な外見の変化や内在的変化は，心身への衝撃が大きく，女性としてのアイデンティティの危機に陥

りやすいと言える。岡本（2007）は，「病気という断層のなかで自分を支えるのは，病気になる前と現在，そして将来の自己の連続性が確認されることである。病気のあと，どの程度の社会復帰，つまりこれまで営んできた生活・仕事・活動が再開できるかどうか，同じ生活に復帰できることは，アイデンティティの連続性が保たれることを意味する」と述べている。

がん患者の支援では，がんやその治療がもたらす個人への影響を十分に理解したうえで，治療後の日常性やアイデンティティの断層を少しでも小さく，早期に修復ができるように支援することが重要である。特に，診断時や治療選択時は，患者のライフプランや価値観，生活状況等の背景を十分に理解したうえで，患者自身が納得した人生を選択できるようなケアを提供していくことが求められる。

女性特有のがん患者に対する支援にあたっては，アピアランスケア（外見上の変化への支援），セクシュアリティの支援，妊孕性への支援，パートナーへの支援など多岐にわたる。女性特有がんの治療後の後遺症については，加齢の影響と共に，女性的身体の変化が著しく，女性らしさを維持することが難しくなることが問題とされる。患者自身が，将来の自分を想定したうえでセルフケアを早期から継続的に実施していくことが必要である。そのためにも，がんになっても，自分らしく，女性らしい生き方を見つけることができるように，相談や支援の場が必要である。

引用文献

荒木智子（2014）．ジェンダー・社会的役割や家庭での役割，メンタルヘルス　ウィメンズヘルス理学療法研究会（編）　ウィメンズヘルス―リハビリテーション―（pp. 300–313）　メジカルビュー社

Asada, Y.（2010）. Anti-Mullerian hormone in assisted reproductive technology. *Journal of Mammalian Ova Research*, *27*（4），208–215.

小池浩司（2000）．高齢不妊婦人の問題点―卵巣機能不全―　日産婦誌，*52*（9），278–281.

国立がんセンターがん情報サービス　Retrieved from http://ganjoho.jp/public/index. html（2016 年 10 月 15 日）

近藤まゆみ（2010）．乳がんによる乳房を喪失した人のケア　寺﨑明美（編）　対象喪失の看護（pp. 140–149）　中央法規

厚生労働省（2003）．厚生労働白書　平成 15 年版　ぎょうせい

中塚幹也（2011）．ストレス・抑うつと不育症　産婦人科の実際, *60*（10），1503-1508.

日本産婦人科学会　（2011）．生殖補助医療データブック Retrieved from https://plaza. umin.ac.jp/~jsog-art/data.htm（2017 年 7 月 15 日）

岡本祐子（2007）．アイデンティティ―生涯発達論の展開―　ミネルヴァ書房

岡本祐子（2008）．女性のライフサイクルとこころの危機―「個」と「関係性」からみた成人女性のこころの悩み―　こころの科学, *140*, 18-24.

岡本祐子・松下美知子（編）（1994）．女性のためのライフサイクル心理学　福村出版

大竹恵子（2004）．女性の健康心理学　ナカニシヤ出版

相良洋子（2009）．月経随伴症状に対する心身医学的対応　心身医学, *49*, 1163-1170.

Unruh, A., & McGrath, P. J.（1985）. The psychology of female infertility: Toward a new perspective. *Health Care for Women International, 6*, 369-381.

渡邊知映（2008）．生殖器にかかわる健康　吉沢豊子・鈴木幸子（編）　女性看護学（pp. 248-249）　メヂカルフレンド社

第9章

不眠症者への健康心理学的援助

松田英子

1. 日本人における睡眠の問題

（1）生涯発達と睡眠の問題

　日中の社会的機能と睡眠の質と量は密接な関係にあり，健康的で満足のゆく生活を送るためには上手に睡眠と覚醒のバランスをとることが必要である。しかしながら，現代日本においては，あらゆる年齢層で睡眠の問題が見られる。

　睡眠の量，つまり睡眠時間については，1960年から5年毎に実施されているNHK国民生活調査が，調査するたびに日本人の睡眠時間が短縮傾向にあるという貴重なデータを示している（NHK放送文化研究所世論調査部，2011）。調査対象のうち児童，生徒と成人は睡眠時間の不足，大学生や高齢者では時間そのものより位相の異常，つまり睡眠リズムの乱れが見られる。10歳以上の日本人約5,000人の平日の平均睡眠時間に関しては，7時間14分と調査開始以来の最少を記録しているし，働き盛りの40代50代では6時間台である。実際に世界主要各国と比較しても日本人の睡眠不足は際立っており，睡眠不足や不眠で悩んでいる人は5人に1人以上で中高年の特に女性に多い。その他の年代では，睡眠のリズムの乱れに関わる幼児期の保育園での午睡の問題，中高生の帰宅後の仮眠の問題，成人の交代勤務の問題が挙げられよう。いずれも生活環境と密接に関わる問題であり，睡眠だけを取り上げて適正化することの難しさがある。また睡眠不足は眠りたいのに心理社会的環境因により起きていようと努力している状態であり，眠ることが可能な状況になれば容易に眠りにつく可能性が高いのに対し，不眠は眠ろうとして環境を整えているのに眠れない状況であるので，結果的にそれぞれへの援助法は異なるのである。

　本章は睡眠の問題でもとりわけ多い後者の問題，つまり不眠症者への健康心理学的援助について述べるが，これらへの取り組みが，不眠の改善のみならず，

回復後の睡眠状態の維持，さらには心身の健康の増進に役立つと期待されている。

(2) 労働と睡眠の問題

　最も睡眠不足が顕著で，不眠症を含む睡眠の問題が多いのは，40，50歳代の労働者世代であり，睡眠の問題は労働の損失と医療費の増大につながる。また睡眠の問題は交通事故など労働災害を引き起こすのみならず，高血圧，糖尿病など生活習慣病との関連が強く，これらを悪化させる原因となる。とりわけ不眠はうつ病と生活習慣病との密接なトライアングルの関係にある。白川・高瀬（1998）は医療経済学の視点から睡眠の問題による経済的損失が年間1兆4,000億円，医療費の損失は5,000億円と試算している。

　日本の企業の15〜20％が夜間勤務や交代勤務を採用しており（大川，2007），夜勤勤務者と交代勤務者は体内リズムと異なるリズムに調整する必要があるため，不眠や過眠になりやすい。2006（平成18）年4月より施行された改正労働安全衛生法において，労働者の心身の健康を守るための時間外労働時間の規制は，睡眠時間の確保から算出されているし，また心身の各種疾患による休職，復職時の判定にも睡眠の回復が重要な条件となっていることは周知の通りである。

(3) 睡眠の不調の自覚症状に関する調査研究

　ICD-10に基づく睡眠の自覚症状に関する調査研究（Matsuda, 2011）では，日本人労働者488名と日本人大学生784名を比較した結果，大学生は不眠と過眠の症状が労働者より強く，一方で労働者は悪夢症状が強かった。各症状の割合を見ると労働者・学生ともに，睡眠の不調を示す，不眠，過眠，悪夢のいずれもが見過ごせないほど存在し，過眠や悪夢よりも不眠が多いが，薬物治療を受けている人は少なかった。このことを支持する知見として，内村（2007）では，不眠の悩みのある者1,687名の「眠れないときの対処法」として，「何もしない」が43.5％，「寝酒をする」が29.5％と多く，「医師に相談して睡眠薬を処方してもらう」が17.0％，「市販の睡眠改善薬を使用する」が7.3％に留まると報告している。

（4）服薬抵抗感の問題

　日本人は不眠に代表される睡眠の問題が深刻なわりには，治療への動機づけが低いことは従来から指摘されてきた（Soldatoes et al., 2000）。その背景に，薬物治療に関する誤った信念がある。例えば，「睡眠薬に依存して一生飲み続けないと眠れない」「（自殺の手段としての）大量服薬に否定的なイメージがあって薬を飲みたくない」などである。薬物治療が必要にもかかわらずこれら信念を持つ場合には，治療抵抗をもたらす信念に対応する健康カウンセリングが必要である。また，依存性が確認されているベンゾジアゼピン系睡眠薬は短期の使用に止めることが推奨され，近年は服薬管理や減薬の指導を行うクリニックもあり，睡眠衛生指導の中で触れていく必要がある（松田・津田，2015）。

2.　不眠のアセスメント

（1）不眠に関連するその他の睡眠障害

　成人で見られる不眠と関連する睡眠障害について，その種類と症状について述べる。最初に昼間の眠気は覚醒障害であると考えたのは睡眠覚醒障害診断分類（Diagnostic Classification of Sleep and Arousal Disorders: DCSAD）であり，その後米国睡眠障害連合の「睡眠障害国際分類（ICSD）」や世界保健機関の「国際疾病分類第10版（ICD-10）」にもこの概念が取り入れられてきた（大川，2012）。米国精神医学会では DSM-5（American Psychiatric Association, 2013）から，睡眠－覚醒障害群が採用されている。睡眠に不調があると，日中の覚醒状態にも影響することから，これらの考え方は妥当であろう。以下に DSM-5 にしたがって，不眠症およびそれに関連するその他の睡眠覚醒障害を紹介する。これらの睡眠障害との合併や鑑別診断が必要になる。

1）不眠障害

　寝付に時間がかかる，途中で目が覚める，起きる予定の時間よりも早く目が覚める，日中の眠気や意欲・活動性の低下が見られ，満足のいく睡眠をとれないことを主症状とする。成人では，入眠困難，中途覚醒，早朝覚醒，睡眠時間の不足感，睡眠の質の不満足感といった「睡眠に関する問題」と，日中の気分の低下，日中の活動性の低下，日中の眠気といった「睡眠の問題が日中に及ぼ

す影響」が，区別されずに1因子構造を示すが，思春期までは2因子構造を示すという台湾のデータからの指摘もある（Yen et al., 2010）。適切な睡眠は個人によって異なるため，近年は診断基準として，後者が重要視される傾向にある。

2) 呼吸関連睡眠障害

いびきがひどく，夜中に頻繁に呼吸がとまることによる，中途覚醒があるため，ぐっすり眠った感じがなく，日中に疲労感や眠気が残ることを主症状とする。

3) 概日リズム睡眠‐覚醒障害

睡眠のパターンが非常に不規則になるため，一定の生活リズムを保ち，社会生活との折りあいをつけることが難しいことを主症状とする。睡眠相後退型，睡眠相前進型，不規則睡眠‐覚醒型，非24時間睡眠‐覚醒型，交代勤務型がある。

4) 睡眠時随伴症群

①悪夢障害

生命や自尊心が脅かされる生々しい恐怖の夢を見て，飛び起きてしまい，覚醒後に嫌な気分が残ることに悩まされていることを主症状とする。

②レストレッグス症候群

夜間安静時に脚の奥の方にむずむず感など不快な感覚が生じ，脚を動かしたくてたまらない強い欲求のために，入眠困難が生じることを主症状とする。

(2) 不眠症に関する心理学的・医学的アセスメント

不眠症が疑われる相談者に対し重症度をアセスメントする際によく使用されている心理学的アセスメント（各種質問紙，睡眠日誌）と医学的アセスメント（アクチグラフィ，睡眠ポリグラフ検査など）を表9-1に挙げる。

(3) 不眠症の問診項目

不眠症が疑われる相談者に対し，初回のアセスメント時に確認すべき項目を表9-2に挙げる。不眠と関係がある代表的身体疾患には高血圧や糖尿病などの生活習慣病があり（筒井，2008），精神疾患にはうつ病がある（渡辺，2012）ため，治療の進行に影響するこれら要因についても本人に確認をする必要がある。

表 9-1 不眠の評価方法

手法	おもな方法
1) 質問紙	不眠重度質問票（ISI）：2週間の睡眠・日中の機能を評価する。 アテネ不眠尺度（AIS）：過去1ヶ月・週3回以上あった症状をチェックする。 睡眠に対する非機能的な信念と態度質問票（DBAS）：睡眠に対する信念（考え方）と態度（行動）を評価する。不眠に対する認知行動療法の効果判定に適している。 ピッツバーグ睡眠質問票（PSQI）：過去1ヶ月の睡眠と日中の機能を評価する。
2) 睡眠日誌	就床時間や睡眠時間を連日記録することによってパターンを認識する。睡眠習慣や入眠障害・中途覚醒の確認，概日リズム睡眠障害の除外などが可能である。
3) アクチグラフィー・ ウェアラブル活動量計	手首や腰に装着した加速度センサー内蔵装置により活動量を測定し，睡眠と覚醒状態を測定する。近年はウェアラブル端末で，より簡易に測定できるものもある。おおまかな睡眠相を見る点で優れている。
4) 睡眠ポリグラフ検査	睡眠検査の gold standard（最良の検査）であるが，不眠時の特徴的な所見が見られにくい。検査室で1度のみ行う場合は「普段に増して不眠になる」「家を離れたことでよく眠れる」などの第1夜効果が見られることもある。
5) 携帯型脳波計	覚醒・軽睡眠・深睡眠・レム睡眠の判定が可能，装置は軽量で操作が簡便であり，在宅で数日記録することも可能。
6) 深部体温・メラトニン	概日リズム睡眠障害の指標。メラトニンは，血中あるいは唾液中に含まれるメラトニン量を測定する。

表 9-2 不眠の問診で確認する項目

確認事項	具体例
1) 主訴	入眠困難，睡眠維持困難，早朝覚醒，熟眠感の欠如，日中の精神・身体機能の障害など。
2) 現病歴	発症時期，原因・誘因（加齢による生理的変化も含む）。退職，配偶者の死，自らの身体疾患への不安，死に対する不安，うつ病などの精神障害，疼痛を伴う身体疾患など。
3) 現症	就床・入眠・覚醒・起床時刻，中途覚醒の有無，中途覚醒後の再入眠に要する時間など。その他，入眠前の行動（過激な運動，高温での入浴，携帯機器の使用などの過剰な精神活動）や帰宅時刻，環境（騒音，照明），就床前・時の不安（今夜も眠れないのでは，眠れないと明日つらい，早く眠りたい……）。
4) 家族歴，既往歴， 合併症	家族歴：不眠症者の有無，うつ病など精神障害の有無。既往歴，合併症：身体疾患（高血圧，糖尿病，疼痛，アトピー性皮膚炎など），精神障害（統合失調症，うつ病など）
5) 病前性格，生活史	社会生活への適応方法，適応・不適応状態。

144　第 9 章　不眠症者への健康心理学的援助

特に日本人の抑うつは，年齢で調整した BDI 得点は，23 カ国中男女とも台湾，韓国に次ぐ 3 位と深刻であり（Steptoe et al., 2007），抑うつ対策としても不眠の改善が重要である。

3.　不眠の重症度と治療的・予防的介入のレベル

（1）不眠症に関する医学的治療法

　睡眠の問題は一見医学的問題と考えられ，実際にレストレッグス症候群での薬物治療や概日リズム障害での高照度光療法，あるいは表 9-1 に挙げたような睡眠時無呼吸症候群などでの終夜睡眠ポリグラフ検査による医学的アセスメントが必要である。しかし，睡眠に関しても病と健康は連続線上にあるため，減薬のための心理療法や不眠症予防のためのセルフケアが必要な心理学の問題でもある。その場合，個人の問題意識や状況にあわせての支援が必要で，科学的根拠（エビデンス）のあるセルフケアを地域社会の中で実践していく必要がある。

（2）不眠症に関する心理学的治療法・予防法

　不眠症のリスクの高い集団のための心理支援の 1 つに認知行動療法（cognitive behavioral therapy: CBT）がある。CBT とは，我々の物の見方と感じ方，振る舞いを変化させることによって，症状や問題行動の改善を図ることを目的とした治療法である。先述のように特に日本人は深刻な睡眠障害に悩まされている者が多いものの，服薬抵抗感が強いため，CBT を中心とする睡眠障害に対する非薬物療法の支援効果が期待されている。不眠症用認知行動療法（CBT for insomnia: CBT-I）は，セルフモニタリング法，筋弛緩法，睡眠制限法，認知再構成法などの各種技法のパッケージから構成されており，不眠症に至らない程度の睡眠の不調についても適用できるため，予防法や快眠増進法としても利用可能である。今後，睡眠障害を支援する臨床実践においては，睡眠障害の種類や重症度に応じた CBT の適用の工夫，個人の特徴に応じた適用，すなわち個別最適化介入についても求められていくであろう。

　図 9-1 に不眠の重症度別の介入法をまとめた。第一次予防では，健康心理学

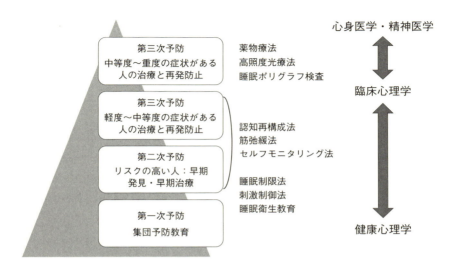

図 9-1　不眠の重症度と介入方法（松田，2015 を改変）

の領域として，睡眠衛生教育，刺激統制法，睡眠制限法があり，早期発見および早期治療を目的とする第二次予防から，治療および再発防止を目標とする第三次予防の軽度～中等度までは，臨床心理学の領域として，セルフモニタリング法，筋弛緩法，認知再構成法が挙げられる。第三次予防の中等度～重度の症状がある人には，薬物療法，高照度光療法，終夜睡眠ポリグラフ検査などの医学的治療，医学的アセスメントがさらに必要になる。次節では，不眠症に対して健康心理学領域と臨床心理学領域で使用する CBT-I の技法について説明する。

4. 不眠症と認知行動療法

(1) 不眠を維持・増悪する 3 つの特徴

不眠症者が示す，不眠を維持，増悪させる特徴を 3 カテゴリー別に紹介する。

1) 行動的特徴

日中の生活習慣（例：運動不足，就寝前の過剰な運動，昼間の仮眠や居眠り），就寝前の習慣（例：飲酒，カフェインの摂取，高温の風呂に入る），就床後の習

慣（例：テレビ視聴，ゲーム，携帯，スマートフォンの使用），寝られない時の習慣（例：時計を何度も見る，できるだけ長く布団の中で過ごす）など，これらは不眠からの回復に支障をきたす行動の特徴である。

2）認知的特徴
就寝前の不安思考（例：「今日は寝られるだろうか」），就床後の考えの反芻（例：「今後，どうなってしまうのだろう」），睡眠に対する帰属錯誤（例：「8時間寝なければ，翌日の仕事で失敗する」）など，否定的思考が見られる。

3）身体的特徴
慢性的な疲労感，体温調節の難しさ，持病による痒みや痛み，尿意など，就床後身体の緊張やりきみなどが，睡眠を妨げる要因である。

（2）不眠症に使用される認知行動療法の技法
CBT-I は，図9-1のうち健康心理学および臨床心理学領域で使用される非薬理学的技法の組み合わせから構成される。CBT-I（週1回60分6〜8回のセッション：①〜⑤の組み合わせ）の治療有効率は70〜80％と薬物療法と同等に高く，効果の維持期間が薬物療法より長い（Morin et al., 1999）。単一セッションやセルフケア，心理教育でも相応の効果が期待されている（足達・山上, 2002; Kaku et al., 2012）。CBT-I は服薬抵抗感のある場合にはもちろんのこと，服薬中でも減薬し，服薬停止になる可能性が高まり，再発予防にも効果が期待されている（岡島・井上, 2010）。上述の不眠症を維持・増悪する3つの特徴に対応させて各技法を紹介する。

（3）行動的特徴への介入
1）睡眠衛生教育
生活リズムを整え，睡眠欲求を高めるための適度な運動習慣，アルコールやカフェイン，ニコチンなどの嗜好物の摂取に関する節制，寝具，寝衣，室温，遮光，防音などの就寝環境を整えるなど，基本的な生活指導が含まれる。

2）刺激制御法
眠い時にしか寝床に行かない，眠れなければ寝床や寝室から出る，日中は昼寝をしないなどの寝る時の決まりごとで，条件づけを応用して，眠りのタイミ

4. 不眠症と認知行動療法　147

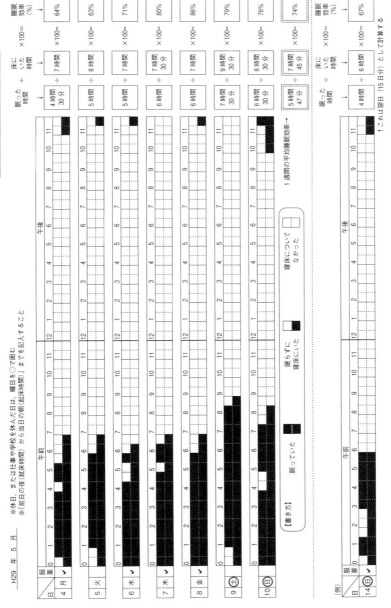

図 9-2　睡眠日誌の記入例

148 第 9 章　不眠症者への健康心理学的援助

ングや環境を整え，眠りをもたらしやすくする技法である。

3）セルフモニタリング

睡眠の改善には睡眠状況の確認が必要となるため，1 週間か 2 週間ごとの睡眠日誌を継続的につけて，自分の睡眠を客観的に見ることが必要である。また刺激統制法の実施や CBT-I による睡眠の改善に関しても確認することができる。睡眠日誌には就床時刻，入眠時刻，中途覚醒時間，覚醒時刻，起床時刻を記入し，在床時間と睡眠時間から睡眠効率を算出できるようにする。

図 9-2 に睡眠日誌の記入例を示す。

4）睡眠制限療法（徐々に質の良い睡眠を増やす）

睡眠日誌によるセルフモニタリングを行い，在床時間を最初の平均睡眠時間＋ 15 分にする。不眠症者の場合，最初は就床時間がかなり遅くなる。そして起床時間は毎日一定にする。目標時間として，睡眠効率（実質睡眠時間÷床上時間× 100）が 85％以上となったら，在床時間を 15 分増やす。つまり徐々に就床時間を前倒しにして，質の良い睡眠時間を増やす方法である。

（4）認知的特徴への介入

1）認知再構成法

認知的活動（予期，判断など）が行動や感情に影響するとの認知機能主義に基づき，睡眠を妨げる認知（ものの見方）を現実的，適応的に再構成する。入眠前（宗澤ら，2007）や中途覚醒時の自動思考（岡島・井上，2012）や睡眠に関する誤った信念を，適応的で眠りをもたらす行動が生じるように再構成するものである。例えば，頭の中で反芻する思考を打ち消そうとする，入眠時あるいは中途覚醒時に何度も時計を確認していないかを確認する。また「早めに横になっておけば，眠れなくても何とか日中は動ける」と考えて早めに就床する行動は，刺激統制法や睡眠制御法からは適切でないため，修正する必要が生じる。以下に，入眠時の反芻思考と中途覚醒時の自動思考を取り上げ，それぞれ大学生（表 9-3）と社会人の例（表 9-4）を示す。

2）認知を修正するための行動実験

行動実験とは，悪循環を引き起こしている行動や思い込みを明らかにし，好循環をもたらすような行動の実践を促す方法のことである。例えば，「8 時間眠

4. 不眠症と認知行動療法　　**149**

表 9-3　入眠前の思考活動の例（大学生）

①状況	ベッドに入ったが，成績が心配で寝つけない
②不快な感情	不安 70%　憂うつ 60%
③自動思考	眠くて授業に集中できなくなるかもしれない。 眠れないと成績が悪くなって卒業できなくなる。
④合理的思考	授業中の他に，課題やテストを頑張ることで巻き返せる。 成績については今考えなくてもいいことだ。 眠れなくても，翌日に居眠りするとは限らない。
⑤結果（予測）	不安 20%　憂うつ 10%

表 9-4　中途覚醒時の思考活動の例（社会人）

①状況	夜中に起きた時，やり残した仕事を思い出した
②不快な感情	絶望 100%　恐怖 80%　不安 50%
③自動思考	やってしまった。もう終わりだ。 自分はいつも仕事ができないダメな奴だ。首になってしまう。 今すぐ仕事をしても，今度は寝る時間がとれなくて明日は失敗するだろう。 このままでは明日とりかかっても終わらないだろう。
④合理的思考	いつもは仕事をこなせている。一生懸命取り組めば必ず終わる。 睡眠時間が少なくても失敗しない日もあった。 今回はたまたまだった。次から気を付ければよい。 よく考えたら明日でも間に合うかもしれない。上司に確認・相談しよう。
⑤結果（予測）	絶望 60%　恐怖 30%　不安 20%

表 9-5　入眠前の思考活動と認知的再構成の例（社会人）

①状況	朝から大事な会議，寝坊しないか不安
②不快な感情	焦燥感 80%　不安 70%　恐怖 70%
③自動思考	眠れないと会議中に居眠りしてしまう。 このままでは寝坊してみんなの前で恥をかく。 失敗して首になってしまったらどうしよう。
④合理的思考	よく眠れた日でもミスしたことはある。 すでに準備はできているので失敗しないだろう。 自分が頑張っていることはみんな知っているし，1度のミスや遅刻で解雇されることはない。
⑤結果（予測）	焦燥感 20%　不安 40%　恐怖 30%

れないと明日は仕事にならない」との思い込みがある場合には，睡眠日誌に仕事の遂行度を併記する。「睡眠時間が8時間より短かった日でも，満足のゆく仕事ができた日もある」と気付く。またその逆の場合でも「睡眠時間と仕事の遂行度は必ずしも関係しているわけではないな」と認知の変容が起こる。「眠れないことが，体調の悪い原因である」場合も「日中の状態は必ずしも睡眠に左右されるわけではない」「睡眠薬を飲まないと眠れない」場合は「睡眠薬を減らしてもそこそこ眠ることができた」などである。以下に，社会人において行動実験を行った結果，認知的再構成が図られた例を示す（表9-5）。

（5）身体的特徴への介入

漸進的筋弛緩法，自律訓練法などリラクセーションをもたらす筋弛緩法により，「力を入れた状態（緊張）」と「抜いた状態（弛緩）」を交互に繰り返すことで弛緩状態が作りだせるようになる。その結果，日中および夜間の覚醒状態を下げることにつながる。特に寝床に入る前の不安，緊張を緩和すると寝付きがよくなる。5分ほどの筋弛緩法を面接時間内で1回実施し，毎日寝る前と昼休み時間など日中に1回ずつ継続して実施する。睡眠薬を服用している場合には，服用後と就床の間で1回実施するとよい。

5. 不眠症に関する認知行動療法による事例研究

最後に，若年労働者でCBT-Iを適用した事例報告[1]を紹介する。

（1）はじめに

入社後のOJT終了後の実際に仕事を担当する時期から，不眠を主訴として来談した新入社員の事例である。CBT-Iによる不眠の改善に関する支援を通して，若年労働者のキャリア発達を促し，職場適応を促した事例について考察する。

1）日本カウンセリング学会第46回大会で学会発表を行い，加筆した事例報告である（松田，2013）。

（2）事例の概要

1）クライエント

Aさん，23歳，社会人1年目。営業職。

2）主　訴

①（本人談）帰社後，生活環境の変化のせいか，不眠症のような状態が続いているので何とかしたい。寮では眠れない。（会社談）職場の人間関係に積極的ではなく，性格的には頑固なのか，上司や先輩からの指導に対して素直に受け入れられず，職場内で孤立傾向にあるので，心配している。

3）家族・生育歴

両親と祖父母，同胞がいる。通勤の関係で，社員寮に入寮して一人暮らしであった。学生時代は，学業の他，運動系サークルやボランティア活動など，積極的に過ごしていた。これまでに精神疾患の既往歴や受診歴，相談歴はない。但し，思春期より，宿泊を伴う合宿や旅行では不眠傾向があったという。

4）問題の経過と来談経緯

X年8月にA本人からの申し込みで来談した。ほぼ同時期に，職場不適応を心配した会社の方からの依頼で，環境調整するための情報公開型の面接も行った。X年3月に入寮。慣れない環境下での急性不眠を予測したAは，実家より予め使い慣れた寝具一式を持参している。X年4月入社，その後研修期間には宿泊所で寝泊まりしていた。X年5月寮生活に戻った連休明けに不眠症状出現，特に資格試験に不合格となった6月以降，主観的には睡眠時間は3～4時間ぐらいとなった。その後X年8月に来談となった。

5）心理査定（SCID）および援助方針

ICSD睡眠障害国際分類第2版（American Academy of Slep Medicine, 2010）による「精神生理性不眠（中等度～重度）」の診断基準を満たしている。具体的には，A）入眠困難（＋），中途覚醒（＋，一晩平均3回），早朝覚醒（－），B）眠る機会が適切であるにもかかわらず，症状が生じている。C）夜間睡眠の障害による日中の症状：疲労感（＋），注意力の低下（＋），職業生活上の支障（＋），焦燥感（－），日中の眠気（＋），気力の減退（－），勤務中の事故の危険性（現在のところ－），頭痛（＋），睡眠に関する心配（－）であった。

当初は環境の変化（転居，入社，寮生活）による適応障害性不眠症（急性不

眠症）であったが，その配属先でのコミュニケーション不全，職務上必要な資格試験と相互作用して，精神生理性不眠症に移行したものと見立てた。本人に薬物療法を受けるための受診を勧めたが，服薬抵抗感を示したため，症状の改善が見られない時，悪化した時には必ず受診することを約束した。そのためCBT-Iと不眠の原因となった職場のトラブルに対処するためのキャリアカウンセリング，会社に対しては，コンサルテーションを通して，本人の資質を生かし，職場適応を促す支援を依頼した。

（3）カウンセリング経過

1）＃1（X年8月第1週　初回面接）

主訴である不眠に至るまでの経緯を共感的に傾聴，その背景にある職場環境についても聴取した。入社動機について問うと，第一希望の職種ではなかったことが語られ，「資格試験に不合格だった自分は社会人失格だ」ととらえて落ち込んでいたので，通常の認知再構成法を行った。同期のほとんどとは学生時代の専攻が異なり，業界に関する基礎知識が同期とは最初から異なること，現在の職務を行うために覚えなければならない事項が同期より必然的に多くなることを確認した。その後主訴である不眠のアセスメントを行った。平日，休日の睡眠のリズムの確認，入眠を妨害する思考活動（「今日もまた眠れない」「眠れなかったら翌日ミスする」「勤務中に寝てしまったら，真面目にやっていないと評価される」），日中の職務ストレス，作業ミスの増加などをともに確認し，CBT-Iを1～2ヶ月のスパンで実施することの同意をとった。宿題として，睡眠日誌の記入をもとめ，睡眠のセルフモニタリングを促した。入眠前の筋弛緩法を導入した。

2）＃2（X年8月3週）情報公開型面接

睡眠日誌の宿題から，平均の総臥床時間は445.71分，総睡眠時間が291.42分，睡眠効率は65.28％であった。入眠時間は100分，平均中途覚醒回数は2.7回，中途覚醒時間は54分であることが確認された。そこで眠れる時間だけ床にいるように就床時間を後ろにずらす，睡眠制限法を実施した。CBT-Iと並行して実施したキャリアカウンセリングにおいて，資格試験の再受験に向けて睡眠改善の意欲を高めた。スタートのハンデはあるが，その業界では珍しい専攻の自

分を採用してくれた期待について振り返り、現在の職場不適応の状態を自己認識し、職場の上司や同僚とのコミュニケーションを図るために自己変容の意欲が高まってきた。カウンセラーから会社へのコンサルテーションとして、与えられた職務に対して、本人が自信を持って交渉できる知識やスキルがつくまでは、支持的な雰囲気での指導が望ましいと助言した。

3）＃3（X年8月5週）

宿題から、入眠潜時が30分〜60分/晩短縮、中途覚醒が1〜2回/晩に減少したことを確認した。前回の面接を踏まえた上司や先輩、人事との話し合いについても確認し、職場でのアサーショントレーニングを導入した。引き続きCBT-Iも継続して実施した。

4）＃4, 5（X年9月2週, 4週　終結）

入眠潜時は40分に短縮、睡眠効率も80％を超え、中途覚醒は1回/一晩と不眠の状態は改善傾向にあることを確認した。就床時刻を前倒しし、睡眠時間を15分ずつ延ばしていくように教示した。その結果睡眠時間も増え、帰宅後、資格試験対策の勉強に取り組めるようになった。本人からも仕事が忙しくなってきたので、CBT-Iによる学習を生かして継続して自分で取り組むとの言があり、悪化した際の再来談を促し、終結とした。

（4）考　　察

本ケースは最終的には薬物療法を受けなかったケースであるが、不眠の原因となっていた職場不適応に向きあい、キャリアカウンセリングによる自己変容と環境調整支援によって職場適応を図った。またCBT-Iによって必要な睡眠時間が確保できたことにより、覚醒時間の有効利用や仕事に対する意欲を高めることができたものと推察される。

6. 総　　括

日本人の睡眠の不調の深刻さの一方で、必要であるにもかかわらず、医学的治療を受けていない者が多い。服薬抵抗感を減らすような睡眠衛生教育による対処が必要である。睡眠薬治療抵抗性の強い日本人成人には、非薬物治療であ

るCBT-Iの適用により，不眠の改善効果，減薬および再発予防効果が見込める。なぜなら，CBT-Iは不眠症の維持・憎悪要因となる行動・認知・身体的特徴の修正が可能であるためである。認知行動療法の睡眠衛生教育，刺激統制法は，第一次予防（集団への指導）にも利用できる。フィードバックがあれば，睡眠制限法，セルフモニタリングも可能である。第二次予防以降の認知行動療法の各技法は，心理士の指導のもと実施することが望ましい。不眠症は治療のエビデンスが積み重ねられ，治療のガイドラインがほぼ確立しているので，パッケージとして，個別の臨床事例に積極的に応用できる。

謝　辞

　本発表で紹介する研究には，科学研究費若手研究B（No.22730552）および科学研究費基盤研究C（No.25380942）の補助を受けた研究成果が含まれている。

引用文献

足達淑子・山上敏子（2002）．慢性不眠の行動療法とその効果　精神神経学雑誌, *104*, 513-528.

American Academy of Sleep Medicine（2005）. *The international classification of sleep disorders*（2nd ed.）: *ICSD-II*. Chicago, IL: One Westbrook Corporate Center.（米国睡眠医学会　日本睡眠学会診断分類委員会（訳）（2010）．睡眠障害国際分類　第2版　医学書院）

American Psychiatric Association（2013）. *Diagnostic and statistical manual of mental disorders*（5th ed.）. Arlington.（アメリカ精神医学会　高橋三郎・大野　裕（監訳）（2014）．DSM-5 精神疾患の診断・統計の手引　医学書院）

Kaku, A., Nishinoue, N., Takano, T., Eto, R., Kato, N., Ono, Y., & Tanaka, K.（2012）. Randomized controlled trial on the effects of a combined sleep hygiene education and behavioral approach program on sleep quality in workers with insomnia. *Industrial Health*, *50*, 52-59.

Matsuda, E.（2011）. The association between sleep disturbance and depression: Epidemiological survey of insomnia, hypersomnia and nightmare in Japanese employee and adolescents. 7th International Congress of Cognitive Psychotherapy.

松田英子（2013）．不眠を主訴とする青年に対する認知行動療法とキャリアカウンセリング　日本カウンセリング学会第46回大会発表論文集

松田英子（2015）．睡眠障害への対処と認知行動療法—睡眠と覚醒の問題の治療と予防に

向けて　行動科学, *54*（1）, 45–54.

松田英子・津田　彰（2015）. 睡眠の個人差の理解と心理学的支援　フィスメック

Morin, C. M., Hauri, P., Espie, C. A., Spielman, A. J., Buysse, D. J., & Bootzin, R. R. (1999). Nonpharmacologic treatment of chronic insomnia. *Sleep, 22*, 1134–1156.

宗澤岳史・伊藤義徳・根建金男（2007）. 大学生を対象とした入眠時認知活動尺度の作成と信頼性・妥当性の検討　行動療法研究所, *33*（2）, 123–131.

NHK放送文化研究所世論調査部（2011）. 日本人の生活時間・2010—減少を続ける睡眠時間，増え続ける男性の家事—　放送研究と調査

岡島　義・井上雄一（2010）. 睡眠薬を長期服用している慢性不眠症患者に対する認知行動療法の効果　行動療法研究, *36*（3）, 195–203.

岡島　義・井上雄一（2012）. 認知行動療法で改善する不眠症―薬を手放し，再発を防ぐ　すばる舎

大川匡子（2007）. 不眠が社会生活に及ぼす影響　睡眠医療, *1*, 34–38.

大川匡子（2012）. 不眠症研究の歴史　井上雄一・岡島　義（編）　不眠の科学（pp. 34–38）朝倉書店

白川修一郎・高瀬美紀（1998）. 睡眠医療と健康被害・経済損失　臨床と薬物療法, *17*, 222–226.

Soldatoes, C. R., Dikeos, D. G., & Paparrigopoulos, T. J. (2000). Athens Insomnia Scale: Validation of an instrument based on ICD-10 criteria. *Journal of Psychosomatic Research, 48*（6）, 555–560.

Steptoe, A., Tsuda, A., Tanaka, Y., & Wardle, J. (2007). Depressive symptoms, socio-economic background, sense of control, and cultural factors in university students from 23 countries. *International Journal of Behavioral Medicine, 14*（2）, 97–107.

筒井末春（2008）. 生活習慣病と睡眠障害　心身健康科学, *4*（2）, 1–8.

内村直尚（2007）. 生活習慣病と睡眠障害　心身医学, *47*（9）, 771–776.

渡辺範雄（2012）. うつ病に対する不眠精神療法の臨床的有効性　精神神経学雑誌, *114*（2）, 158–166.

Yen, C. F., King, B. H., & Chang, Y. P. (2010). Factor structure of the Athens Insomnia Scale and its associations with demographic characteristics and depression in adolescents. *Journal of Sleep Research, 19*, 12–18.

第10章
糖尿病者への健康心理学的援助の基礎

東海林　渉

1. はじめに

　糖尿病は代表的な慢性疾患の1つである。ひとたび罹患すれば，生涯にわたって食事療法や運動療法，薬物療法などで自己管理に取り組まなければならない。過去には知識の獲得と脅威の認識が自己管理行動（self-management behavior）を左右する主たる要因と考えられたこともあったが，これまでの多くの研究から，自己管理行動には多数の要因が複雑に関連していることが分かってきた。本章と次章では，糖尿病に関する健康心理学研究の成果を踏まえて，身体疾患としての糖尿病を心理学の観点から捉え，糖尿病者に対する健康心理学的援助について紹介する。

　本章では，まず，糖尿病者の心理面を扱うための医学的な基礎知識と糖尿病の予防戦略を紹介する。続いて糖尿病に関連する精神疾患を取り上げ，さらに糖尿病に特異的なストレスについて概観する。

2. 糖尿病について

　国際糖尿病連合（International Diabetes Federation: IDF）が発行している「糖尿病アトラス 第7版 2015」によると，世界における20〜79歳の成人の糖尿病有病者数は2015年で4億1,500万人（当該人口の8.8%）であり，およそ世界の11人に1人が糖尿病であると推定されている。

　厚生労働省の調査では，日本の糖尿病者数は1997年から2007年まで増加が続いたが，2012年に初めて減少に転じた（厚生労働省，2014）（図10-1）。我が国では2000年から国家的な健康対策として「21世紀における国民健康づくり運動（健康日本21）」が実施されており，糖尿病の発症予防，早期発見と治療

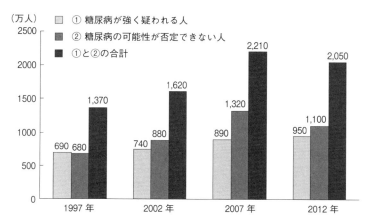

図 10-1　日本の糖尿病者数の推移（厚生労働省，2014 より作成）

の継続，合併症の発症予防に様々な対策が講じられてきた。近年，国内における糖尿病者数増大にブレーキがかかってきたのは，こうした取り組みの成果と思われる。「健康日本 21」は 2012 年に第 1 次が終了し，2013 年からは「健康日本 21（第 2 次）」に移行し，なお国を挙げての糖尿病対策が続いている。

（1）糖尿病の分類と治療

糖尿病はインスリン作用不足により慢性の高血糖状態をきたす代謝疾患である（清野ら，2012）。代表的な分類として，自己免疫性疾患の「1 型糖尿病」と生活習慣病としての「2 型糖尿病」がある（表 10-1）。

1 型糖尿病は子どもや若年者で急に発症することが多く，自己免疫の異常によって膵臓の β 細胞が破壊され，インスリン分泌の絶対的不足が生じる。そのため，1 型糖尿病者は生命活動を維持するために発症直後からインスリン自己注射や持続皮下インスリン注射療法（別名：インスリンポンプ療法[1]）などのインスリン療法を余儀なくされる。本来，人間のインスリン分泌には，一日中一定の割合で分泌される基礎インスリン（basal insulin）と，食後の血糖値の上昇に反応して分泌される追加インスリン（bolus insulin）の 2 パターンがある

---

[1] 携帯型の小型ポンプによりカテーテル（細い管）を通して，インスリンを皮下組織に自動で持続的に注入する方法。食事などの際は手動でインスリンを追加注入する。

表 10-1　1 型糖尿病と 2 型糖尿病の比較（日本糖尿病学会，2007 を改変）

	1 型糖尿病	2 型糖尿病
発症機構	主に自己免疫を基礎にした膵 β 細胞破壊，HLA[a] などの遺伝因子に何らかの誘因・環境因子が加わって起こる	インスリン分泌不全とインスリン抵抗性をもたらす複数の遺伝因子に過食，運動不足などの環境因子が加わってインスリン作用不足を生じて発症する
発症年齢	子ども，若年者に多い 成人発症もいる	中年以後に多い 子どもでも増加傾向
発症様式	多くは急性，亜急性[b]	緩徐，しばしば無症状
体型	やせ型が多い	発症前から，多くは肥満
家族歴	あり（少ない）	濃厚
血糖値の安定性	しばしば不安定	普通は安定
インスリン治療	生存に不可欠	時に必要

a) HLA (Human Leukocyte Antigen ヒト白血球型抗原) は人間の免疫機構に関わる重要な要素。
b) 劇症型（数日で発症）や緩徐進行 1 型糖尿病（数年かけて発症）もある。

（日本糖尿病学会，2007）。そのため，1 型糖尿病のインスリン療法では，作用時間の異なる複数のインスリン製剤を組み合わせて使用したり，インスリンポンプを用いたりして，健常者のインスリン分泌パターンを再現することが目標になる。通常，1 型糖尿病者は，自己血糖測定（self monitoring of blood glucose: SMBG）で血糖値をモニタリングし，食事のたびに追加インスリン量を調節して必要量を注射（注入）するとともに，就寝前や起床後など決められた時間に基礎インスリンを注射（注入）する「強化インスリン療法」を行う（日本糖尿病学会，2014）。

　一方，2 型糖尿病は我が国における糖尿病者の 90%以上を占め，中年以後に緩やかに発症に至ることが多い。病態の進行にインスリン分泌の低下とインスリン感受性の低下（インスリン抵抗性の増大）の両者が関わっている。これらの機能低下には過食や運動不足などの生活習慣が影響するため，治療では食事療法や運動療法による生活習慣の改善が欠かせない。薬物療法では，インスリン分泌の促進やインスリン抵抗性の改善のために経口血糖降下薬が用いられる。経口血糖降下薬は，その作用機序からインスリン分泌促進系（スルホニル尿素薬，速効型インスリン分泌促進薬，DPP-4 阻害薬），インスリン抵抗性改善系（ビグアナイド薬，チアゾリジン薬），糖吸収・排泄調節系（α-グルコ

シダーゼ阻害薬，SGLT2 阻害薬）の 3 種類に分類されている（日本糖尿病学会，2014）。2 型糖尿病では，これらの薬剤を病態に応じて使い分けたり併用したりして，血糖値の正常化を目指す。ただし，高血糖の是正が必要な場合は，2 型糖尿病者でもインスリン自己注射によるインスリン療法が選択されることもある。

　糖尿病者は合併症予防のために，血糖値をなるべく正常域に近づけることを目標に血糖コントロールに取り組む必要がある。血糖コントロールの状態を判断する指標には，「空腹時血糖値」や「食後血糖値」などいくつかあるが，代表的な指標は「HbA1c（hemoglobin A1c，ヘモグロビン・エー・ワン・シー）」である。HbA1c は，赤血球のヘモグロビンに血中のブドウ糖が結合したもの（糖化ヘモグロビン）の 1 つである。通常，通院時に血液検査で測定され，検査値は血中全体のヘモグロビン量に占める HbA1c の割合（%）で示される[2]。HbA1c は過去 1 〜 2 ヶ月間の平均血糖値を反映するもので，食事の影響を受けて変動しやすい空腹時血糖値や食後血糖値よりも評価が安定しているため，慢性高血糖の判断に適している（日本糖尿病学会，2013）。日本糖尿病学会のガイドライン（「科学的根拠に基づく糖尿病診療ガイドライン 2013」）では，合併症予防のためには HbA1c を 7.0%未満にすることが目標とされている。

（2）糖尿病の合併症

　慢性的な高血糖状態が続くと，糖尿病性合併症の危険性が高まる。明確な自覚症状がない糖尿病の真の怖さは，静かに歩み寄る深刻な合併症であり，それゆえに糖尿病は「サイレント・キラー」と称されることがある。糖尿病の合併症には，大きく分けて糖尿病に特有の細小血管障害（細い血管に見られる合併症）と，特有ではないが高頻度に発症し，かつ重篤な大血管障害（太い血管に見られる合併症）がある。

　2）日本国内での HbA1c の表記は 2010 年まで日本糖尿病学会（Japan Diabetes Society: JDS）標準検体に依拠した HbA1c 値を採用してきたが（通称，JDS 値），2014 年 4 月 1 日から国際的に広く用いられている国際標準値（National Glycohemoglobin Standardization Program: NGSP 値）に完全に移行した。JDS 値は NGSP 値に比べて約 0.4%低い値になることが知られているため，混乱や誤解を招かないように，現在では著作物だけでなく特定健診・保健指導や日常臨床などで HbA1c の表記は NGSP 値に統一されている（日本糖尿病学会，2013）。

細小血管障害である「網膜症」,「腎症」,「神経障害」は糖尿病の三大合併症と呼ばれ, 進行するとそれぞれ, 眼底出血や失明, 腎不全や人工透析の導入, 下肢知覚障害や起立性低血圧などをきたす。糖尿病を原因疾患としてこれらの合併症を発症する者は多く, 糖尿病性網膜症は中途失明と視覚障害の原因疾患の第2位(中江ら, 2006; 若生ら, 2014), 糖尿病性腎症は透析導入患者と現在透析中の患者の主要原疾患の第1位となっている(日本透析医学会, 2015)。また, 神経障害は糖尿病性合併症の中で最も頻度が高く, 糖尿病者の約半数が神経障害を発症しているという指摘もある(峯山・野田, 2013; 日本糖尿病対策推進会議, 2008)。

糖尿病は動脈硬化を招きやすく, 動脈硬化は狭心症, 心筋梗塞, 脳梗塞, 下肢閉塞性動脈硬化症などの大血管障害を引き起こす。これらは平均寿命や健康寿命に直接関連するため, その予防が重要である。糖尿病者は, 糖尿病でない者(以下, 非糖尿病者)と比べると狭心症や心筋梗塞のリスクが3倍以上, 脳梗塞のリスクは2倍以上, 歩行困難や壊疽による足の切断をもたらす閉塞性動脈硬化症のリスクは約3〜4倍高いとされている(Selvin et al., 2004; 曽根・山田, 2010)。

これらの合併症の多くは自覚症状のないままに発症し, 病態が進行していく。そのため合併症の発症や進行を防ぐために, 定期的な健診や検査, 健康的な生活習慣の維持, 良好な血糖コントロールに継続的に取り組んでいくことが求められる。

(3) 糖尿病の予防

糖尿病は進行性の慢性疾患のため, 予防戦略は3段階に分けられる(図10-2)。糖尿病の発症予防(一次予防), 糖尿病発症後の進行予防・合併症予防(二次予防), そして糖尿病や合併症のさらなる重篤化予防(三次予防)である(後

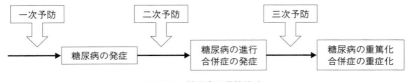

図10-2　糖尿病の予防戦略

表 10-2　境界型糖尿病者に対する 2 型糖尿病発症予防のための生活習慣介入の大規模研究

研究名、実施地、（著者、公表年）	対象 追跡期間	介入内容	主な結果 [a]
The Da Qing IGT and Diabetes Study 中国 (Pan et al., 1997)	対象：IGT（耐糖能異常）を示した男女 577名 追跡期間：6年	①食事介入群：カロリー制限、糖質・脂質などの栄養素の管理、飲酒量の管理。個別の目標設定・小集団カウンセリングの実施。②運動介入群：身体活動の増加。③食事介入＋運動介入群：食事介入グループと運動介入グループの内容の両方を実施。④対照群：糖尿病とIGTに関する情報提供、食事と身体活動に関する小冊子の配布。	対照群と比較した糖尿病発症リスクの減少率：①対照群に比べて31%減少 ②対照群に比べて46%減少 ③対照群に比べて42%減少
The Diabetes Prevention Study フィンランド (Tuomilehto et al., 2001)	対象：IGT（耐糖能異常）を示した肥満の男女 522名 追跡期間：平均3.2年	①生活習慣介入群：体重・脂質の総摂取量・飽和脂肪の摂取量の減少と、食物繊維の摂取・身体活動の増加を目的とした個別化されたカウンセリング（個別化された食事に関する面談、栄養士による面談、身体活動に関する個人ガイダンス、運動耐容能の改善と防力増強をねらった負荷トレーニング）②対照群：口頭または書面で、ベースライン時と年1回の食事面談時に、食事と運動に関する情報提供と、小冊子を使った3日分の食事日誌の作成	2年時点の体重減少：①3.5 ± 5.5kg ②0.8 ± 4.4kg 4年時点の糖尿病の累積発症率：①11% ②23% 4年時点の糖尿病リスクの減少率：対照群に比べて入群で58%減少
The Diabetes Prevention Program 米国 (Knowler et al., 2002)	対象：IGT（耐糖能異常）を示した肥満の男女 3,234名 追跡期間：平均2.8年	①集中的なライフスタイル改善プログラム群 ②標準的なライフスタイルの勧告＋メトホルミン服薬群（2回／日 850mg）③標準的なライフスタイルの勧告＋プラセボ服薬群（2回／日）④対照群（標準的なライフスタイルの勧告＋プラセボ服薬プログラム）（集中的なライフスタイル改善プログラム：カロリー・脂質の摂取量の低減と身体活動の増加によるプログラムを実施。その後、電話連絡を、6ヶ月に1回の個人セッション。行動変容に関する16回の個人セッション。セッションと集団セッション。減量と身体活動増加のための書面による情報提供と健康的な生活習慣の重要性を強調した年1回の個人セッションを実施。	糖尿病の年間発症数：①100人あたり 4.8人 ②100人あたり 7.8人 ③100人あたり 11.0人 対照群と比較した糖尿病発症率：①対照群に比べて58%減少 ②対照群に比べて31%減少 3年間で1人の糖尿病発症を予防するために必要な個人人数：①6.9人 ②13.9人
The Indian Diabetes Prevention Programme インド (Ramachandran et al., 2006)	対象：IGT（耐糖能異常）を示した男女 531名 追跡期間：中央値30ヶ月	①ライフスタイル改善群 ②メトホルミン服薬群（基本的に2回／日 250mg）③ライフスタイル改善＋メトホルミン服薬群 ④対照群（標準的なヘルスケアのアドバイス）※勧告づけ維持のため、月1回の電話連絡を、6ヶ月に1回の個人セッションを実施。ライフスタイル改善群に関する助言を実施。普段の身体活動レベルや食習慣を考慮して、個人に合わせた指導を実施。	3年の累積糖尿病発症率：①39.3% ②40.5% ③39.5% ④55.0% 糖尿病発症リスクの減少率：①対照群に比べて28.5%減少 ②対照群に比べて26.4%減少 ③対照群に比べて28.2%減少 1人の糖尿病発症を予防するために必要な個人人数：①6.4人 ②6.9人 ③6.5人

a)「主な結果」の丸つき数字は、「介入内容」の丸つき数字で示した各群に対応している。

162　第 10 章　糖尿病者への健康心理学的援助の基礎

藤ら，2013; 葛谷・坂根，2013）。

　年々増加する糖尿病者数を抑制することは世界的な課題であり，中国の Da Qing IGT and Diabetes Study（Pan et al., 1997），フィンランドの Diabetes Prevention Study（Tuomilehto et al., 2001），アメリカの Diabetes Prevention Program（Knowler et al., 2002），インドの Indian Diabetes Prevention Programme（Ramachandran et al., 2006）など，一次予防に関する無作為化比較研究が各国で行われている（表 10-2）。

　これらの研究では，境界型糖尿病（糖尿病予備軍）の者に対する生活習慣改善介入や薬剤による介入が，糖尿病の発症を予防するかどうかが検証された。研究ごとに構成された生活習慣改善の介入プログラムでは，内科医や栄養士らが，食習慣の改善や身体活動量の増加などを目的とした個人セッションあるいはグループセッションを複数回提供した。その結果，すべての研究で生活習慣改善プログラムの発症抑制効果が見られ，生活習慣改善の効果が薬剤と比べて同等かそれ以上の効果があり，約 30 ～ 60%発症リスクが抑えられることが明らかになった。これらの研究で採用されたプログラムに共通している特徴は，個人の食習慣を考慮して改善プランを提案したり，普段の身体活動量を踏まえて具体的な活動目標を設定したりするなど，個々に応じたプログラムを実施している点である。また，研究参加者のセッションへの動機づけを維持し，生活習慣改善への取り組みが継続されるように，少なくとも 1 ～ 3 ヶ月に 1 回は面談や電話連絡をするなどの工夫がされている。糖尿病の発症予防では，対象者一人ひとりがもともと持っている生活習慣に合わせてプログラムを調整し，間隔をおいて定期的に支援を提供していくことが重要と言えるだろう。

（4）日本における糖尿病の予防研究

　我が国でもここ 10 年ほどの間で，糖尿病の予防を目的とした大規模介入研究が実施されている。2005 年に開始された「糖尿病予防のための戦略研究」（Japan Diabetes Outcome Intervention Trial: J-DOIT）は，2 型糖尿病の発症予防のための J-DOIT 1（Sakane et al., 2013），受診中断率減少のための J-DOIT 2（Izumi et al., 2010），大血管障害の発症・進展抑制のための J-DOIT 3（笹子・植木，2015）の 3 つのプロジェクトから構成されていて，J-DOIT 1 と J-DOIT

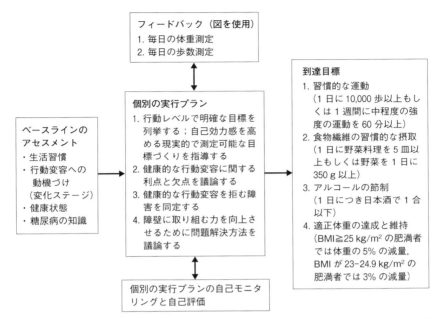

図 10-3　J-DOIT 1 における電話配信による生活習慣改善の支援モデル (Sakane et al., 2013 より作成)

2 は研究が終了し，J-DOIT 3 は介入終了後の追跡研究が行われている（岡崎・植木，2016）。

J-DOIT 1 では保健師や看護師などからの電話による予防支援サービス介入（図 10-3）の効果が検証され，糖尿病発症予防効果は弱かったが，肝硬変や肝臓癌などに進行する危険性がある非アルコール性脂肪性肝疾患（NAFLD）を有する者の糖尿病発症率を下げることが分かった（葛谷・坂根，2013）。また，J-DOIT 2 では，かかりつけ医による受診中断を減らすための診療支援（電話や手紙による受診勧奨や診察結果に基づく療養指導など：表 10-3）を行うと，受診中断率が 62％減少したことが報告されている（野田ら，2014）。

我が国での糖尿病予防の研究は，高齢化に伴う医療費の増大を背景に，今後ますます重要になってくるだろう。日本の医療制度や社会背景，経済効率を考慮しつつ，現実的に効果が見込まれる介入のプランニングを通して，効果的な予防方策を構築していく必要がある。

164　第 10 章　糖尿病者への健康心理学的援助の基礎

表 10-3　J-DOIT 2 大規模研究の研究概要および研究結果（野田ら，2014 より作成）

対象	11 地区の医師会 糖尿病を専門としないかかりつけ医 215 名 上記かかりつけ医に通院する 2 型糖尿病者 2,200 名	
追跡期間	1 年間	
デザイン	クラスターランダム化比較試験	
介入方法	通常診療群（954 名）	・糖尿病治療ガイドの配布 ・定期的なニュースレターの配布 ・かかりつけ医師に対して研究終了後に診療達成目標[a]の遵守割合をフィードバックしミーティング
	診療支援群（1,246 名）	・糖尿病治療ガイドの配布 ・定期的なニュースレターの配布 ・診療支援センターによる受診促進：受診予定日に受診しなかった場合に，診療支援センターや担当かかりつけ医師もしくはスタッフが電話や手紙を利用して受診勧奨 ・療養指導：患者の診察結果に基づいて管理目標を設定し，診療支援センターがそれに基づいて指導 ・かかりつけ医師に対して糖尿病診療達成目標[a]の遵守割合を定期的にフィードバックしミーティング ・研究期間中に 3-4 回程度，診療内容の向上について話し合うための，参加かかりつけ医によるミーティングを開催
結果	メインアウトカム 受診中断数 中断発生率（1,000 人／年あたり） 調整ハザード比	通常診療群 105 人／診療支援群 30 人 通常診療群 82.5 人／診療支援群 30.4 人（$p<.001$） 0.38［95% 信頼区間 0.24-0.59，$p<.001$］（介入により中断率が 68% 減少）
	サブアウトカム HbA1c 随時血糖 BMI（body mass index）	通常診療群と比較して診療支援群で 0.17% 減少（$p=.004$） 通常診療群と比較して診療支援群で 8.15mg/dl 減少（$p<.001$） 通常診療群と比較して診療支援群で 0.21kg/m^2 減少（$p=.002$）

a）糖尿病診療達成目標は，J-DOIT 2 で定義された診療指針である（「全ての糖尿病患者に対して，少なくとも 3 ヶ月に 1 回の診療を行うべきである」，「全ての糖尿病患者に対して，少なくとも 1 年に 1 回は眼底検査を行うか，眼科への紹介を行うべきである」など）。

3. 糖尿病のメンタルヘルス

　糖尿病者は治療上のストレスや病状の悪化に伴う心理的な苦痛のために精神健康上の問題を抱えやすい。また反対に，メンタルヘルスの問題が生活習慣の悪化を引き起こし，糖尿病の発症や進行に影響することもある。糖尿病者は適

応障害，アルコール関連障害，気分障害，不安障害，摂食障害などの精神障害を併存する者が少なくない（北岡，2002）。本節では，糖尿病の発症と進行に影響を及ぼすストレスの問題とうつ病の問題を取り上げる。

（1）糖尿病とストレス

1）ストレスが糖尿病発症に与える影響

　現代社会にストレスはつきものであるが，過度なストレスは糖尿病の発症リスクを高めることが知られている。ストレスが2型糖尿病の発症リスクを上昇させるルートには，行動を介したルートと生理的メカニズムを介したルートの2つがある（加藤，2013）。行動を介したルートでは，ストレスにより過食や運動不足，喫煙，飲酒などの生活習慣の乱れが生じることで，糖尿病のリスクが高まる。生理的基盤のルートでは，慢性的なストレスが視床下部や脳幹にあるストレス反応系の働きを通じて，視床下部−下垂体−副腎皮質（hypothalamic-pituitary-adrenal axis：HPA）系と交感神経系に影響を与え，その結果，耐糖能（血糖値を正常に保つためのグルコースの処理能力）を悪化させる。これらの行動面と生理面のメカニズムが共に働くことによって，ストレスは糖尿病の発症に影響すると考えられている。

2）ストレスコーピングの重要性

　糖尿病治療では，生活習慣の変更に関連したストレス（カロリー制限，食衝動の抑制など），治療に関連したストレス（規則正しい服薬やインスリン摂取，定期的な通院，自己血糖測定など），低血糖発作に関連したストレス，糖尿病罹患に伴う職場や家庭でのストレスなど，日常的に多くのストレスが降りかかる（福西ら，1999）。過度なストレスは上述の2つのルートで糖尿病管理にも悪影響を及ぼすため，ストレッサーにうまく対応（ストレスコーピング）していく必要がある。

　ストレスコーピング（stress coping）とは，ストレス状況において生じる不快な感情や，その原因となっている問題にうまく対応するために，行動や考え方を変化させることである。コーピングの代表的な分類には，実際に人や環境に働きかけて問題を解消しようとする問題解決型コーピングと，人や環境との関係はそのままにして不快感や苦痛などを低減させようとする情動焦点型コー

166 第 10 章　糖尿病者への健康心理学的援助の基礎

ピングがあるが，これまでの研究は糖尿病管理における問題解決型コーピングの重要性を示唆している（福西ら，1999）。例えば任ら（2004）は，2型糖尿病者188名を対象にコーピングと血糖コントロールの関連を検討している。その結果，血糖コントロールが良好な者は問題解決型のコーピングを優位に使っているのに対し，血糖コントロールがうまくいっていない者は，自分の感情を抑えすぎたり，問題を考えないようにしたりするなど，逃避や離隔といった情動焦点型のコーピングを優位に用いていることが明らかになった。

　情動焦点型コーピングは心理的安定を図るためには効果があるものの，情動的な苦痛の低減を目的とした過食や飲酒などが習慣化していると，糖尿病管理に悪影響を及ぼす。そのため，情動焦点型コーピングに偏っている糖尿病者には，問題解決型のコーピングを獲得してもらうことが望ましい。糖尿病教室におけるストレス講話の機会などは，そうした介入を行うのに適した場である。問題解決のスキルのほか，リラクセーション方法，考え方を広げ視点を変えるためのスキル，食事やお酒を断るためのアサーションスキル，周囲の人に助けを求めるための援助要請スキルなどを身につけてもらうことが，ストレス場面を乗り切るのに役立つ可能性がある。

（2）糖尿病とうつ病

1）糖尿病者のうつ病有病率とその影響

　糖尿病者でうつ病を併存する者は多い。糖尿病者のうつ病有病率は，非糖尿病者に比べて約2倍である（Anderson et al., 2001）。2型糖尿病の成人を対象に行われた調査結果をメタ分析[3]した研究（Ali et al., 2006）によれば，医師の診断や構造化された診断面接，自記入式尺度でうつ病とされる者の割合は17.6%（非糖尿病者で9.8%）であった。一方，1型糖尿病の成人を対象に行われた調査結果をメタ分析した研究（Barnard et al., 2006）によれば，診断面接や自記入式尺度でうつ病とされる者の割合は12.0%（非糖尿病者で3.2%）と報告されている。うつ病のアセスメント方法によって研究で示される有病率に違い

　3）統計的分析がなされた複数の研究結果を収集して，それらを統合したり比較したりして再分析し，より統計的に洗練された結果を導く統計手法のこと。

があるものの，1型2型ともに，糖尿病者は非糖尿病者に比べてうつ病を有しやすいと言える。

これまでの研究から，重度のうつ病は血糖コントロールの悪化や合併症リスクの上昇，QOL の低下などを招くことが知られている。糖尿病にうつ病が併存すると治療のアドヒアランスが悪くなり（Gonzalez et al., 2008; Kongkaew et al., 2014），血糖コントロールの悪化や合併症に関連し（Lustman et al., 2000; de Groot et al., 2001），死亡リスクが 1.5 倍上昇する（Park et al., 2013; van Dooren et al., 2013）と言われている。

一方で，軽度～中等度のうつ症状を繰り返す場合も，重度のうつ病と同様に注意が必要である。2型糖尿病者を対象に5年間追跡調査したシュミッツら（Schmitz et al., 2014）によれば，4～5年の観察期間に約半数の者が1回以上，軽度～中等度の抑うつ症状で苦しんでいた。そして，軽度～中等度の抑うつエピソードが増えるにしたがって機能不全や QOL の低下が生じやすかった。重度のうつ病だけでなく軽度のうつ症状であっても，それが長引く場合は適切な治療的介入が必要だろう。

2）糖尿病とうつ病の関連メカニズム

それでは，糖尿病の発症とうつ病の発症はどちらが先行するだろうか。疫学研究の結果からは，糖尿病とうつ病は双方向に悪影響を与え，お互いに発症リスクを上昇させることが示されている。うつ病が先行した場合，非うつ病者に比べてうつ病者の2型糖尿病の発症リスクは約 1.3 ～ 1.6 倍に上昇する（Knol et al., 2006; Mezuk et al., 2008; Vancampfort et al., 2015; Yu et al., 2015）。一方，糖尿病が先行した場合，2型糖尿病者のうつ病の発症リスクは非糖尿病者に比べて約 1.2 ～ 1.3 倍である（Mezuk et al., 2008; Nouwen et al., 2010; Rotella & Mannucci, 2013; Hasan et al., 2015）。

うつ病者で糖尿病の発症リスクが上昇するメカニズムには，生理学的要因（① HPA 系の亢進，②自律神経系の変化：交感神経系の活動亢進と副交感神経系の活動低下，③炎症性サイトカインの増加，④睡眠障害によるインスリン感受性の低下，摂食調節ホルモンの異常による過食，⑤セロトニン合成の律速酵素であるトリプトファン水酸化酵素2の遺伝子多型の影響など）と，療養行動上の要因（⑥高カロリー食の摂取や過食，食事時間の不規則さといった食行動

の変化，⑦精神運動制止症状に伴う体重の増加など）の2つがある（峯山・野田，2013, 2014）。

反対に，糖尿病者でうつ病発症の促進要因となるものには，①糖尿病と診断されること，②糖尿病治療のためにライフスタイルの変更を余儀なくされること，③薬物治療が開始されること（特にインスリン導入），④糖尿病合併症に対する不安・恐れ，⑤合併症の発症・進展などによる心理的・肉体的苦痛が指摘されている（峯山・野田，2013）。

3) うつ病を併存した糖尿病者への心理的援助

うつ病を併存した者には糖尿病の治療に加えて，抑うつ症状に対する治療的介入が重要である。うつ病を併存した糖尿病者への有効な介入としては，薬物療法や心理療法，またはその併用がある。認知行動療法や精神力動的支持的療法，来談者中心療法，グループ療法，健康教育や心理教育，動機づけ面接などの心理学的介入は，うつ病を併存した糖尿病者の抑うつ低減に効果があることが示されている（Baumeister et al., 2014; Chapman et al., 2015; Kok et al., 2015）。さらに，心理療法に糖尿病のセルフ・マネジメント教育を含めると，血糖コントロールの改善効果が高いとされている（van der Feltz-Cornelis et al., 2010）。

糖尿病者のうつ症状に対する有効な診療システムとして，糖尿病治療を行う内科などのプライマリ・ケア（初期診療）の現場で，プライマリ・ケア医と精神科医，ケースマネージャーの三者が協力してうつ診療にあたる「協同的ケア（collaborative care）」が提案されている（図10-4）。協同的ケアではプライマリ・ケア医がうつ病診療を行い，トレーニングを受けた看護師や心理士などの

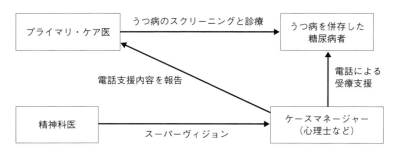

図10-4　協同的ケアの診療システムと方法の一例（五十嵐ら，2014を改変）

ケースマネージャーが受診支援や心理療法などを担当し，精神科医がうつ診療に関するスーパーヴァイズを行う（Bogner et al., 2012; Ell et al., 2010; Katon et al., 2004; Kinder et al., 2006; Williams Jr. et al., 2004）。協同的ケアは通常のケア（内科医による一般的な抗うつ薬の処方や精神科への紹介など）に比べて，糖尿病者の抑うつ症状の軽減率が大きいとされている。また，協同的ケアは治療への反応性を考慮して薬物療法と心理療法を段階的に強化していくアルゴリズム（stepped-care）を採用していることが多く，プライマリ・ケアの現場に適していて，かつ実際の経済モデルにも合致しやすく費用対効果が大きいと評価されている（van der Feltz-Cornelis et al., 2010; Atlantis et al., 2014; Huang et al., 2013）。日本では安田ら（2016）が協同的ケアの導入可能性を検証しており，その結果によれば，通常ケア群と協同的ケア群のどちらの群でもうつ症状が改善していて両群に差はなかったものの，協同的ケアを受けた群では初期の通院中断が減少したことに加えて，通常ケア群に比べて生活の困難度が軽減していたと報告されている。

4. 糖尿病に特異的なストレス

　糖尿病者が診断を受けて自己管理を継続していく過程では，疾病の特性や治療法の特徴のために，他の疾患にはない独特のストレスが降りかかることがある。本節では，こうした糖尿病特異的なストレスについて述べ，それらに対する心理的援助のポイントを紹介する。

(1) 診断告知に伴う心理的反応とエンパワーメントに基づく支援

　糖尿病の診断に対する心理的反応は，ショック，混乱，恐怖，不安，絶望，怒り，諦め，悲しみ，憂うつ，否認，拒否，無関心，無反応など様々で，どのような心理的状態を示すかは個人差がある。診断告知に伴う複雑な心理状態を見極めるには，表10-4に示すような段階的な質問で，情緒的反応の背景にある糖尿病に対する態度や考えを尋ねることが重要である（Rubin & Peyrot, 1996）。

　表10-4の質問セットは，糖尿病者が自己決定力や自律性を高め，主体的に糖尿病治療に取り組んでいけることを目指す「エンパワーメント

170　第 10 章　糖尿病者への健康心理学的援助の基礎

(empowerment)」の理念（久保，2006）に基づいている。診断初期に適切な介入で信頼関係を築いておくことは，糖尿病者が心理的危機を乗り越え，その後の療養生活を主体的に送っていくための基盤づくりになるため，十分に時間を

表 10-4　糖尿病者の心理状態を把握するための質問セット（Anderson et al., 1996 より作成）

行動変容の段階およびターゲット	具体的な質問内容（追加 / 代替質問）
1　糖尿病をケアしながら生活することへの不安・心配に話し合いの焦点を合わせる質問	あなたにとって，糖尿病とともに生きる生活のどんな面が一番難しかったり，不満だったりしますか？ （そのことについて，もっと話してくれませんか？　いくつか具体的な例を挙げてくれませんか？　そんな状況について，絵を描いてくれませんか？）
2　糖尿病者に自分自身の感情について話し合う機会を与え，自分自身のために何らかの行動を起こすためのきっかけを提供する質問	それ（先の答えで描かれた状況）について，あなたはどんなふうに感じますか？ （あなたは［感情の種類を挿入，例えば腹立たしい，悲しい，混乱するなど］と感じているのですか？　あなたは［理由を挿入］だから，［感情の種類を挿入］と感じるのですね？）
3　糖尿病者に，もし状況が改善したらどんなふうに思えるかについて，個別の事情を踏まえて考えるきっかけを提供する質問	あなたがその状況を気分良く感じるためには，それをどんなふうに変えたらいいでしょう？ （その状況について，あなたは［具体的な期間を挿入，例えば 1 ヶ月，3 ヶ月］のうちにどうなればいいと思いますか？　もしあなたが，その状況を変えるために何もしなかったら，どんなことが起こるでしょう？　もし何も変わらないとしたら，あなたはどんなふうに感じますか？）
4　糖尿病者が状況を変えることをしっかりと確約するかどうか，決定を促す質問 （これが決定的な質問であるが，この質問が決め手になるには，「変化を確約するかしないかは自分の自由なのだ」と糖尿病者が感じていなければならない）	あなたは自分自身のために，この状況が改善するように進んで何か行動を起こそうという気持ちになりますか？ （あなたにとって，この状況を良くすることは，どれほど大切なことでしょうか？）
5　糖尿病者が行動変容を実現するための個別計画を立てることを援助する質問	あなたが望む状況に自分をより近づけるために，どんなステップを踏み出せると思いますか？ （この問題を解決するため，あなたには何ができそうですか？　乗り越えなければならない障害がありますか？　あなたを助けてくれそうな人が誰かいますか？）
6　糖尿病者が状況を改善すべく行動を始める最初の一歩に焦点を合わせることで，ここまでの一連の援助過程を終結させるための質問	この部屋を出てから，あなたが自分自身のために状況を改善する目的でしようと思っていることが何か 1 つありますか？

4. 糖尿病に特異的なストレス　　**171**

かけて行う必要がある。

(2) 糖尿病の感情的負担

　糖尿病者の中には，適切な療養行動がどういったもので，それがどれくらい重要であるか知っているにもかかわらず，十分な療養行動を行わないために血糖コントロールがよくない者がいる。そうした者の中には，糖尿病であることに対する否定的（陰性）感情を抱いている者が少なからずいる（石井，2011）。否認や怒り，抑うつ，欲求不満，恐怖などの陰性感情は，糖尿病者が療養行動に取り組むことを妨げるだけでなく，周囲から孤立させ，糖尿病治療から遠ざけてしまうことがあるため注意が必要である。

　糖尿病治療の感情的負担度を測定する自己記入式の質問票にPAID（Problem Areas in Diabetes Survey；糖尿病問題領域質問票）がある（石井，2011）。強い感情的負担を抱えている者に対しては，PAIDを使いながら表10-4に示したような質問セットを組み合わせて，丁寧に心理状態を聞き取るカウンセリングが必要である。糖尿病に関する事柄のうち，どこで困難や苦痛を感じていて，どのようになりたいと考えているかをアセスメントすることが支援の役に立つ。治療に拒否的な態度を示す者は，しばしば医療者から「わがままな患者」，「やる気のない患者」とレッテルを貼られてしまう場合があるが，そうした人々が抱える否定的感情を正しくアセスメントして医療チームにフィードバックすることで，糖尿病者本人とそれを支援する医療チームがその感情を適切に処理できるようにすることが臨床的には重要なポイントになる。

(3) 糖尿病における燃え尽き

　糖尿病の燃え尽き（バーンアウト）は，欲求不満の多い中で懸命に糖尿病の自己管理に取り組んでいた人が，何らかのきっかけであたかも燃え尽きたかのように活力を失ってしまう状態のことである（久保，2015a）。この心理の根底には，「何をしても現状は良くならない」，「糖尿病に取り組むことには何の意味もない」といった悲観的な考えと，「私にはどうすることもできない」，「私はうまくやれない」といった無力感や挫折感，自己効力感の低さがあり，糖尿病に人生を支配されているという感覚を持つことも少なくない（Polonsky, 1999）。

172 第 10 章　糖尿病者への健康心理学的援助の基礎

　高度な燃え尽き状態の者では，血糖コントロールの悪さや自己管理行動の乏し
さが見られ，治療から逸脱した者には燃え尽き状態の者が多くいると考えられ
ている（Polonsky, 1996）。

　燃え尽き状態の糖尿病者には，本人の自己管理への苦闘を尊重し，共感的な
態度で，苦悩に伴う腹立たしさなどの感情を吐露できるような雰囲気を提供す
ることが必要である（Polonsky, 1996）。久保（2015a）は，燃え尽き状態にあ
る 2 型糖尿病者が教育入院コースでメンバーから共感され，努力を認められる
経験を通して，再びやる気を取り戻した事例を紹介し，医療者が糖尿病者の燃
え尽き状態に気づき，自尊心や自己効力感を高める心理的アプローチを提供し
ていくことが必要であると述べている。

(4) インスリン治療への抵抗感と注射恐怖

　インスリン療法の導入は，糖尿病者の日常生活に大きな支障をもたらし，非
常に強いストレスになることがある。2 型糖尿病者の中には重度の慢性的な高
血糖状態が続いているにもかかわらず，インスリン注射をすることが「人生の
終わり」であるかのように考えて，インスリン療法の導入をかたくなに拒み続
ける者もいる。また，注射への恐怖のためにインスリン療法を行えずにいる者
もいる。

　インスリン自己注射を拒否する理由について，久保（2015b）は，①いよいよ
治らない病気になってしまったという現状への絶望，②一度打ち始めたら一生
打ち続けなければならないという将来に対する不安や束縛感，③こんなものに
頼らなければ生きていけないのかという自己卑小感による自尊感情の低下，④
しっかりとした説明もなしにインスリン治療への切り換えを言い渡されたこと
による医師や看護師への不信感，⑤ QOL の低下に対する不安，⑥針への恐怖
心を挙げている。そして，これらの「怒り」「悲しみ」「恨み」「不安」といった
感情的な反応を取り上げ，糖尿病者本人が考えている自己管理をうまく進めて
いけない理由を聞き出すことで，問題解決の糸口を探すことを心理的アプロー
チのポイントとして挙げている。

（5）糖尿病における低血糖不安

　薬物療法では高血糖にならないようにインスリン注射や血糖値を下げるための薬を服用するが，薬の過剰投与や食事の摂取不足，激しい運動などによって血糖値が下がり過ぎ，低血糖に陥ってしまう場合がある。軽度の低血糖症状には，空腹感，知覚異常，不安感，冷汗，ふるえ，動悸などがあり，重度の低血糖になると，めまい，発話困難，混乱などの認知障害や視力障害，異常行動が生じ，さらに重症化すると痙攣，低血糖昏睡となり，放置すると死に至る（日本糖尿病学会，2007）。軽度の低血糖は糖分を補給することで対処できるが，糖尿病者の中には，職場や学校などの日常生活で低血糖症状が出現しても，他人の目を気にして対処行動をとることを控え，我慢し続ける者も少なくない。また，インスリン治療に取り組む者の中には厳格な血糖コントロールを意識するあまり低血糖症状を頻発させてしまう者もいる。こうした低血糖症状の出現は，糖尿病者の QOL を低下させる重大な問題である（石井，2011）。また，低血糖に対する不安が原因でインスリン治療や服薬を中止してしまう者もいて，糖尿病臨床では見過ごせない問題の１つである。

　低血糖不安では，低血糖症状そのものに対する恐怖もさることながら，低血糖症状の出現によって社会生活に深刻な影響が出ることが重大な心配事になる。仕事や学校の大事な場面で失敗してしまう，人前で異常な行動や態度を見せてしまう，低血糖症状を理解してもらえないなど，周囲との関係で低血糖不安が深刻化することが多い。そのため，低血糖についてどのように周囲に伝えるか，過度の回避や対処にならない対策をどの程度していくかを糖尿病者本人と話し合っていく必要がある。低血糖不安は周囲の理解や本人の自己効力感と密接に関係していて，本人が周囲のサポートを感じられるようになってくると，低血糖不安が解消され，適切な対処行動がとれるようになってくることが少なくない。

5. まとめ

　本章では，疫学的データと介入研究のデータを踏まえて糖尿病の基礎知識，予防戦略，ストレスやうつ病との関連，糖尿病に特異的なストレスについて述べた。取り上げた問題は多岐にわたるが，それは糖尿病者の心理的支援がいか

に複雑で幅広いものであるかを示している。

次章では，これまでの研究成果を踏まえて，糖尿病の個人とその家族を実際に支援していくための健康心理学的知見を紹介する。

引用文献

Ali, S., Stone, M. A., Peters, J. L., Davies, M. J., & Khunti, K. (2006). The prevalence of co-morbid depression in adults with Type 2 diabetes: A systematic review and meta-analysis. *Diabetic Medicine, 23* (11), 1165–1173.

Anderson, R. J., Freedland, K. E., Clouse, R. E., & Lustman, P. J. (2001). The prevalence of comorbid depression in adults with diabetes: A meta-analysis. *Diabetes Care, 24* (6), 1069–1078.

Anderson, R. M., Funnell, M. M., & Arnold, M. S. (1996). Using the empowerment approach to help patients change behavior. In B. J. Anderson, & R. R. Rubin (Eds.), *Practical psychology for diabetes clinicians* (pp. 163–172). Alexandria, VA: American Diabetes Association. (エンパワーメントアプローチを用いた患者の行動変化への援助 中尾一和・石井 均 (監訳) (1997). 糖尿病診療のための臨床心理ガイド (pp. 181–191) メジカルビュー社)

Atlantis, E., Fahey, P., & Foster, J. (2014). Collaborative care for comorbid depression and diabetes: A systematic review and meta-analysis. *BMJ Open, 4* (4), e004706.

Barnard, K. D., Skinner, T. C., & Peveler, R. (2006). The prevalence of co-morbid depression in adults with Type 1 diabetes: Systematic literature review. *Diabetic Medicine, 23* (4), 445–448.

Baumeister, H., Hutter, N., & Bengel, J. (2014). Psychological and pharmacological interventions for depression in patients with diabetes mellitus: An abridged Cochrane review. *Diabetic Medicine, 31* (7), 773–786.

Bogner, H. R., Morales, K. H., de Vries, H. F., & Cappola, A. R. (2012). Integrated management of type 2 diabetes mellitus and depression treatment to improve medication adherence: A randomized controlled trial. *Annals of Family Medicine, 10* (1), 15–22.

Chapman, A., Liu, S., Merkouris, S., Enticott, J. C., Yang, H., Browning, C. J., & Thomas, S. A. (2015). Psychological interventions for the management of glycemic and psychological outcomes of type 2 diabetes mellitus in china: A systematic review and meta-analyses of randomized controlled trials. *Frontiers in Public Health, 3*, 252.

de Groot, M., Anderson, R., Freedland, K. E., Clouse, R. E., & Lustman, P. J. (2001). Association of depression and diabetes complications: A meta-analysis. *Psychosomatic Medicine, 63* (4), 619–630.

Ell, K., Katon, W., Xie, B., Lee, P. J., Kapetanovic, S., Guterman, J., & Chou, C. P. (2010). Collaborative care management of major depression among low-income, predominantly Hispanic subjects with diabetes: A randomized controlled trial. *Diabetes Care, 33*（4), 706–713.

福西勇夫・秋本倫子・橋本惠美子（1999). 糖尿病患者への心理学的アプローチ　学習研究所

Gonzalez, J. S., Peyrot, M., McCarl, L. A., Collins, E. M., Serpa, L., Mimiaga, M. J., & Safren, S. A.（2008). Depression and diabetes treatment nonadherence: A meta-analysis. *Diabetes Care, 31*（12), 2398–2403.

後藤　温・加藤昌之・後藤麻貴・野田光彦（2013). 健康日本21（第2次）への期待：糖尿病の視点から　月刊糖尿病, *5*（10), 62–65.

Hasan, S. S., Mamun, A. A., Clavarino, A. M., & Kairuz, T.（2015). Incidence and risk of depression associated with diabetes in adults: Evidence from longitudinal studies. *Community Mental Health Journal, 51*（2), 204–210.

Huang, Y., Wei, X., Wu, T., Chen, R., & Guo, A.（2013). Collaborative care for patients with depression and diabetes mellitus: A systematic review and meta-analysis. *BMC Psychiatry, 13*, 260.

五十嵐友里・河田真理・長尾文子・安田貴昭・堀川直史（2014). うつ病診療における協同的ケアの実践報告：臨床心理士による受療行動への介入　総合病院精神医学, *26*（4), 389–396.

International Diabetes Federation（2015). IDF diabetes atlas 7th edition. Retrieved from http://www.diabetesatlas.org/（2016年7月17日）

石井　均（2011). 糖尿病医療学入門：こころと行動のガイドブック　医学書院

Izumi, K., Hayashino, Y., Yamazaki, K., Suzuki, H., Ishizuka, N., Kobayashi, M., Noda, M., & The J-DOIT2 Study Group（2010). Multifaceted intervention to promote the regular visiting of patients with diabetes to primary care physicians: Rationale, design and conduct of a cluster-randomized controlled trial. The Japan Diabetes Outcome Intervention Trial-2 study protocol. *Diabetology International, 1*（2), 83–89.

Katon, W. J., Von Korff, M., Lin, E. H., Simon, G., Ludman, E., Russo, J., Ciechanowski, P., Walker, E., & Bush, T.（2004). The pathways study: A randomized trial of collaborative care in patients with diabetes and depression. *Archives of General Psychiatry, 61*（10), 1042–1049.

加藤昌之（2013). ストレスと糖尿病発症　月刊糖尿病, *5*（10), 43–51.

Kinder, L. S., Katon, W. J., Ludman, E., Russo, J., Simon, G., Lin, E. H., Ciechanowski, P., Von Korff, M., & Young, B.（2006). Improving depression care in patients with diabetes and multiple complications. *Journal of General Internal Medicine, 21*（10), 1036–1041.

北岡治子（2002）. わかりやすい糖尿病患者メンタルヘルスケア　診断と治療社

Knol, M. J., Twisk, J. W., Beekman, A. T., Heine, R. J., Snoek, F. J., & Pouwer, F. (2006). Depression as a risk factor for the onset of type 2 diabetes mellitus. A meta-analysis. *Diabetologia, 49*（5）, 837–845.

Knowler, W. C., Barrett-Connor, E., Fowler, S. E., Hamman, R. F., Lachin, J. M., Walker, E. A., Nathan, D. M., & Diabetes Prevention Program Research Group (2002). Reduction in the incidence of type 2 diabetes with lifestyle intervention or metformin. *New England Journal of Medicine, 346*（6）, 393–403.

Kok, J. L., Williams, A., & Zhao, L. (2015). Psychosocial interventions for people with diabetes and co-morbid depression. A systematic review. *International Journal of Nursing Studies, 52*（10）, 1625–1639.

Kongkaew, C., Jampachaisri, K., Chaturongkul, C. A., & Scholfield, C. N. (2014). Depression and adherence to treatment in diabetic children and adolescents: A systematic review and meta-analysis of observational studies. *European Journal of Pediatrics, 173*（2）, 203–212.

厚生労働省（2014）. 平成 24 年国民健康・栄養調査報告　Retrieved from http://www. mhlw.go.jp/bunya/kenkou/eiyou/dl/h24-houkoku.pdf（2016 年 5 月 10 日）

久保永子（2015a）. 自己管理に燃えつき状態を示した糖尿病患者への心理的アプローチ　糖尿病ケア, 12（8）, 794–798.

久保克彦（2006）. 糖尿病患者に対するエンパワーメント・カウンセリング　石井　均・久保克彦（編）　実践 糖尿病の心理臨床（pp. 7–20）　医歯薬出版

久保克彦（2015b）. インスリン自己注射を拒否する患者さんへの心理的アプローチ　糖尿病ケア, 12（4）, 382–387.

葛谷英嗣・坂根直樹（2013）. 糖尿病予防介入のエビデンス：糖尿病予防のための戦略研究 J-DOIT 1　月刊糖尿病, 5（10）, 66–71.

Lustman, P. J., Anderson, R. J., Freedland, K. E., de Groot, M., Carney, R. M., & Clouse, R. E. (2000). Depression and poor glycemic control: A meta-analytic review of the literature. *Diabetes Care, 23*（7）, 934–942.

Mezuk, B., Eaton, W. W., Albrecht, S., & Golden, S. H. (2008). Depression and type 2 diabetes over the lifespan: A meta-analysis. *Diabetes Care, 31*（12）, 2383–2390.

峯山智佳・野田光彦（2013）. 糖尿病とうつ　日本老年医学会雑誌, 50（6）, 744–747.

峯山智佳・野田光彦（2014）. 糖尿病とうつ病　*Depression strategy, 4*（2）, 13–16.

中江公裕・増田寛次郎・妹尾　正・小暮文雄・澤　充・金井　淳・石橋達朗（2006）. 42. わが国における視覚障害の現状　厚生労働科学研究研究費補助金 難治性疾患克服研究事業「網膜脈絡膜・視神経萎縮症に関する調査研究」平成 17 年度 総括・分担研究報告書（主任研究者：石橋達朗）, 263–267. Retrieved from http://mhlw-grants.niph. go.jp/niph/search/NIDD00.do?resrchNum=200500858A（2016 年 9 月 18 日）

日本糖尿病学会 (2007). 糖尿病療養指導の手びき　改訂第3版　南江堂

日本糖尿病学会 (2013). 科学的根拠に基づく糖尿病診療ガイドライン2013　南江堂

日本糖尿病学会 (2014). 糖尿病治療ガイド2014-2015　文光堂

日本糖尿病対策推進会議 (2008). 日本における糖尿病患者の足外観異常および糖尿病神経障害の実態に関する報告 Retrieved from http://dl.med.or.jp/dl-med/tounyoubyou/diabetes080312.pdf（2016年9月18日）

日本透析医学会 統計調査委員会 (2015). 図説 わが国の慢性透析療法の現状　2014年12月31日現在 Retrieved from http://www.jsdt.or.jp/overview_confirm.html（2016年9月18日）

任　和子・津田謹輔・谷口　中・福島光夫・北谷直美・奥村裕英・長谷川順子・中井義勝 (2004). 2型糖尿病患者における糖尿病に関連した日常生活のストレス原因に対するコーピングと血糖コントロールの関連　糖尿病, 47 (11), 883-888.

野田光彦・山崎勝也・林野泰明・泉　和生・後藤　温 (2014). 糖尿病受診中断対策包括ガイド Retrieved from http://ncgm-dm.jp/center/dm_jushinchudan_guide43.pdf（2016年10月22日）

Nouwen, A., Winkley, K., Twisk, J., Lloyd, C. E., Peyrot, M., Ismail, K., Pouwer, F., & European Depression in Diabetes Research Consortium (2010). Type 2 diabetes mellitus as a risk factor for the onset of depression: A systematic review and meta-analysis. *Diabetologia, 53* (12), 2480-2486.

岡崎由希子・植木浩二郎 (2016). J-DOIT3 *Total Vascular Management, 2*, 104-107.

Pan, X. R., Li, G. W., Hu, Y. H., Wang, J. X., Yang, W. Y., An, Z. X., Hu, Z. X., Lin, J., Xiao, J. Z., Cao, H. B., Liu, P. A., Jiang, X. G., Jiang, Y. Y., Wang, J. P., Zheng, H., Zhang, H., Bennett, P. H., & Howard, B. V. (1997). Effects of diet and exercise in preventing NIDDM in people with impaired glucose tolerance. The Da Qing IGT and Diabetes Study. *Diabetes Care, 20* (4), 537-544.

Park, M., Katon, W. J., & Wolf, F. M. (2013). Depression and risk of mortality in individuals with diabetes: A meta-analysis and systematic review. *General Hospital Psychiatry, 35* (3), 217-225.

Polonsky, W. H. (1996). Understanding and treating patients with diabetes burnout. In B. J. Anderson, & R. R. Rubin (Eds.), *Practical psychology for diabetes clinicians* (pp. 183-192). Alexandria, VA: American Diabetes Association.（糖尿病燃えつき状態の患者に対する理解と対応　中尾一和・石井　均 (監訳) (1997). 糖尿病診療のための臨床心理ガイド (pp. 205-216)　メジカルビュー社）

Polonsky, W. H. (1999). *Diabetes burnout: What's to do when you can't take it anymore.* Alexandria, VA: American Diabetes Association.（ポロンスキー, W. H.　石井　均 (監訳) (2003). 糖尿病バーンアウト：燃えつきないためのセルフケアとサポート 医歯薬出版）

Ramachandran, A., Snehalatha, C., Mary, S., Mukesh, B., Bhaskar, A. D., Vijay, V., & Indian Diabetes Prevention Programme (2006). The Indian Diabetes Prevention Programme shows that lifestyle modification and metformin prevent type 2 diabetes in Asian Indian subjects with impaired glucose tolerance (IDPP-1). *Diabetologia, 49* (2), 289–297.

Rotella, F., & Mannucci, E. (2013). Diabetes mellitus as a risk factor for depression. A meta-analysis of longitudinal studies. *Diabetes Research & Clinical Practice, 99* (2), 98–104.

Rubin, R. R., & Peyrot, M. (1996). Emotional responses to diagnosis. In B. J. Anderson, & R. R. Rubin (Eds.), *Practical psychology for diabetes clinicians* (pp. 155–162). Alexandria, VA: American Diabetes Association. (診断に対するさまざまな情緒的反応　中尾一和・石井　均 (監訳) (1997). 糖尿病診療のための臨床心理ガイド (pp. 171–179)　メジカルビュー社)

Sakane, N., Kotani, K., Takahashi, K., Sano, Y., Tsuzaki, K., Okazaki, K., Sato, J., Suzuki, S., Morita, S., Izumi, K., Kato, M., Ishizuka, N., Noda, M., & Kuzuya, H. (2013). Japan Diabetes Outcome Intervention Trial-1 (J-DOIT 1), a nationwide cluster randomized trial of type 2 diabetes prevention by telephone-delivered lifestyle support for high-risk subjects detected at health checkups: Rationale, design, and recruitment. *BMC Public Health, 13*, 81.

笹子敬洋・植木浩二郎 (2015). 糖尿病の統合的治療：J-DOIT3　医学のあゆみ, *252* (5), 555–558.

Schmitz, N., Gariepy, G., Smith, K. J., Clyde, M., Malla, A., Boyer, R., Strychar, I., Lesage, A., & Wang, J. (2014). Recurrent subthreshold depression in type 2 diabetes: An important risk factor for poor health outcomes. *Diabetes Care, 37* (4), 970–978.

清野　裕・南條輝志男・田嶼尚子・門脇　孝・柏木厚典・荒木栄一・伊藤千賀子・稲垣暢也・岩本安彦・春日雅人・花房俊昭・羽田勝計・植木浩二郎・糖尿病診断基準に関する調査検討委員会 (2012). 糖尿病の分類と診断基準に関する委員会報告 (国際標準化対応版)　糖尿病, *55* (7), 485–504.

Selvin, E., Marinopoulos, S., Berkenblit, G., Rami, T., Brancati, F. L., Powe, N. R., & Golden, S. H. (2004). Meta-analysis: Glycosylated hemoglobin and cardiovascular disease in diabetes mellitus. *Annals of Internal Medicine, 141* (6), 421–431.

曽根博仁・山田信博 (2010). 日本人2型糖尿病患者における血管合併症の発症予防と進展抑制に関する研究：JDCS　日本臨床, *68* (5), 865–871.

Tuomilehto, J., Lindstrom, J., Eriksson, J. G., Valle, T. T., Hamalainen, H., Ilanne-Parikka, P., Keinanen-Kiukaanniemi, S., Laakso, M., Louheranta, A., Rastas, M., Salminen, V., Uusitupa, M., & Finnish Diabetes Prevention Study Group (2001). Prevention of type 2 diabetes mellitus by changes in lifestyle among subjects with impaired glucose tolerance. *New England Journal of Medicine, 344* (18), 1343–1350.

van der Feltz-Cornelis, C. M., Nuyen, J., Stoop, C., Chan, J., Jacobson, A. M., Katon, W., Snoek, F., & Sartorius, N. (2010). Effect of interventions for major depressive disorder and significant depressive symptoms in patients with diabetes mellitus: A systematic review and meta-analysis. *General Hospital Psychiatry, 32* (4), 380–395.

van Dooren, F. E., Nefs, G., Schram, M. T., Verhey, F. R., Denollet, J., & Pouwer, F. (2013). Depression and risk of mortality in people with diabetes mellitus: A systematic review and meta-analysis. *PLoS ONE, 8* (3), e57058.

Vancampfort, D., Mitchell, A. J., De Hert, M., Sienaert, P., Probst, M., Buys, R., & Stubbs, B. (2015). Type 2 diabetes in patients with major depressive disorder: A meta-analysis of prevalence estimates and predictors. *Depression & Anxiety, 32* (10), 763–773.

若生里奈・安川　力・加藤亜紀・大森豊緑・石田　晋・石橋達朗・小椋祐一郎 (2014). 日本における視覚障害の原因と現状　日本眼科学会雑誌, *118* (6), 495–501.

Williams Jr., J. W., Katon, W., Lin, E. H., Nöel, P. H., Worchel, J., Cornell, J., Harpole, L., Fultz, B. A., Hunkeler, E., Mika, V. S., Unützer, J., & IMPACT investigators (2004). The effectiveness of depression care management on diabetes-related outcomes in older patients. *Annals of Internal Medicine, 140* (12), 1015–1024.

安田貴昭・五十嵐友里・堀川直史・河田真理・長尾文子・得丸幸夫・眞弓久則・猪熊滋久・早川佳彦・加藤貴紀・三谷雅人 (2016). プライマリケアでのうつ病診療における協同的ケアの有用性の検討　精神科治療学, *31* (8), 1081–1088.

Yu, M., Zhang, X., Lu, F., & Fang, L. (2015). Depression and risk for diabetes: A meta-analysis. *Canadian Journal of Diabetes, 39* (4), 266–272.

第11章
糖尿病者への健康心理学的援助の実際

東海林　渉

　前章では，糖尿病者が直面する様々な問題を取り上げた．本章では，糖尿病者の支援モデルを紹介し，健康心理学的研究の成果を踏まえて，糖尿病を抱えた個人と家族の援助について述べる．そして最後に，病院臨床の現場でどのように糖尿病者を支援するかについて，チーム医療の視点から考える．

1. 糖尿病者の支援モデル：医療モデルから成長モデルへ

　従来の糖尿病の患者教育では，医療者が自己管理に関する指導を行い，それに糖尿病者が従うという「医療モデル」に基づいた支援が行われてきた（図11-1）．医療モデルに基づいた支援では，糖尿病者は医療者の指示を守ることが重要視されるため，糖尿病者はどうしても受け身になりがちである．しかし継続的な自己管理が求められる糖尿病治療で大切なのは，糖尿病者本人が自分の病気と向き合い，人生における病気の意味や治療の必要性に気づき，自己管理の技術を習得して主体的に糖尿病治療を行っていくことである（久保，2006）．

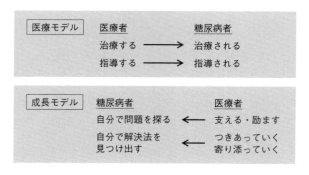

図 11-1　医療モデルと成長モデル（久保，2006 より引用）

そのため医療者は，糖尿病者が自分で問題を探り，解決策を見つけ出していくことができるように支えて励まし，共に歩んでいく姿勢を持つ必要がある。この関係は「成長モデル」に基づく人間関係と呼ばれ（久保，2006），糖尿病者本人の主体性や自発性を引き出す支援モデルである。糖尿病者への健康心理学的援助は，基本的に医療モデルではなく，成長モデルに基づいて行われることが重要である。

2. 糖尿病の個人を援助する

（1）糖尿病の自己管理に関連する要因

　糖尿病者の自己管理には，多数の要因が複雑に関連し合っている（Gonder-Frederick et al., 2002）（図11-2）。糖尿病療養指導や心理カウンセリングなどの専門的介入は，図11-2に示されたいずれかの要因に影響を及ぼすことで，全体として糖尿病者の身体的・精神的健康を高めようとしている。

　次項では，糖尿病の自己管理を支える鍵概念として，個人変数から自己効力感を，社会的変数からソーシャル・サポートを取り上げて解説する。

（2）糖尿病の自己管理行動に影響する心理社会的要因

1）自己効力感

　自己効力感（self-efficacy）は，社会的学習理論の中でバンデューラ（Bandura, 1977）によって提唱された概念で，ある状況で特定の行動をとることができるという自信のことである。バンデューラによれば，人がある行動（例えば，おやつなどの間食をやめる）を起こすには，その行動が特定の結果をもたらすだろうという「結果期待」（間食をやめれば体重が減る）よりも，自分はその行動をとることができるという「効力期待」（私は間食をやめられる）を持っていることが重要で，この「自分はできる」という自分に対する信頼感・有能感が備わっている時，その人は自己効力感を持っているとされる。「間食をやめればいいのは分かっているが，自分にはできないと思う」という状態は，結果期待は高いが効力期待が乏しく，自己効力感が低い状態であると言える。

　自己効力感は食事改善，運動，服薬，自己血糖測定，フットケア，血糖値の高

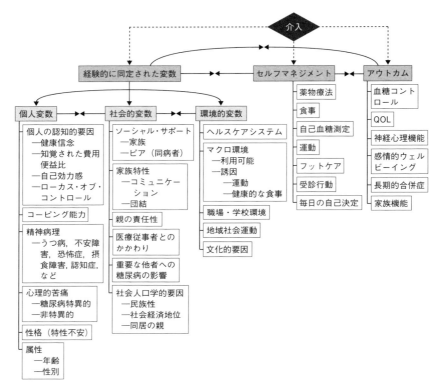

図11-2 糖尿病のセルフ・マネジメントと臨床アウトカムに影響を及ぼす変数の心理行動モデル
(Gonder-Frederick et al., 2002 を一部改変)

低の調整など様々な自己管理行動に関連しており，数ある心理社会的要因の中でも影響力が大きい（King et al., 2010; Luo et al., 2015）。日本の調査でも，自己効力感の高さが自己管理行動の高さやストレス反応の抑制に関連していることが報告されている（金ら，1996; 水本ら，2011; 冨澤ら，2006）。

バンデューラは，自己効力感の向上には，①成功体験を持つこと，②他人の行動を観察すること（モデリング），③他者からの説得的な暗示や自己強化（言語的説得），④成功に結びつく生理的状態を知覚することの4つが有効であるとしている（坂野，2002）。これを糖尿病者−医療者間の対話場面に当てはめて考えると，自己効力感を高める工夫として，①糖尿病者が成功体験を感じられ

るようにスモールステップで目標設定をする，②別の糖尿病者の成功例や工夫例を伝えて代理体験を促したり良いモデルになってくれそうな糖尿病者に引き合わせたりする，③すでに達成できている部分を探して言語的にフィードバックしたり治療への意欲的な発言を引き出したりする，④リラクセーション技法を習得してもらったり課題を達成できると感じられる内部感覚や情動状態を意識してもらったりする，などが考えられる。これらのポイントを糖尿病療養指導や糖尿病教育プログラムに含めることで，自己管理行動を積極的に支援することが可能になる。

2) ソーシャル・サポート

家族，友人，医療者，同じ病気を持つ者（同病者）など周囲の人々から受ける物質的支援や情報的支援，心理的支援を総称してソーシャル・サポート（social support）と呼ぶ。サポートがあることは糖尿病管理において重要な点で，ソーシャル・サポートを多く有している者ほど，自己管理行動に対する苦手意識が少なく（岡田，2006），自己管理行動をよく行い（服部ら，1999; Schafer et al., 1986; 東海林ら，2014; 高梨ら，1996; Wang & Fenske, 1996），血糖コントロールが良好で（Eriksson & Rosenqvist, 1993; Stopford et al., 2013），精神健康が保たれている（Bailey, 1996; Connell et al., 1994; Trief et al., 1998; Trief et al., 2001）と指摘されている。

血糖コントロールの良否や合併症の有無よりも，適切なサポートを得られているという実感の方が，精神健康に影響している可能性がある。カールセンとブルー（Karlsen & Bru, 2014）は，成人の2型糖尿病者を対象に，ヘルスケアの専門家と家族からの知覚されたサポートを支援的な関わりと非支援的な関わりに分けて測定し，1年後の糖尿病に関連する苦痛との関連を検討している。その結果，ヘルスケアの専門家からの支援的な関わりが多いことと，家族からの非支援的な関わりがないことが，苦痛の低さに関連していた。一方で，罹病期間や治療法，HbA1c，合併症などの臨床的指標は1年後の患者の苦痛をほとんど予測していなかった。

このようにサポートを得られることは，糖尿病治療の様々な面でプラスに作用するが，その際，誰からどのようなサポートを得るかという点が重要である。家族，友人，医療者，同病者からのサポートと，食事療法，運動療法，インス

リン療法への苦手意識の関係を調査した岡田（2006）によれば，食事療法で苦手意識のない者は，苦手意識がある者に比べて家族のサポートが多く得られていた。同様に，運動療法で苦手意識のない者は，苦手意識がある者に比べて家族と友人のサポートが多く得られており，インスリン療法で苦手意識のない者は，苦手意識がある者に比べて家族，友人，医療者，同病者のサポートが多く得られていた。それぞれのサポートが療養行動のどの側面に効果的に影響するかは異なっており，特定の他者から適切なサポートを得られることが苦手意識の克服に役立つと思われる。

　糖尿病の療養行動の多くは家庭生活の中で実施されるため，周囲からのサポートの中でも家族のサポートは特に重要である。家族によるサポートには，健康的な食事を提供する，一緒に運動に取り組む，病院に同行してくれる，糖尿病治療の大変さを理解してくれる，糖尿病に関する最新の情報を収集してきてくれるなど様々な形式がある。大切なのは糖尿病者本人が家族から「サポートされている」と感じられることであり，医療者には家族がそうしたサポートを実行していくことができるように，個々のニーズに合わせて糖尿病者本人と家族に関わっていくことが求められる。

　また，糖尿病を持つ子どもの場合には，同じ病気を持った子どもとの関わりが自立心や積極性の育成において重要なサポート資源になる。療養行動に必要な知識や技術の獲得，対人交流を目的とした1型糖尿病児対象のキャンプが全国で行われているが，この場は糖尿病児が同じ病気の子どもたちと出会い，自尊心を育むきっかけになっている。キャンプに参加した10〜18歳の糖尿病の子たちを対象とした薬師神ら（2012）の調査によれば，彼らがキャンプを必要とする理由には「同じ病気を持った仲間と交流できる」，「新しい友人と出会える」などの対人関係上の理由のほか，「仲間や医療者から生活上のアドバイスが得られる」，「注射や血糖測定の手技が学習できる」など療養行動に関する理由も挙げられており，キャンプに継続的に参加している子たちはその後1年にわたって自己効力感の向上が見られたことが報告されている。さらに，別の研究（藤目ら，2009）では，キャンプへの参加がストレス反応の低減や知識の向上につながることも示されている。

（3）行動変容に関する健康心理学モデル①：変化ステージモデル

糖尿病者の健康行動を理解する有効なモデルとして，プロチャスカらが提唱した「変化ステージモデル（stages of change model）」がある（石井，2011）。変化ステージモデルには他の理論で用いられている要素が複合的に取り入れられているため，「多理論統合モデル（transtheoretical model）」とも呼ばれている。

変化ステージモデルでは，行動が変化しそれが維持されるには次の5つの段階を踏むと考えられている。①前熟考期（precontemplation）：少なくとも6ヶ月以内には行動を変えようとは思っていない。②熟考期（contemplation）：6ヶ月以内に行動を変えようと考えているが，実際に行動を変える準備はできていない。③準備期（preparation）：1ヶ月以内に行動を変えようと考えていて，実際に行動変容にとりかかるが，まだ完全には実行できてはいない。④行動期（action）：行動を変えて6ヶ月以内で，行動を変えてそれを維持する努力を続けている。⑤維持期（maintenance）：行動を変えて6ヶ月以上が経過し，変化した行動を継続している。

変化ステージモデルの重要な特徴は，行動変容を経時的なプロセスとしてとらえていることにある。糖尿病者が行動変容するまでの時間的流れを考慮することで，糖尿病者の認知や行動の変化を「時間的に連続する過程」としてとらえることができ，ある時点で行動を変えることができない者であっても，変化のための準備が整えば行動を変えることができるという，より楽観的で希望的な観点を持つことが可能になる（石井，2011）。

（4）行動変容に関する健康心理学モデル②：プロセスモデル

イギリスの健康心理学者であるグリーブスら（Greaves et al., 2010; Greaves, 2012）は，糖尿病者支援に関する実践的なモデルとして，「ライフスタイル行動変容を援助するためのプロセスモデル（A process model for supporting lifestyle behavior change）」を提唱している（図11-3）。このモデルは，糖尿病者の健康行動の変容には何が必要かということに加えて，糖尿病者が望ましい行動を獲得していくには支援者がどのような流れで介入していく必要があるか，また支援者はどのような技法が使えるかを変化のプロセスに合わせて示してい

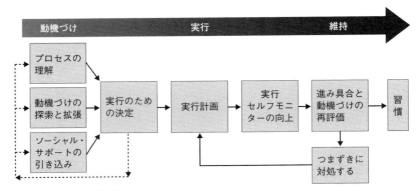

図 11-3　ライフスタイル行動変容のプロセスモデル（Greaves et al., 2010 より作成）

る点に特徴がある（表 11-1）。プロセスモデルでは，食事や身体活動といった健康行動は，動機づけを獲得する段階，行動の計画を立て実行する段階，それを維持する段階を通して習慣化すると考えていて（Greaves, 2012），行動変容は時間的に連続した過程であると考える変化ステージモデルとの共通点もある。

　グリーブス（Greaves, 2012）は，各技法の選択は治療の流れや，利用可能な資源，文化の特異性，社会経済的因子あるいは健康状態の因子，介入プログラムが提供される組織的文脈などによって決まると述べている。したがって，実際に変化ステージモデルやプロセスモデルに沿って援助を提供する際には，医療者は糖尿病者一人ひとりの態度や心理状態，本人を取り巻く社会状況などを総合的に考えてモデルを活用していく姿勢が求められる。

3．糖尿病の家族を援助する

（1）家族に降りかかるストレスとしての糖尿病

　糖尿病は本人だけでなく，家族の生活や心理状態にも多大な影響を与える。子どもが 1 型糖尿病を発症すると，その家族（特に親）は食事に限らず生活全体の変更を余儀なくされる。また子どもの 2 型糖尿病の発症には，家族メンバ

3. 糖尿病の家族を援助する　187

一のライフスタイルが大きく関与しており，親を含めた療養指導が必要である。さらに大人の1型糖尿病の場合は，日々の低血糖への対処が家族の心配事となるだけでなく，就職や結婚，出産などのライフイベントに際しても家族の多くは不安を抱く。大人の2型糖尿病の場合も生活を共にする家族の治療参加が欠かせない。こうして考えると，糖尿病は個人の病いというよりも，家族全体にストレスをかける病いと言えるかもしれない。

　日本を含む17か国で実施されたDAWN 2（Diabetes Attitudes, Wishes and Needs second）スタディでは，1型または2型糖尿病者と生活する家族の経験やニーズが調査された（Kovacs Burns et al., 2013）。その結果，①3分の1以上の家族が糖尿病者をサポートすることに負担を感じていること，②半数以上の家族が低血糖を心配していること，③約半数の家族が生活面に糖尿病の影響があると感じていること，④家族の約4割は糖尿病者をどのように助けたらよいか分かっていない反面，ケアにもっと関与したいと望んでいること，⑤家族の糖尿病教育プログラムへの参加率は低かったが，参加したほとんどの家族が教育プログラムへの参加は役立つと感じていたことなどが明らかになった。糖尿病が家族に与える影響は予想以上に大きく，個人の支援と同様に家族を支援していく視点も重要である。

（2）親から見た糖尿病

　子どもの1型糖尿病発症は多くの親にとって心理的危機となる。ローズら（Lowes et al., 2005）の面接調査によると，親にとって糖尿病の診断は予測不可能かつ突然で，性急な対処を要するため，世界が急転するような衝撃的な体験となる。特に乳幼児期の子どもは，みずからインスリン注射などの自己管理を行うだけの身体的・認知的能力が発達しておらず，親がその管理を代行しなければならない。そのため親は，糖尿病を持った子の育ちに不安を感じたり，低血糖などの緊急事態に親としてどう対応したらよいか困惑したりすることがある。このような場合，医療者は親の養育機能が低下しないように，糖尿病の正確な知識を提供したり，生活の見通しを持ってもらえるように支援したり，不安や戸惑いを共有し助言を受けるための家族会を紹介したりすることを通して，親の心理面をサポートしていく必要があるだろう。これまでの研究では，1型

188　第 11 章　糖尿病者への健康心理学的援助の実際

表 11-1　プロセスモデルの各段階における技法選択

段階	援助方針	
行動変容の プロセスを 理解する	行動変容を達成するのに適した課題や，どんな種類のサポートが成功の助けになるかなど，基本的な行動変容のプロセスを糖尿病者一人ひとりが理解できるようにする。成功のためには，行動変容が「何をするか決めてそれをする」といった単純なものではないことを知っておくことが重要である。行動変容はいわば『旅』のようなものであり，古い習慣を崩して新しい習慣を作っていくには時間がかかる。その道中では障壁や後退に遭遇するため，しっかりとした動機と入念な計画が必要になる。	
動機づけを 探索し高め る	動機づけは 「重要性」と 「自信」の2 つの要素で 構成されて いる。	重要性（変化を起こすもっともな理由を持っていること）：食事や身体活動を変えることの良い点と悪い点を比較し，変化することが重要であるかどうか決定する。介入では，リスクに着目して変化の重要性を感じてもらうこと，利益に対する期待が高まることを目標にする。
		自信（自己効力感：自分はそれをすることができると確信していること）：行動変容を遂行できるという自信を育てられるようにする。
ソーシャ ル・サポー トを取り入 れる	家族や友人に変化の試みをサポートしてもらうことの価値を糖尿病者一人ひとりが認識できるようにする。また，本人に役立つサポートの種類を特定する。 <サポートの種類> ・実際的サポート（例：手伝い，道具の購入や貸与，料理を作る，健康な食品を購入する） ・感情的サポート（例：糖尿病者と一緒に変化する，本人の進歩に関心を寄せる，話し相手になる，励ましや肯定的な強化をしてくれる） ・情報的サポート（例：変化の計画立案を手伝う，関連情報を探すことを手伝う）	

a）リフレクティブ・リスニング：相手が言ったことを注意深く聞き取り，相手が感じていることや意図していることを分別よく適切に推測して，それを聞き手の言葉で言い換えて相手に伝え返す方法。

（Greaves, 2012 を参考に筆者作成）

使用できる具体的技法
・これまでの行動変容の経験を尋ね，その経験を活用する（例：「以前に減量に取り組んだことはありますか？　何が起こりましたか？」，「何が悪かったと思いますか？」，「体重が元に戻ってしまう前，何があなたの成功を助けてくれましたか？」） ・試行錯誤を通して経験を積み（例：次週までの間に，ささいな行動を 1 つだけ実験的に変えてみましょう），その後に何が助けになって，何が成功の妨げになったかを議論する ・リフレクティブ・リスニング[a] や elicit-provide-elicit（e-p-e）テクニック[b] などのコミュニケーション技法を使う ・メタファーや物語の形式で情報を提供する（例：行動変容は『旅』です。道中には多くの課題や落とし穴がありますが，よい計画と強い動機があれば，進むべき道を見つけるために，必要な道具を得ることができるでしょう）
・動機づけ面接法や，ほかの効果的なコミュニケーション技法を使う ・意思決定バランスツール（紙の真ん中に線を引き，紙の左右に変化を起こすことの良い点と悪い点を書き出す）を使う ・コミュニケーション技法（リフレクティブ・リスニング[a] や e-p-e テクニック[b] など）を使って，糖尿病のリスクと行動変容に伴う期待に関する現実的で適切な情報を提供する
・動機づけ面接法の技法を使う（例：個々の糖尿病者にとって重要な障壁や強みを見つけ出すための質問など） ・徐々に自信を高められるように「スモールステップ」のゴール設定をする ・問題解決に向けて，起こりうる問題や障害と見込みのある解決策を特定する。特定の行動を変えることの自信を探るには『自信のものさし』を利用する（「1 から 10 の間で，あなたが〜できるという自信はどれくらいですか？」と尋ねる。それから，「これが 2 点高くなるのを妨げているものは何ですか？」「何をしたらこれが 7 点あるいは 8 点になりますか？」などの質問を続ける） ・個人的な強みや資源を強化する
・サポートしてくれる人に関わってもらうことの良い点と悪い点を糖尿病者と議論する（e-p-e テクニック[b] などを使う） ・ソーシャル・サポートの種類（実際的，感情的，情報的）について一般的な情報を提供する ・糖尿病者がソーシャル・サポートを「実行計画（アクションプラン）」の一部に取り入れられるようにする ・サポートしてくれる人を次の話し合い（または集団介入のセッション）に参加してもらえるよう誘う

b) elicit-provide-elicit（e-p-e）テクニック：はじめに相手が持っている既存の知識や経験を話してもらい（elicit），それから新しい情報を提供し（provide），相手が新しい情報を十分に理解しているか，それについてどう感じているかを確認するためにさらに話し合いを続ける（第二の elicit）。e-p-e テクニックは，相手が有している既存の知識との関連で，その人が新しい情報を処理することができるように促すアプローチである。e-p-e テクニックは，「Ask, Tell, Discuss」と称されることもある。

190　第 11 章　糖尿病者への健康心理学的援助の実際

表 11-1　プロセスモデルの各段階における技法選択

段階	援助方針
実行することを決定する	糖尿病者が意思決定できるようにする。上述した動機づけを高める側面のすべてについて話し合ったら，医療者（と糖尿病者）は，（糖尿病者の視点で）異なる行動をとることについての利益と不利益をまとめる。変化を起こすかどうか意思決定するために，糖尿病者がこの情報を用いることができるようにする。
実行計画（アクションプラン）を立てる	行動変容のための実行計画（アクションプラン）を練り上げるために，糖尿病者一人ひとりがそれまで獲得した知識を使えるようにする。アクションプランには明確な目標設定と，ソーシャル・サポート資源，変化を妨げる障壁，それぞれの障壁に対する解決／克服の戦略を含める。なお，目標やプランは糖尿病者自身が決める必要がある。
セルフモニタリングし，進み具合を再評価する	糖尿病者が変化の進み具合を定期的にモニタリングできるようにする。例えば，食事日記を一度か二度することで，日常的に何をどれくらい食べているのかについて気づきを増やすことができる。また，歩数計を使用したり，活力の程度や気分を記録したり，計画した変化ができるかどうかをただ心の中で観察したりするだけでも，進み具合を確認することができる。 面談のたびに，目標に向けての進み具合を再評価し，必要に応じて目標を再設定する。糖尿病者の動機づけ（時間経過とともに変わる）やソーシャル・サポートの有用性と非有用性を再評価することも有益である。
つまずきに対処する	医療者は，糖尿病者が行動変容に取り組んだ経験を，アクションプランや変化の戦略の修正のために使えるよう支援する。もし失敗続きで糖尿病者が自信喪失に陥っていたら，次のような方法で失敗を「リフレーム」することが重要である。（1）初めての試みで成功しないのは普通であり，減量や禁煙の場合ほとんどの人が成功するまでに 6 〜 7 回の試みを要するという事実を説明する。（2）成功の鍵は，成功しなかった試みを成功のための試行錯誤のプロセスの一部とみなして，そこから学ぶことであると伝える。（3）「何がうまくいかなかったですか？　そして次にまた同じように失敗しないようにするにはどんな違ったことができそうですか？」と尋ねる。 つまずきの 1 つひとつは失敗ではなく，価値ある学習の機会であり，つまずきから学ぶことができれば，次の試みで目標の達成に向けてよりよい備えができることを伝えるのが重要である。

b）elicit-provide-elicit（e-p-e）テクニック：はじめに相手が持っている既存の知識や経験を話してもらい（elicit），それから新しい情報を提供し（provide），相手が新しい情報を十分に理解しているか，それについてどう感じているかを確認するためにさらに話し合いを続ける（第二の elicit）。e-p-e テクニックは，相手が有している既存の知識との関連で，その人が新しい情報を処理することができるように促すアプローチである。e-p-e テクニックは，「Ask, Tell, Discuss」と称されることもある。

3. 糖尿病の家族を援助する　**191**

（Greaves, 2012 を参考に筆者作成）**（つづき）**

使用できる具体的技法
・この段階までに話し合った糖尿病者の動機や自信の根拠を要約し，変化に対する主な障壁とそれらをどのように克服できるかについて糖尿病者が考えていることと話し合ったことを確認する ・糖尿病者の意思決定を促すために，開かれた質問をする（例：「それでは，あなたは何をすることになるのですか？」）
・SMARTER な目標設定の原理[c] を使い，アクションプランを文章化する ・目標設定では結果（例：どれくらい減量するか）よりも行動（例：何を変えるか）に焦点を当てる ・段階的な課題を設定する（例：短期的目標と長期的目標） ・現実的なプランを立てる。行動を維持していくために健康的で楽しめる生活習慣を手に入れることを目標にする ・アクションプランの一部としてセルフモニタリング（行動と結果のモニタリング）を促す ・障壁への対処プラン（妨害するものは何か，それについて糖尿病者自身は何ができるか）を含める。これは「IF-THEN プラン」（もしそれが起こったら，その時はこれをする）と呼ばれる。 ・アクションプランにソーシャル・サポートを含める（誰があなたを助けることができるか？　彼らには何ができるか？）
・行動と結果をセルフモニタリングすることを促す。歩数計，自己体重測定，食事日誌，身体活動日記などが利用できる。 ・実施したことへのフィードバックを提供する（成功したら称賛する。進み具合についてどう感じるかを糖尿病者に尋ね，自分を褒めるよう勧める）。進み具合に問題があるようなら，それに対処するために「つまずきに対処する」のテクニック（下記）を使う ・目標を評価し，再設定する（もし目標が達成されたら，新しい目標を追加したり変化のレベルを上げることを考える）
・「失敗」を「学習の機会」としてリフレームする（左記）。つまずいてしまったり，成功のために何回か試みたりすることは普通であることを説明する ・問題解決を支援する：糖尿病者の成功を妨げているものが何で（あるいは，つまずきや逆戻りに関係している環境は何で），糖尿病者が行動変容のプロセスを前に進めるには何ができるか発見するのを助ける ・目標を再評価し，再設定する：糖尿病者がすでにいくつかの戦略を試しているにもかかわらず成功していないなら，おそらく目標が適切でなく，その段階で行動変容のプロセスを前に進めるには違う課題が容易で達成しやすいかもしれない ・情報提供をする（e-p-e テクニック[b] を使う） ・アクションプランを再検討する（特に，障壁への対処プランを吟味する）

c) SMART あるいは SMARTER は目標設定の要点に関する語呂合わせで，明確であること（Specific），測定可能であること（Measurable），達成可能であること（Achievable），問題と関連していること（Relevant）または現実的であること（Realistic），期限が定められていること（Time-bounded），そして魅力的であること（Engaging），自分にとってやりがい（価値）があること（Rewarding）の頭文字を取ったものとされることが多い。なお，最後の 2 文字を，評価する（Evaluate），改訂／再調整する（Rivise/Readjust）として，継続的で循環的な目標設定のプロセスを強調する場合もある。

糖尿病の子どもの親に直接介入することが，糖尿病児の血糖コントロールの改善に有効であることが示されており（Armour et al., 2005），親を適切に援助することが，糖尿病児の治療面と親の心理社会的適応の両面で大切であると言える。

　一方で，自己管理について，いつどのように親からの自立を促すかという点も，子どもの糖尿病で大きなトピックである。多くの親は子どもの糖尿病発症に直面し保護的に関わろうとするため，食事管理やインスリン治療において過保護や過干渉になりがちで，しばしば子どもの自立が問題になることがある。ヘルゲセンら（Helgeson et al., 2008）は 11 ～ 12 歳前後の 1 型糖尿病の子どもとその親を対象に，3 年にわたる縦断的調査で，自己管理行動に関する責任配分が心理的健康や身体的健康にどのような影響を及ぼすか検討している。その結果，責任配分について「共有された責任（親と子が共に責任を持っている）」を感じている子は，「親の責任」もしくは「子どもの責任」と考えている子に比べて，抑うつや怒りが低く，より好ましい自己管理行動をとっていることが分かった。さらに青年期に近い年長の子どもでは，責任の共有が自己効力感の高さや，より良い血糖コントロールに関連することが分かった。さらに，責任の共有が 1 年後の糖尿病の自己効力感の向上とセルフケア行動の改善，血糖コントロール悪化予防につながっていることも明らかになった。自己管理への移行時期に関しては，糖尿病児の発達に合わせて学童期の半ばまでに親管理から自己管理へと移行しはじめることが望ましいとされている（小林，2007）。それ以降，思春期頃には責任を共有し，青年期にかけて徐々に血糖コントロールを意識した自己管理行動をとっていくことができるように親と子の両方をサポートしていく必要があるだろう。

（3）配偶者から見た糖尿病

　共に生活している夫婦の場合，2 人のうちどちらかが糖尿病になると，もう一方の配偶者の健康や生活にも影響が生じやすい。例えば，夫婦ではどちらかが糖尿病を持っていると，もう一方の配偶者の糖尿病の発症リスクが上昇しやすいことが知られている（Leong et al., 2014）。また，肥満症の 2 型糖尿病者を対象とした介入研究では，体重減量と運動習慣の改善を目標とした介入プログ

ラムを糖尿病者本人に実施すると，治療を受けていない配偶者でも体重減量や生活習慣の改善が見られたことが報告されている（Gorin et al., 2008）。

　生活場面を共にする夫婦が力を合わせて糖尿病治療に取り組むことには大きなメリットがある。しかし，配偶者の中には医療者の支援が得られず，どのように治療に参加すべきか分からないでいる者も多い（Stödberg et al., 2007）。山口ら（2011）は日本人を対象にした面接調査を通して，糖尿病を持たない配偶者が，糖尿病であるパートナーと生活する中でどのような思いを抱いているか検討している。それによると，非糖尿病の妻は，糖尿病である夫の食べ過ぎや間食を注意しても聞き入れられないため，夫が治療に意欲的であるとは思えず，妻自身も援助意欲を強めることができない場合があった。一方，非糖尿病の夫では，糖尿病である妻を援助したいという思いはあっても自分に何ができるのか分からないため妻の治療に対して関心を寄せることが難しかったり，夫である自分にとって食事は手を出せる領域ではないという思いから関心を強めることができなかったりしていた。この山口ら（2011）の指摘で重要な点は，非糖尿病の配偶者が「支援したい」という思いを抱いているにもかかわらず，それがうまく実現されていない場合があることだろう。

　医療者はこうした夫婦間の満たされない思いを解消していくために，夫婦の思いを中立的な立場で聞き取り，問題解決に向けて介入していくことができる。例えば，山口らが例示したような非糖尿病の妻に対しては，その無力感や徒労感に寄り添い，苦労を労いつつ，妻自身の関わり（例えば，先回りの助言，行動の1つひとつを指示するなど）が糖尿病の夫の治療意欲を挫く結果になっていないか振り返る機会を設けることが有効かもしれない。家族が常に糖尿病者の行動に干渉し，糖尿病者が常に緊張下に置かれて疾患管理の意欲を失い辟易してしまうような関わり（「糖尿病警察（diabetes police）」（Polonsky, 1999）と呼ばれる）に陥らないよう注意する必要がある。同様に，山口らの例のような非糖尿病の夫に対しては，夫自身が妻の糖尿病治療の中で重要なメンバーの一人であることを明確に伝達することが重要である。アメリカで行われた研究（Gerstle et al., 2001）では，栄養指導教室後に血糖コントロールの改善が見られた2型糖尿病の女性では，本人と家族が共に糖尿病の課題に取り組み，家庭での食習慣に変化があったことが指摘されている。こうした研究成果を必要に

応じて紹介しながら，夫の役割を具体的な行動レベルで話し合っておくことも有効だろう。

また医療者は，配偶者から積極的な支援が提供されるだけでなく，否定的な関わりがないことも糖尿病者にとって重要な支援になることを知っておく必要がある。成人の糖尿病者を対象にした研究から，家族の非支援的な関わり（non-supportive family behavior）が6ヶ月後の自己管理行動の悪化（Schafer et al., 1986）や，1年後の糖尿病の感情的負担の増加（Karlsen & Bru, 2014）に関連することが示されている。どのような関わりが支援的で，どのような関わりが非支援的であるかは夫婦によって異なるため，医療者はそれぞれの夫婦のあり方を尊重しながら，お互いが思っていることや感じていることを聞き取り，夫婦が自分たちの問題を解決していけるよう支援していくことが必要である。

(4) 糖尿病を抱えた家族の支援

アメリカの心理学者バーバラ・J・アンダーソン（B. J. Anderson）は，糖尿病治療への家族の参加について，表11-2のガイドラインと基本原則を提案している。医療者は，糖尿病が本人だけではなく，他の家族成員を含む家族システム全体に影響を及ぼすことを忘れてはならない。また，発症時の年齢や家族の状況によって糖尿病者と家族が取るべき役割は異なり，それは糖尿病者と家族の成長や変化に伴って変わり続けるものであることを意識しておく必要があ

表11-2　糖尿病治療に家族の参加を促すガイドラインと基本原則（Anderson, 1996 より作成）

糖尿病治療に家族を参加させる際の2つの一般的ガイドライン 　1 糖尿病は家族生活のあらゆる面に影響を与えるので，その民族・文化的な伝統を考慮しなければならない。 　2 家族としての相互関係がひどく損なわれている場合や，なかに深刻な精神医学的問題を抱えている人がいる場合は，糖尿病治療に家族を参加させることは困難かもしれない。
糖尿病治療に家族をうまく参加させるための4つの基本原則 　1 糖尿病とその治療について診断初期から家族を教育する。 　2 糖尿病に関する家族の不安，心配，過去の体験について傾聴する。 　3 血糖値や行動に関して現実的で適切な期待を持つよう家族を教育する。 　4 肯定的援助のモデルを示し，糖尿病者を強制したり支配したりすることなく効果的な援助を行うにはどうすればいいか教え，健全な糖尿病セルフケアに対する糖尿病者自身の意思を挫くような破壊的な家族の援助が起こらないようにする。

る（Anderson, 1996）。さらに，援助のあり方はそれぞれの糖尿病者と家族で異なるため，唯一無二の支援はあり得ないことを肝に銘じておくべきである。

4. チーム医療の重要性と心理士の役割

チーム医療とは，「医療に従事する多種多様な医療スタッフが，各々の高い専門性を前提に，目的と情報を共有し，業務を分担しつつも互いに連携・補完し合い，患者の状況に的確に対応した医療を提供すること」と定義される（厚生労働省，2010）。年齢，性別，職業，家族背景，病状などが一人ひとり異なる糖尿病者に的確な支援を提供していくためには，高い専門性を持った様々な分野の専門家が関与する必要がある。生活習慣の改善には心理面に配慮することが重要であるため，近年は糖尿病チームに心理士が参入する機会も多くなってきている（図 11-4）。

チーム医療の中での心理士の役割には，糖尿病者に対して，①心理学的アセスメントを行ったり，②ストレス・マネジメントに関する教育をしたり，③自己管理行動への動機づけが高まるような関わりをしたり，④糖尿病の療養に関する個人または集団のカウンセリングを提供したり，⑤精神的問題への心理療法を提供したりすること，さらに他の専門職に対して，⑥心理面に関するディ

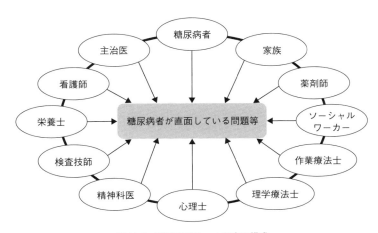

図 11-4　糖尿病のチーム医療の構成

スカッションやコンサルテーションを提供することなどがある（大家，2015;
坂根，2012; 戸川，1999）。糖尿病者本人への直接の心理支援だけでなく，医療
チームの他のスタッフに心理面の理解を伝え，チームの支援が当事者に役立つ
ものになるようにすることも重要な仕事である。心理士は糖尿病チームの一員
として糖尿病者に関わる場合もあれば，精神科リエゾンチーム（身体疾患に伴
う心理的問題について精神科に所属するリエゾンチームが紹介元の科のスタッ
フと連携・協同して対応する）の一員として関わる場合もある。関与の仕方は
組織により異なるが，組織全体やチームの中での自らの立場を考えて，他分野
の専門家と協力して行動することが求められる。

5. まとめ

　本章では，糖尿病を抱える個人と家族の支援について，健康心理学研究の成
果を踏まえて論じた。近年，日本でも内科疾患に対する心理学的援助の重要性
と有効性が認識されるにつれて，糖尿病を扱う医療機関で心理学的援助が提供
される機会が増えてきている。しかし全国規模で見ると，そうした取り組みを
体系的に行っている医療機関は少なく，十分な援助体制が整っているとは言い
難い。日本における糖尿病者に対する心理学的援助の実践は，まだ萌芽期にあ
ると言わざるを得ない。

　近年の動向を見ると，今後は総合病院における身体疾患に対する精神科コン
サルテーション・リエゾン活動や，身体疾患の医療チームに心理士が参入して
いく機会が増えると予想される。糖尿病者に対する心理学的援助の質を向上さ
せていくためには，そうした活動を通して実践知を蓄積していくことが必要に
なる。そして，実践の理論基盤を構築するための糖尿病に関する健康心理学的
研究の深化と発展が期待される。

引用文献

Anderson, B. J. (1996). Involving family members in diabetes treatment. In B. J.
　　Anderson & R. R. Rubin (Eds.), *Practical psychology for diabetes clinicians* (pp.
　　43–52). Alexandria, VA: American Diabetes Association.（糖尿病治療への家族メン

バーの参加　中尾一和・石井　均（監訳）（1997）．糖尿病診療のための臨床心理ガイ
　　ド（pp. 51-60）　メジカルビュー社）

Armour, T. A., Norris, S. L., Jack Jr., L., Zhang, X., & Fisher, L. (2005). The effectiveness
　　of family interventions in people with diabetes mellitus: A systematic review.
　　Diabetic Medicine, 22 (10), 1295-1305.

Bailey, B. J. (1996). Mediators of depression in adults with diabetes. *Clinical Nursing
　　Research, 5* (1), 28-42.

Bandura, A. (1977). Self-efficacy: Toward a unifying theory of behavioral change.
　　Psychological Review, 84 (2), 191-215.

Connell, C. M., Davis, W. K., Gallant, M. P., & Sharpe, P. A. (1994). Impact of social
　　support, social cognitive variables, and perceived threat on depression among adults
　　with diabetes. *Health Psychology, 13* (3), 263-273.

Eriksson, B. S., & Rosenqvist, U. (1993). Social support and glycemic control in non-
　　insulin dependent diabetes mellitus patients: Gender differences. *Women & Health,
　　20* (4), 59-70.

藤目文子・尾形明子・在原理沙・宮河真一郎・神野和彦・小林正夫・鈴木伸一（2009）．1
　　型糖尿病患児を対象としたキャンプがセルフエフィカシー，病気に関する知識，スト
　　レス反応，HbA1c に及ぼす影響　行動療法研究, 35（2），167-175.

Gerstle, J. F., Varenne, H., & Contento, I. (2001). Post-diagnosis family adaptation
　　influences glycemic control in women with type 2 diabetes mellitus. *Journal of the
　　American Dietetic Association, 101* (8), 918-922.

Gonder-Frederick, L. A., Cox, D. J., & Ritterband, L. M. (2002). Diabetes and behavioral
　　medicine: The second decade. *Journal of Consulting and Clinical Psychology, 70* (3),
　　611-625.

Gorin, A. A., Wing, R. R., Fava, J. L., Jakicic, J. M., Jeffery, R., West, D. S., Brelje, K.,
　　Dilillo, V. G., & Look Ahead Home Environment Research Group (2008). Weight loss
　　treatment influences untreated spouses and the home environment: Evidence of a
　　ripple effect. *International Journal of Obesity, 32* (11), 1678-1684.

Greaves, C. (2012). Supporting health behavior change in general practice. In K. D.
　　Barnard & C. E. Lloyd (Eds.), *Psychology and diabetes care: A practical guide* (pp.
　　157-170). London: Springer.

Greaves, C., Reddy, P., & Sheppard, K. (2010). Supporting behaviour change for diabetes
　　prevention. In P. Schwarz, P. Reddy, C. Greaves, J. Dunbar, & J. Schwarz (Eds.),
　　Diabetes prevention in practice (pp. 19-29). Dresden, Germany: Tumaini Institute for
　　Prevention Management.

服部真理子・吉田　亨・村嶋幸代・伴野祥一・河津捷二（1999）．糖尿病患者の自己管理
　　行動に関連する要因について：自己効力感，家族サポートに焦点を当てて　日本糖尿

病教育・看護学会誌, *3*（2）, 101–109.

Helgeson, V. S., Reynolds, K. A., Siminerio, L., Escobar, O., & Becker, D.（2008）. Parent and adolescent distribution of responsibility for diabetes self-care: Links to health outcomes. *Journal of Pediatric Psychology, 33*（5）, 497–508.

石井　均（2011）. 糖尿病医療学入門：こころと行動のガイドブック　医学書院

Karlsen, B., & Bru, E.（2014）. The relationship between diabetes-related distress and clinical variables and perceived support among adults with type 2 diabetes: A prospective study. *International Journal of Nursing Studies, 51*（3）, 438–447.

金　外淑・嶋田洋徳・坂野雄二（1996）. 慢性疾患患者の健康行動に対するセルフ・エフィカシーとストレス反応との関連　日本心身医学会誌, *36*（6）, 499–505.

King, D. K., Glasgow, R. E., Toobert, D. J., Strycker, L. A., Estabrooks, P. A., Osuna, D., & Faber, A. J.（2010）. Self-efficacy, problem solving, and social-environmental support are associated with diabetes self-management behaviors. *Diabetes Care, 33*（4）, 751–753.

小林繁一（2007）. 糖尿病　奥山眞紀子（編）　病気を抱えた子どもと家族の心のケア（pp. 178–185）　日本小児医事出版社

厚生労働省（2010）. チーム医療の推進について：チーム医療の推進に関する検討会報告書 Retrieved from http://www.mhlw.go.jp/shingi/2010/03/dl/s0319-9a.pdf（2016 年 11 月 3 日）

Kovacs Burns, K., Nicolucci, A., Holt, R. I., Willaing, I., Hermanns, N., Kalra, S., Wens, J., Pouwer, F., Skovlund, S. E., Peyrot, M., & DAWN2 Study Group（2013）. Diabetes Attitudes, Wishes and Needs second study（DAWN2TM）: Cross-national benchmarking indicators for family members living with people with diabetes. *Diabetic Medicine, 30*（7）, 778–788.

久保克彦（2006）. 糖尿病患者に対するエンパワーメント・カウンセリング　石井　均・久保克彦（編）　実践 糖尿病の心理臨床（pp. 7–20）　医歯薬出版

Leong, A., Rahme, E., & Dasgupta, K.（2014）. Spousal diabetes as a diabetes risk factor: A systematic review and meta-analysis. *BMC Medicine, 12*, 12.

Lowes, L., Gregory, J. W., & Lyne, P.（2005）. Newly diagnosed childhood diabetes: A psychosocial transition for parents? *Journal of Advanced Nursing, 50*（3）, 253–261.

Luo, X., Liu, T., Yuan, X., Ge, S., Yang, J., Li, C., & Sun, W.（2015）. Factors influencing self-management in Chinese adults with type 2 diabetes: A systematic review and meta-analysis. *International Journal of Environmental Research & Public Health, 12*（9）, 11304–11327.

水本　淳・岡　浩一朗・森川　亘・原　元彦・小片展之・江藤一弘（2011）. 重度糖尿病患者のウォーキング行動に関連する心理的要因および環境的要因　理学療法科学, *26*（5）, 599–605.

岡田弘司（2006）．糖尿病治療におけるソーシャルサポートの意義　石井　均・久保克彦
　　（編）　実践 糖尿病の心理臨床（pp. 133-140）　医歯薬出版

大家聡樹（2015）．糖尿病医療における臨床心理士の可能性　心身医学, *55*（7）, 849-856.

Polonsky, W. H.（1999）．*Diabetes burnout: What's to do when you can't take it anymore.*
　　Alexandria, VA: American Diabetes Association.（ポロンスキー，W. H.　石井　均
　　（監訳）（2003）．糖尿病バーンアウト：燃えつきないためのセルフケアとサポート
　　医歯薬出版）

坂根直樹（2012）．療養指導, チーム医療のエビデンス　月刊糖尿病, *4*（4）, 35-45.

坂野雄二（2002）．人間行動とセルフ・エフィカシー　坂野雄二・前田基成（編）　セル
　　フ・エフィカシーの臨床心理学（pp. 2-11）　北大路書房

Schafer, L. C., McCaul, K. D., & Glasgow, R. E.（1986）．Supportive and nonsupportive
　　family behaviors: Relationships to adherence and metabolic control in persons with
　　type I diabetes. *Diabetes Care, 9*（2）, 179-185.

東海林　渉・大野美千代・安保英勇（2014）．ソーシャルサポートと自己効力感が糖尿病
　　のセルフケアに及ぼす影響　ヒューマン・ケア研究, *14*（2）, 139-152.

Stödberg, R., Sunvisson, H., & Ahlström, G.（2007）．Lived experience of significant others
　　of persons with diabetes. *Journal of Clinical Nursing, 16*（7B）, 215-222.

Stopford, R., Winkley, K., & Ismail, K.（2013）．Social support and glycemic control in type
　　2 diabetes: A systematic review of observational studies. *Patient Education and
　　Counseling, 93*（3）, 549-558.

高梨　薫・杉澤秀博・手島陸久・矢冨直美・出雲祐二・高橋龍太郎・荒木　厚・井上
　　潤一郎・井藤英喜・冷水　豊・柴田　博（1996）．高齢糖尿病患者の食事療法・運動
　　療法の順守度と治療に対する信念および家族支援との関係　老年社会科学, *18*（1）,
　　41-49.

戸川芳枝（1999）．教育方法の再考—今, 改めて教育方法を問う：心理的要因を重視した糖
　　尿病教育の実践　日本糖尿病教育・看護学会誌, *3*（2）, 135-140.

冨澤登志子・平岡恭一・北宮千秋（2006）．糖尿病の食事療法の実施に影響する心理的要
　　因の検討　日本看護研究学会雑誌, *29*（2）, 63-72.

Trief, P. M., Grant, W., Elbert, K., & Weinstock, R. S.（1998）．Family environment,
　　glycemic control, and the psychosocial adaptation of adults with diabetes. *Diabetes
　　Care, 21*（2）, 241-245.

Trief, P. M., Himes, C. L., Orendorff, R., & Weinstock, R. S.（2001）．The marital
　　relationship and psychosocial adaptation and glycemic control of individuals with
　　diabetes. *Diabetes Care, 24*（8）, 1384-1389.

Wang, C. Y., & Fenske, M. M.（1996）．Self-care of adults with non-insulin-dependent
　　diabetes mellitus: Influence of family and friends. *Diabetes Educator, 22*（5）, 465-470.

薬師神裕子・中村慶子・楢崎晃史・岡田泰助・武田　偉（2012）．小児糖尿病キャンプの

必要性と成果に関する全国調査　糖尿病, *55*（11）, 866–873.

山口直己・儘田　徹・佐藤栄子（2011）. 糖尿病の配偶者を援助する妻の思いと夫の思い　医学と生物学, *155*（6）, 305–312.

第12章

災害精神保健（被災者支援）における臨床健康心理学的アプローチ

関屋裕希

1. はじめに

　日本は災害の多い国である。1984年から2013年に起きた災害による世界の被害総額のうち、日本は17.1%を占める（内閣府，2015）。2001（平成13）年以降、内閣府において情報対策室が設置された災害、もしくは死者・行方不明者があった災害は、86件にのぼる（内閣府，2015）。一番多かった2004年には12件が発生していた。災害の内容も、地震、台風、豪雨、噴火、大雨による土砂災害、大雪、竜巻など多岐にわたる。日本で臨床健康心理学を学び、実践するうえで避けて通ることのできないトピックと言える。

　一方で、災害時に高い有効性を示す支援の方法に関する科学的根拠は多くない。この分野における研究の多くは、急性期が終わってから、数ヶ月後から数年後に実施されるためだ。これは、何よりも優先されるべきは純粋に被災者の方々のためになる支援であることから、当然のことと言える。2011年3月11日に起きた東日本大震災時にも、社団法人日本精神神経学会により「東日本大震災被災地における調査・研究に関する緊急声明文」（社団法人日本精神神経学会，2011）が出されており、倫理的配慮を欠いた調査・研究を実施しないことが求められた。では、指針とすべきものがないかと言うと、これまで支援に従事してきた様々なコミュニティの従事者の経験から得られた適正な支援に関するガイドラインやマニュアルが存在する。また、個別の臨床心理学的支援においてはPTSD（Post Traumatic Stress Disorder：心的外傷後ストレス障害）に関する知見や悲嘆や喪失に関する理論モデルが存在する。

　本章では、まず被災者支援を考えるうえで、知っておくべきガイドラインやマニュアル、理論を紹介する。そのあと、筆者が関わった支援活動1件と研究活動1件を紹介し、臨床健康心理学の視点からの説明を加える。

202 第 12 章　災害精神保健（被災者支援）における臨床健康心理学的アプローチ

2. 災害精神保健を考えるうえで知っておくべきこと

(1) 災害精神保健の特徴

　災害後の包括的な支援の特徴は，その幅広さにある。時間的には直後の危機支援から，数週間の短期的活動，災害後 1 ヶ月から数ヶ月にわたる中期的支援活動，半年から数年にわたる長期的支援活動にまで及ぶ。また，後述するが，災害時に生じる心理社会的な問題も心理的なものから社会的なもの，また，すべての者が対象となる安全や安心の保護から精神疾患の治療といった専門的サービスまで，多岐にわたる。

(2) 利用可能な指針
1) IASC ガイドライン

　まず，国際的なガイドラインとしては，世界保健機関（WHO）やユニセフといった国際機関や，それらの機関のトップによる連携・調整，政策形成および意思決定のための関係機関間フォーラムである IASC（Inter-Agency Standing Committee）が 2007 年に策定した「災害・紛争等緊急時における精神保健・心理社会的支援に関する IASC ガイドライン」（IASC, 2007）がある。日本では，阪神・淡路大震災発生後に，兵庫県こころのケアセンターが開設され，長期的なメンタルヘルスケアを担ったことから，「こころのケア」という言葉がニュースや新聞等でも使われる一般的な言葉となった。ただ，一口に「こころのケア」といっても，その範囲は多岐にわたり，表現としてはやや抽象的である。「こころのケア」と呼ばれる支援は，IASC ガイドラインにおける「精神保健・心理社会的支援」ととらえて構わないだろう。ガイドラインによると，「精神保健・心理社会的支援」とは，心理社会的ウェルビーイングを守り，より良い状態にし，または精神疾患を予防・治療することを目的として実施される各種のコミュニティ内外からの支援を表すとされている。また，ガイドラインでは，緊急事態における心理社会的な諸問題を，社会的問題と心理的問題に分けて整理している（表 12-1）。問題が多岐にわたること，社会的問題と心理的問題が密接に関わることから，個別の問題や特定の団体への支援においても，地域全体や心理以外の領域も俯瞰しながら進める公衆衛生学的視点が大事である

2. 災害精神保健を考えるうえで知っておくべきこと　**203**

表 12-1　**緊急事態における心理社会的な諸問題**（IASC ガイドラインより）

社会的側面に 関する問題	既存の社会的 問題	差別・社会的に疎外された人びと，政治的抑圧
	緊急事態に由 来する問題	家族の離散，安全上の問題，スティグマ，社会ネットワークの混乱，生活手段の崩壊，コミュニティの構造の変化，資源や信頼に関する問題，性産業で仕事をすること
	人道支援に由 来する問題	避難所における混雑やプライバシーの欠如，コミュニティの構造や従来の支援の仕組みの弱体化，支援・援助依存
心理的側面に 関する問題	既存の問題	重度の精神障害，うつ，アルコール乱用
	緊急事態に由 来する問題	喪失，病理性のない苦悩や苦痛，アルコール等の物質乱用，うつ病や心的外傷後ストレス障害（PTSD）を含む不安障害
	人道支援に由 来する問題	配給に関する情報不足による不安

ことが分かる。ガイドラインでは，①人権および公平，②参加，③害を与えない，④利用可能な資源と能力に立脚する，⑤支援システムの統合，⑥多層的支援の6つの基本原則を掲げている。具体的なガイドラインとしては，人道的支援活動における作業役割（活動領域）が11つ挙げられており，「A. 各領域に共通の作業役割」「B. 精神保健・心理社会的支援の中心的活動領域」「C. 活動領域セクター別の社会的配慮」の3つのグループに分けられている（表12-2）。11の作業役割ごとに最低必須対応が挙げられており，その行動ごとにアクションプランシートが用意されている。

2）災害精神保健医療マニュアル

　日本国内で作成された指針としては，日本国内の自然災害時の精神保健支援経験者への調査に基づいて作成された「災害精神保健マニュアル」（鈴木, 2011）がある。このマニュアルは，災害時の地域住民の精神健康問題に対応する精神保健専門家・地域保健・医療保健に関わる専門家，地域住民とのインターフェイスとなる行政職員を利用者として想定し作成されており，日本の社会構造や文化的側面を踏まえた内容になっている。

3）サイコロジカル・ファーストエイド

　阪神・淡路大震災当時は，外傷的な出来事を体験した直後に，個々の体験を語りあい，トラウマ反応や対処法に関する心理教育を行うグループ介入の手

204 第 12 章　災害精神保健（被災者支援）における臨床健康心理学的アプローチ

表 12-2　IASC ガイドラインにおける最低必須対応アクションシート

パートA　各領域に共通の作業役割	
1. 連携・調整	1.1 多セクター間にわたる精神保健・心理社会的支援の連携・調整を確立する。
2. アセスメント，モニタリング，評価	2.1 精神保健・心理社会的問題について現状のアセスメントを行う。 2.2 参加型のモニタリング・評価システムを始動する。
3. 保護および人権上のスタンダード	3.1 精神保健・心理社会的支援に人権のフレームワークを適用する。 3.2 社会的保護を通じて，保護上の脅威・失敗を見出し，モニタリング，予防，対応を行う。
4. 人的資源	4.1 スタッフを定めて採用するとともに，コミュニティの文化を理解しているボランティアと協力する。 4.2 スタッフの行動規範および倫理指針を実施する。 4.3 精神保健・心理社会的支援に関し，支援者にオリエンテーションと研修を実施する。 4.4 スタッフ，ボランティアの精神保健・心理社会的ウェルビーイング上の問題への予防，対処を行う。
パートB　精神保健・心理社会的支援の中心的活動領域	
5. コミュニティの動員および支援	5.1 あらゆるセクターでの緊急対応について，コミュニティそのものが活動し，主体的に関わり，管理できるような環境を整える。 5.2 コミュニティの自助およびソーシャルサポートを強める。 5.3 各共同体における適切な文化上・スピリチュアル・宗教上の癒しを行える環境を整える。 5.4 幼児（0-8 歳）とその保護者への支援を強める。
6. 保健ケアサービス	6.1 一般保健ケアの提供に際し，適切な心理的・社会的対応を取り入れる。 6.2 重度の精神障害をもつ人びとがケアへのアクセスできるようにする。 6.3 入院・入所している重度精神障害等の精神・神経疾患を持つ患者を保護し，ケアを提供する。 6.4 コミュニティ固有の伝統的な保健システムを知り，適宜そのシステムと協力する。 6.5 アルコール等の物質使用に関する問題を最小限に抑える。
7. 教育	7.1 安全で支持的な教育へのアクセスを強める。
8. 情報の発信	8.1 被災した人びとに対し，災害・紛争等，救援活動，被災者の法的権利に関する情報を提供する。 8.2 前向きな対処方法に関する情報へアクセスできるようにする。
パートC 活動領域セクター別の社会的配慮	
9. 食糧安全および栄養	9.1 適切な社会的・心理的配慮（文化的な習わしや家事役割を考慮し全ての人の尊厳に配慮した安全な支援）を食糧・栄養支援の提供に取り入れる。
10. 避難所および仮設配置計画	10.1 連携・調整のとれた形で，避難所設置計画および避難所提供の際に適切な社会的配慮（安全で尊厳に配慮した文化的・社会的に適切な支援）を取り入れる。
11. 水および衛生	11.1 適切な社会的配慮（全ての人の尊厳に配慮した，安全で文化的に適切な利用可能性）を水と衛生を提供する際に取り入れる。

法であるデブリーフィング（Dyregov, 1989）が推奨され，被災体験をできる
だけ早期に表現し，感情を吐き出すことが PTSD を予防すると考えられてい
た。しかし，被災直後の安全が確保されない状況で体験を語る・聞くことがト
ラウマ反応を強める可能性が指摘され，デブリーフィングが PTSD の予防に
効果がなく，むしろ，回復を遅らせるとする研究結果も示されるようになって
きた（van Emmerik et al., 2002）。2009 年には世界保健機関（World Health
Organization：WHO）の「メンタルヘルス・ギャップ・アクション・プログ
ラム（mhGAP）」ガイドライン策定グループが，心理的デブリーフィングより
もサイコロジカル・ファーストエイド（Psychological First Aid：PFA：心理
的応急処置）を提供すべきという結論を出している。PFA は，米国同時多発
テロ事件後に，大規模災害後の回復について効果のある介入法が検討された際
に提唱された手法である。現在，日本語版としては，アメリカ国立子どもトラ
ウマティックストレス・ネットワークとアメリカ国立 PTSD センターが作成
し，兵庫県こころのケアセンターが日本語版を作成した「サイコロジカル・フ
ァースト・エイド実施の手引き第 2 版」（明石，2008）と，WHO が 2011 年に作
成し，国立精神・神経医療研究センターらが日本語訳を行った「心理的応急処
置（サイコロジカル・ファーストエイド：PFA）フィールド・ガイド」（WHO,
2011）を入手することができる。基本的な方針は同じで，①被災者に無理強い
や負担をかけないように役立つケアや支援を提供する，②当面の安全や生きて
いくうえでの基本的ニーズを満たす手助けをする，③被災者が必要としている
ことを確認したうえで現実的な支援と情報を提供する，④被災者のもつ力を引
き出し，その人が情報やサービス，社会的支援を得るための手助けをする，が
挙げられる。サイコロジカル・ファーストエイドの実施者は専門家に限られて
おらず，PFA JAPAN が提供する研修会など広く一般に PFA を学ぶ機会が提
供されている（PFA JAPAN, 2017）。

（3）災害後の精神的反応

　災害後の精神的反応は，1) 適応的反応および回復，2) 異常な事態に対する正
常な反応，3) 精神疾患に分類される（鈴木，2008）。「異常な事態に対する正常
な反応」としては，眠れない，気持ちが不安定になる（落ち込み，不安），身体症

状，フラッシュバック，物音に敏感に反応する，アルコールやたばこの使用増加など，一過性のストレス反応のことを指す。これらの反応は，個人の回復力や社会的関係，支援により数週間から数ヶ月の間に和らいでいく。より病理的なレベルになると，うつ病，PTSD，適応障害，物質依存など精神疾患の診断基準を満たすこととなる。それぞれの疾患ごとに治療法のエビデンスが蓄積されているが，PTSD に関して言えば，トラウマ焦点化認知行動療法（曝露療法，認知処理療法），EMDR（Eye Movement Desensitization and Reprocessing：眼球運動による脱感作と再処理法）の有効性が示されている（Bisson & Andrew, 2007）。注目すべき点としては，近年では，ストレス要因によって精神疾患が発症すると仮定するストレスモデルだけでなく，回復の過程が重視されてきており，レジリエンスも着目されていることが挙げられる（Bleich et al., 2006）。

　災害では，いろいろなものが失われる。特に中長期的な支援を考えた時，喪失と悲嘆へのケアも重要になってくる。悲嘆についてはボウルビィ（Bowlby, 1980）の，悲嘆は①感覚の喪失，②強い思慕と探求，怒り，③混乱と絶望，再建，④人間関係の維持という段階を踏むという4段階モデル，ウォーデン（Worden, 1991）の喪失における課題は，①喪失の現実を受け入れること，②悲嘆の苦痛を乗り越えること，③故人のいない環境に適応すること，④故人を情緒的に別の場所に置き換えて生活を続けることの4つであるとする4つの課題モデルがある。喪失への対処過程に着目したモデルとしては，ニーマイアー（Neimeyer, 1998）の意味の再構成モデルがある。社会的構成主義の立場から，死別に対しての「意味の再構成」が悲嘆回復の中心的プロセスであるとするモデルである。

3. 陸前高田市消防団の心の健康に関する支援活動の概要

(1) 活動要旨

　ここでは，2012年4〜9月にかけて，東京大学大学院医学系研究科精神保健学分野および精神看護学分野（以後，教室）が，様々な関係機関・関係者の協力を得ながら行った陸前高田市消防団員の心の健康に関する支援活動について紹介する。陸前高田市消防団は全部で8つの分団から成る組織で，東日本大震

災時，津波のせまる中，避難誘導を行った。749 名の団員のうち，51 名が死亡
または行方不明，消防棟 33 のうち 16 が全壊，消防車両 36 台のうち 16 台が流
されて使用不能となった。その中で，発災後も，行方不明者の捜索，遺体の安
置，避難場所の状況確認，夜警，瓦礫撤去作業を行い，地域を支えた。筆者は
本活動にコアチームとして初動から携わった。

　2012 年 4 月初旬，教室に岩手県立大船渡病院救命救急センターの副センター
長が陸前高田市の消防団員の心の健康を懸念しており，調査や支援に協力して
くれる組織はないかとの連絡があったことが発端であった。現地にうかがう前
に行った情報収集から，津波の被害の大きかった高田分団が震災から 3 ヶ月後
にホームページを作成し情報発信をしていること，物資の受け取り・配布や余
震時の避難・誘導，住民に必要な情報の広報活動をしていることなどが分かり，
統率のとれた組織であること，ホームページを作成しての情報発信など積極的
かつ柔軟に対策を講じていることがうかがえた。

　5 名の教室員（医師 1 名，看護師 2 名，臨床心理士 2 名）で，5 月 2 日に大船
渡病院に副センター長をたずね，陸前高田市消防団の心の健康の状況やニーズ
についてお話をうかがい，また同席いただいた陸前高田市消防団の大坂淳団長
および同市消防署の消防団担当者と顔を合わせた。相談の結果，調査研究目的
ではなくボランティアとしての支援活動として考えることとなった。また，団
長からは，発災時に特に気になった点として，被災後の生活とその生活の中で
の消防団の活動と，心配な団員もいるが弱音を言わないことの 2 点が挙げられ
た。団長から最後に「団員には耐えがたい気持ちを感じることがあっても生き
抜いてほしい。団員のことをよろしくお願いします」という言葉をいただいた。
この時の団長の言葉がプロジェクトを推し進めるうえでの基礎となり，軸とな
り，支えとなった。

　＜解説＞

　IASC ガイドラインにおける「1. 連携・調整」，「2. アセスメント，モニタ
リング，評価」に取りかかり始めた段階と言える。まずは，現地に実際に行き，
対象となる団体の心理社会・精神保健的問題をアセスメントしている医療機関
より情報を得た。また，対象となる団体のキーパーソンと面会し，ニーズや問
題，すでにもっている資源をアセスメントした。

208 第 12 章　災害精神保健（被災者支援）における臨床健康心理学的アプローチ

(2)　活動プロジェクトの概要

　陸前高田市から戻って，コアチームで状況を整理した。当時の議事録からまとめると，①岩手県立大船渡病院救命救急センター副センター長が 2011 年末に実施した出来事インパクト尺度（Impact of Event Scale-Revised；IES-R, Weiss, 2004; Asukai et al., 2002）で 25 点以上だった団員は 16%であったが，精神保健的なケアが未提供である，②忍耐強さや精神的弱さを認めることへの抵抗など陸前高田や消防団固有の文化や風土を考慮すると，精神保健ニーズの評価が十分でない可能性がある（IES-R 調査の回収率は 60%，未回収者約 300 人），③ IES-R 調査から状況が変化していることも考えられ，今後の支援に関する消防団員の受け入れの程度は未知数で対策を嫌がる者いる可能性があるため，ニーズ，固有の文化・風土を考慮して，活動全体を計画する必要がある，という状況・課題の整理がなされていた。具体的には，相談窓口を設けるだけでは，利用されない可能性があることが考えられた。また，教室として投入できるマンパワーや資金も限られており，その中でどのような活動が可能であるか検討された。その結果，IES-R 調査で 25 点以上だった団員を中心とした個別の相談活動（第 1 ステップ）だけでなく，消防団員全員を対象とした健康教室を開催（第 2 ステップ）することとした。また，当初より，長期的なフォローアップを検討すること（第 3 ステップ）も計画に含めて，3 段階での活動を行うこととした。

　　＜解説＞

　前述した通り，対象となる団体の心理社会・精神保健的問題をアセスメントしたうえで，IASC ガイドラインの基本原則である「利用可能な資源と能力に立脚」した，「多層的な支援」の計画が立てられた。当初より，長期的なフォローアップを想定したうえで，マンパワーや資金の限界も考慮して計画を立てた。また，IES-R 調査が高得点だった団員だけを対象とした活動だけでなく，全員が参加可能な健康教室も計画に含めた。

(3)　活動実施に向けての準備
1)　現地の行政・医療機関との調整
　準備を進めるうちに，関連機関との調整が必要なことが明らかとなった。消

防団内では 5 月 25 日や 28 日に幹部に向けての説明を行っていたものの，当初は現地の関係機関を体系的に把握できておらず，行政・医療機関との連携や調整が十分でなく，関係者より懸念が寄せられた。当初より連携していた大船渡保健所の助言を受けて，2012 年 6 月 19 日に，陸前高田市の担当者を含めた関係者全員の相談会議の場を設け活動への理解と許可をいただくこととなった。現地からは，陸前高田市消防団，岩手県立大船渡病院，岩手県立高田病院，希望が丘病院，陸前高田市民生部，陸前高田市消防本部，岩手県立保健福祉部障がい保健福祉課，岩手県立大船渡保健所の 8 つの機関から 18 名の代表に参加いただいた。ここでも懸念やご意見が多く挙がったが，陸前高田市消防団団長の大坂氏より，消防団員のことが心配であること，ぜひ進めて欲しいと考えていることを力強くお話いただき，これが関係機関連携の大きな後押しとなり，その場で活動開始に向けての理解と合意が得られた。

　こういった現地の機関との調整により，懸念のひとつであった精神保健面談後の位置づけとフォロー体制について，治療的な面談ではなく，現実的に解決できそうな課題があれば整理を手伝い，地域の相談・医療機関につなぐ目的であることに理解をいただいた。また，いただいた意見から，面談の結果，心配な方に対しては面談の担当者がフォローアップの電話を入れること，希死念慮など緊急性がある場合には市または保健所に情報提供することなど，手続きを見直すこととした。関係機関との調整により，現地の医療機関には紹介先としての協力をいただいたり，周辺自治体の医療機関や，福祉や法律に関する相談窓口の情報収集にも協力いただいた。

2）精神保健面談実施に向けての準備

　精神保健面談を担当するボランティア（以下，相談員）を教室の関係者づてに，医師，看護師，臨床心理士の有資格者に限って募集を行った。その結果，27名の応募があった。また，相談内容を標準化するために，現地との調整の結果を反映させながらコアチームで相談ガイドを作成し，そのガイドに沿って面談を進めてもらうこととした。相談ガイドに対しては，災害精神保健の専門家に内容の確認を依頼し，フィードバックをもとに修正の手続きを踏んだ。

　2012 年 6 月 13 日に相談員向けの説明会を実施し，活動実施に至る経緯，活動全体の計画，陸前高田市消防団がどのような組織かの説明，サイコロジカ

210　第 12 章　災害精神保健（被災者支援）における臨床健康心理学的アプローチ

ル・ファーストエイド（PFA）を基にした被災地支援に関する基本的な知識に関する情報提供と，相談ガイドの説明を行った。さらに，PFA の 1 日研修会を 2012 年 6 月 10 日に実施し，参加可能な相談員には参加をしてもらった。

3）健康教室に向けての準備

健康教室はコアチームを中心に準備・実施を行った。プログラムの内容については，大坂氏や消防団担当の消防署職員から団員の希望を聞きながら決定していった。内容としては，適切な基礎知識の提供とあわせて，その日から手軽に活用できるストレス対処スキルを含めることとした。具体的には，震災後の心の健康問題やストレスについての基礎知識の提供，ストレス対処法としてリラクセーション技法（呼吸法）の実習および認知行動技法（行動活性化技法）に基づいたグループワーク演習，ヨガの実習，地域の医療，相談資源の紹介という構成であった。

＜解説＞

1）現地の行政・医療機関との調整は，東京という外部地域から活動を行ううえで，必要不可欠な段階であった。対象となる団体に関わる現地の政府機関，保健・医療機関へ説明，理解を得るとともに，プログラムへの助言をもらい，関係者間で役割分担を行うことができた。既存の現地資源とのつながりの中で活動をすることで，外部から一時的にもたらされるプログラムとなることを防ぐことができた。

2）精神保健面談実施に向けての準備では，IASC ガイドラインにおける「4. 人的資源」の段階と言える。ボランティアスタッフを採用し，提供する支援に関して，支援者にオリエンテーションと研修を実施した。その際には，オリジナルの相談ガイドと PFA を活用し，活動するスタッフが同じ情報のレベルで現地に行くことができるよう配慮し，また，支援者自身の精神保健・心理社会的ウェルビーイング上の問題への予防に関する情報も提供した。

3）健康教室に向けての準備では，IASC ガイドラインにおける「8. 情報の発信」に含まれる，前向きな対処方法に関する情報へアクセスできるようにする工夫が盛り込まれていると言える。ここで最新の有用な情報を収集・提供するために，現地の行政・医療機関との連携が不可欠であった。

（4）実際の活動

1）精神保健面談

「陸前高田市消防団の相談所〜いちねんけんしん」という名前で実施された。発災後1年が経過した時期に自分の心の健康を見直してみませんかというメッセージとともに団員にチラシで広報を行い，2011年末のIES-R調査で高得点であった消防団員については，個別にお手紙で案内を行った。岩手県立高田病院のご厚意で部屋を貸していただき，2012年6月23・24日から8月末までの合計10週間の土曜午後および日曜日中に相談所を開催した。相談は，保健師・看護師，臨床心理士，医師，精神保健福祉士などの有資格者が対応した。

相談は相談ガイドに沿って，現在の健康状態と自己管理の状況の把握，精神保健ニーズ（精神的問題）のアセスメント，災害後の精神保健や相談先などの情報提供の順で進められた。精神保健ニーズのアセスメントにはM.I.N.I.（精神疾患簡易構造化面接法，Sheehan et al., 1998 大坪ら訳 2003）のうつ病およびPTSDセクションを参考に短い構造化面接を作成し，どの相談員でも一貫した評価ができるように工夫した。事前の議論から，導入部分で，消防団のこれまでの活動にねぎらいの言葉を含めることも決められていた。

合計で15名の方の利用があり，面談の結果，司法書士への相談につないだケースや電話フォローをしたケース，保健所の窓口につないだケースがあった。最後に渡したニーズ調査のアンケートはがき（無記名，返送数6）によると，「来てよかった」，「他の団員にも勧めたい」と全員が選択をしており，「話を聞いてもらって楽になった，いまだに涙がでる。でも，ガンバロー」といった感想が寄せられた。

2）健康教室

健康教室は，「陸前高田市消防団の健康教室」として，消防団員全員への情報・健康教育の機会を提供するという位置づけで行った。陸前高田市役所会議室を借りて，2012年7月15日，22日，8月5日，19日（日曜日の午前中，合計4回）に1回あたり2時間で実施された。

健康教室には合計71名が参加した。活動の評価のために，短いアンケートを無記名で実施し満足度などを評価したところ，特にヨガ・ストレッチが最も好評であった。心の健康に関する知識や，行動活性化によるストレス対処計画

づくり，地域の相談医療資源に関する情報提供も好評であった。

＜解説＞

活動にあたって，無記名の返信はがきやアンケート調査を行っており，IASC ガイドラインの「2. アセスメント，モニタリング，評価」における，参加型のモニタリング，評価システムを実施していると言える。

(5) プロジェクトの終了

プロジェクトの終了後，関係機関にお礼と報告のため，コーディネーターが 6 月 19 日の会議で集まった機関を中心に訪問した。陸前高田市消防団のために特別に作られたプログラムとして提供したことが団員に対するメッセージとなったのではないかというコメントをいただいた。

(6) まとめとプロジェクトのその後

最後に，この活動への関わりを通じて，上記に書ききれなかった大事な点をいくつか挙げる。まずは，実際に相談や健康教室を担当する役割の他に，現地との調整を行うコーディネーターと，ロジスティックをかためてくれるサポートチームの存在の重要性である。それぞれの役割を担う関係者間の連携を円滑に，また密にするために，資料共有ツールの活用や定期ミーティングの実施などの枠組みが必要である。次に，資金集めである。今回の活動では，場所に関しては現地の協力をいただけたが，スタッフの旅費や滞在費，物品費，外部講師への謝礼が必要であった。本活動では，日本心理学会の助成と一般社団法人裸足醫チャンプルーを通じてジャパン・プラットフォーム（JPF）「共に生きる」第 9 回助成を受けることでまかなうことができた。また，本活動については，実施経過に加え，マニュアルやツール類も含めた小冊子として，今後同様の活動を行う組織・団体が参考にできるように報告書を発行している（東京大学大学院医学系研究科精神保健学・精神看護学分野，2013）。

本活動では，当初より，長期的なフォローアップを念頭において活動を開始していた。教室が継続して活動を行うことだけでなく，いずれは消防団自身が自分たちや地域の資源を活用しながら心の健康に関する活動を実施していけるよう手渡していくことも頭に置いていた。2017 年現在時点で実施された 2015

年度までの活動の様子を紹介すると，2013年度は健康教室（2013年8～9月実施，つながるヨガ，チーム・ビルディング，セルフケアプランづくり），2014年度健康教室（11月実施，チーム・ビルディング），2015年度健康教室（2016年2月実施，家族参加可，"お正月遊びを楽し申"），2016年度健康教室（2017年2月実施，家族参加可，"そうごり会"）と活動が継続されている。ただ，その間，「自分たちで家族も参加できる消防のイベントを企画した」と自主的なイベントの開催をしたと報告を受けたり，健康教室の企画・運営の仕方も，消防団からの「こんなイベントにしたい」という主体的な意見を大事にしながら一緒に企画を進めるというやり方に変化している。2015年度の健康教室では初めて消防団員の家族も参加し，教室終了後には，消防団が活動の際に家族が準備する炊き出しと同じものを出していただき，消防団活動を支える家族の声も聞くことができた。

＜解説＞

終了後の経過から分かることは，今回のプロジェクトが現地の利用可能な資源や，対象団体のもつ強みや能力を引き出す一助となったのではないか，ということだ。IASCガイドラインの基本原則に「利用可能な資源と能力に立脚する」ことが掲げられているが，一方的に精神保健サービスをただ提供する活動だったならば，対象団体の主体性や自主的なイベント開催へはつながらなかったかもしれない。

(7) 臨床健康心理学の視点から

今回は，陸前高田市消防団への心の健康に関する支援を紹介した。はじめに紹介したマニュアルも，臨床健康心理学と同様に，生物心理社会モデルに基づいており，本活動でも，病理的視点だけに偏らず，幅広く活動全体を検討・計画していった。IES-R調査で高リスクとされた方だけを面談の対象とするのではなく，誰でも相談にこられる設定にした。また，面接後のフローは，健康問題のみならず，教育，介護，金銭面など，様々な問題にも対応できるよう，地域の各種相談窓口や司法書士との連携を想定して作成されており，援助領域を絞らず，広範囲にわたって行った。その中で重要だったのは，地域の機関に協力や助言をあおぎ，連携体制をつくったコアチームのコーディネート機能で

あったと考えられる。さらに，個別の面談だけでなく，予防や健康促進の観点から知識やスキルを身につけられる健康教室を開催し，広く参加を呼びかけた。また，当初より，陸前高田市消防団の持つ強みや能力，地域の資源にも注目し，健康教室で身体活動やチーム・ビルディングをテーマにするなど，元々の強みや能力を引き出すようなプログラム内容の選択をし，必要に応じて，地域のあらゆる領域の資源に適切につなげるよう準備を行った。

　また，別の臨床健康心理学的な視点として，精神保健面談を担当する相談員向けの説明会や相談ガイド，PFA 受講機会の提供など，ケアの提供者である相談員が必要とするケアについても考慮されている点も挙げられる。

4. 福島における未就学児をもつ母親への支援

（1）研究要旨

　本研究は，環境省による平成 24-26 年度原子力災害影響調査等事業（放射線の健康影響に係る研究調査事業）のうち研究テーマ「放射線による健康不安対策の推進に関する研究」に関する調査研究として採択された「福島県における放射線健康不安の実態把握と効果的な対策手法の開発に関する研究」の 3 年間の研究の一部として行われたものである。その目的は，2011 年 3 月 11 日に発生した東日本大震災，これに伴う福島第一原子力発電所の事故という大きな災害を経験した福島県の避難区域の住民の方，さらにこれ以外の福島県の一般住民の方における放射線健康不安やこれに伴う心身の不調の実態を調査することと，放射線健康不安のもとで生活する福島県の住民の方の心身の健康を高め，生活の質を向上してもらうためのプログラムを複数開発・効果検討を行い，普及する方策を確立することであった。ここでは，3 年間で開発・効果検討された 3 種類のプログラムのうち，筆者が担当をした子どもを持つ母親向けの行動活性化プログラムに関する研究について紹介する。行動活性化技法（behavioral activation）とは，認知行動療法と呼ばれる心理療法の一技法である（Lewinsohn, 1975）。行動レパートリーを増やし，楽しさや達成感を感じられる行動をさせることで抑うつ・不安を改善すると考えられており，実際に多数の臨床試験でその効果が確認されている（Dimidjian & Davis, 2009）。行動

活性化は，他の心理療法と比べて技術や経験が少なくても導入しやすい。また，住民に対して，医師・保健師による保健指導，グループワーク，セルフケア教材など多様な形態で提供することが可能である。

(2) 研究の概要
1) 背　景

2012（平成24）年度の実態調査で，放射線健康不安による心身不調モデル（図12-1）の予備的な検証を行った結果，放射線健康不安は住民の精神的健康（抑うつ，不安）と強い関連があるが，この関係は，震災後の活動性の低下および身体症状によって大部分が説明されることが示された。このモデルでは，放射線健康不安を持つ住民では，様々な外的刺激により，「放射線は身体に悪い」という考え（スキーマと呼ぶ）が活性化すると考える。こうした考えは，抑うつ，不安を増加させ，また体調に注意を向けるという結果を招く。体調への注意集中は，身体症状を増大させ，さらに体調に注意が向く悪循環を生じさせる。また，抑うつ，不安および体調への注意集中は活動性の低下にもつながる。例えば，放射線に対して何もできないので，一日寝て過ごす（回避），あるいはこ

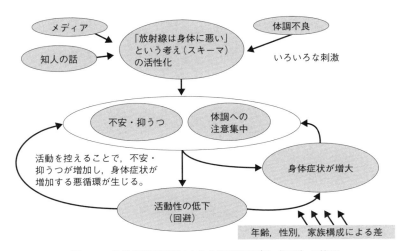

図12-1　放射線健康不安による心身不調モデル（仮説）の検証

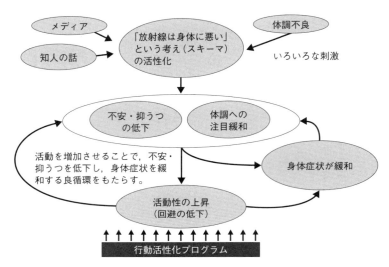

図 12-2　行動活性化が放射線健康不安による心身不調を改善するメカニズム（仮説）

れまでなら楽しみのために外出していたことを控える（快行動の減少）などである。こうした活動性の低下は，一層抑うつ，不安を増大させ，身体症状も増加させる。その結果，さらなる活動性の低下が生じるという悪循環が生じる可能性がある。

このような放射線健康不安による心身不調モデルに基づいて，行動活性化プログラムを開発した。行動活性化プログラムが提供されることにより，図12-2のように活動性の上昇と回避行動の低下がおき，その結果抑うつ，不安が減少し，身体症状・身体症状への注目も緩和される。その結果，「放射線は身体に悪い」という考え（スキーマ）があったとしても，抑うつ，不安や身体的不調が改善され，自分らしい生活を送ることができるようになると期待される。

2013（平成25）年度の研究で，活動性を上げる行動活性化プログラムを開発・試行し，未就学児をもつ母親を対象とした前後比較によるプログラムの効果評価を実施し，プログラムの効果を試験的に検討した（Sekiya et al., 2014）。2014（平成26）年度には，前後比較試験の受講者アンケートの結果や，保健師からの意見，研究班での意見交換を踏まえて改善したプログラムについて，無作為比較試験で効果の検討を行った。

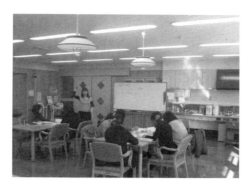

図 12-3　プログラムの様子

2）対象者

適格基準は，1）未就学児の子をもつこと，2）福島市内に住んでいること，とした。除外基準は，介入実施者である臨床心理士がプログラムを受けることで，対象者の健康状態が悪化する可能性があると判断した場合，とした。福島市保健福祉センターの協力を得て福島市民から参加者の募集を行い，申し込みのあった37名を対象とした。ベースライン時点での調査に回答した37名について，調査票の返信のあった順に，介入群（18名）と対照群（19名）に無作為に割り付けた。

3）介　入

「ママのための☆Happy☆いきいきアッププログラム」というタイトルの集団認知行動療法プログラムを使用した。内容は行動活性化技法であり，全部で2回，各回90分とした。第1回と第2回の間には，1週間の間隔を空け，その間に行動活性化技法を日常生活の中で試すホームワークを依頼した。グループで行動のアイディアを出し合う，ホームワークの結果を共有するなど，参加型のプログラムであった（図12-3）。また，各回ともに，別室で保育士による託児を行い，子どもを連れて参加できる形式とした。

4）結果指標

プログラム開始前と，プログラム終了から1ヶ月後，3ヶ月後の合計3回，自己記入式調査票に回答を求めた。自己記入式調査票では，年齢，婚姻状況，就業状況，子どもの人数，学歴の他，主要な結果指標として，精神的健康（K6,

Kessler et al., 2002; Furukawa et al., 2008)，身体症状（職業性ストレス簡易調査票の身体的ストレス反応に関する 10 項目，下光・原谷，2000），副次的な結果指標として，放射線健康不安（放射線健康不安尺度 7 項目版，梅田ら，2014），震災後の活動の変化（当該研究にて 2012（平成 24）年度に開発した震災後の活動の変化尺度 9 項目），育児不安（育児不安尺度 14 項目，牧野，1982），生活満足度（視覚的評価スケール：VAS（Visual Analog Scale）1 項目），活動的／非活動的快感情（多面的感情尺度の下位尺度 20 項目，寺崎ら，1992）を調査した。

5）解析方法

プログラムの効果を検討するために，群（介入群と対照群）と時点（ベースライン，1 ヶ月後，3 ヶ月後）を要因として，混合効果モデル 2 要因計画分散分析（ANOVA）を行った。Intention-to-treat（ITT）解析を用いた。効果量は，ベースライン時点とフォローアップ時点において調査票に回答した対象者を対象とした Cohen's d により算出された。

6）結果（介入効果）

ベースライン時点，介入 1 ヶ月後と 3 ヶ月後のフォローアップ時点での結果指標の平均点と標準偏差（SD）を表 12-3 に示す。また，表 12-4 にプログラムの介入効果について混合効果モデル 2 要因計画分散分析による固定効果の推定値と効

表 12-3　結果指標の平均値と SD

	介入群			対照群		
	介入前 (N=) mean (SD)	1 ヶ月後 (N=) mean (SD)	3 ヶ月後 (N=) mean (SD)	介入前 (N=) mean (SD)	1 ヶ月後 (N=) mean (SD)	3 ヶ月後 (N=) mean (SD)
K6	6.05 (3.92)	4.00 (2.40)	5.59 (4.74)	9.94 (4.02)	10.65 (5.63)	10.35 (5.58)
身体症状	16.94 (4.59)	16.00 (4.43)	17.24 (4.60)	20.39 (4.06)	21.53 (5.78)	20.13 (5.85)
活動度	26.10 (6.37)	28.41 (5.11)	25.41 (4.05)	20.50 (6.45)	22.82 (5.28)	20.82 (5.82)
活動的快	24.67 (6.57)	27.88 (5.64)	27.06 (5.70)	22.73 (4.98)	23.82 (7.16)	20.82 (5.35)
非活動的快	23.44 (7.68)	26.24 (6.48)	24.89 (7.31)	17.06 (5.68)	19.41 (6.17)	17.06 (6.19)
育児不安	35.47 (3.94)	35.41 (3.39)	35.24 (4.44)	36.56 (3.22)	36.29 (3.22)	36.71 (3.33)
生活満足度	58.93 (24.56)	68.54 (21.26)	68.74 (25.53)	37.69 (14.94)	39.48 (21.62)	39.31 (21.28)
放射線健康不安	18.63 (4.62)	20.47 (3.99)	19.76 (4.37)	16.17 (5.19)	16.65 (5.65)	16.50 (5.23)

4. 福島における未就学児をもつ母親への支援　219

表 12-4　混合効果モデル 2 要因計画分散分析の結果と効果量

| | | 固定効果の推定値 | | | | | | d' |
		Effect	SE	df	t	p	95%CI	
K6	全体					0.09		
	1ヶ月後	2.84	1.42	62.92	1.99	0.05	0.00 to 5.70	-0.52
	3ヶ月後	0.78	1.77	88.46	0.44	0.66	-2.74 to 4.31	-0.12
身体症状	全体					0.06		
	1ヶ月後	2.47	1.31	64.22	1.88	0.06	-0.14 to 5.09	-0.20
	3ヶ月後	0.07	1.70	82.73	0.04	0.96	-3.32 to 3.47	0.06
活動度	全体					0.72		
	1ヶ月後	-0.72	1.53	63.09	-0.47	0.63	-3.78 to 2.33	0.36
	3ヶ月後	0.38	1.98	82.61	0.19	0.84	-3.55 to 4.32	-0.11
活動的快	全体					0.22		
	1ヶ月後	-1.92	1.80	64.77	-1.07	0.28	-5.52 to 1.66	0.49
	3ヶ月後	-3.94	2.26	86.66	-1.74	0.08	-8.44 to 0.54	0.36
非活動的快	全体					0.85		
	1ヶ月後	0.04	1.99	62.44	0.02	0.98	-3.95 to 4.03	0.36
	3ヶ月後	-1.07	2.51	84.76	-0.42	0.67	-6.08 to 3.93	0.19
育児不安	全体					0.78		
	1ヶ月後	0.22	0.87	63.42	0.26	0.79	-1.51 to 1.97	-0.02
	3ヶ月後	0.76	1.15	79.05	0.66	0.50	-1.53 to 3.06	-0.06
生活満足度	全体					0.21		
	1ヶ月後	-9.00	5.14	64.40	-1.75	0.08	-19.28 to 1.26	0.39
	3ヶ月後	-9.55	6.80	79.42	-1.40	0.16	-23.10 to 3.99	0.40
放射線健康不安	全体					0.16		
	1ヶ月後	-0.93	0.64	63.21	-1.43	0.15	-2.22 to 0.36	0.40
	3ヶ月後	-0.04	0.93	68.18	-0.05	0.95	-1.85 to 1.75	0.24

果量を示す。介入プログラムは，1ヶ月後時点で，精神的健康（d=-0.52, P=0.05）に有意な効果を示したが，3ヶ月後時点では効果は減少していた（d=-0.12）。また，有意でないものの，1ヶ月後時点の身体的健康（d=-0.20, P=0.06），活動度（d=0.36），活動的快（d=0.49），非活動的快（d=0.36），3ヶ月後時点の活動的快（d=0.36, P=0.08）と生活満足度（d=0.39, P=0.08）においても効果が見られた。

7）考　　察

　未就学児をもつ母親向けの行動活性化プログラムについて，37 名を対象に無作為化比較試験を行った結果，介入 1ヶ月後時点で，精神的健康度が有意に上

昇した。その他の結果指標についても，介入 1 ヶ月後時点で，実施前と比較して，身体的健康度，活動度，活動的快感情，非活動的快感情が上昇し，介入 3 ヶ月後時点で，活動的快感情，生活満足度の上昇が見られた。参加者が少数であり，統計的には有意にならなかったものの，プログラムの効果として意図していた得点の変化が見られた。このことから，行動活性化プログラムを実施することで，活動性が上昇し，不安や抑うつなどの精神的健康度が低減し，体調への注目が緩和することで身体症状が緩和するという行動活性化の効果が支持されたと考えられる。また不調の改善だけでなく，快感情や生活満足度が上昇するというポジティブな変化も示されたことも重要である。

(3) 臨床健康心理学の視点から

　本研究のプログラムの最大の特徴は，放射線健康不安による疾患をターゲットとするのではなく，予防と健康促進を目指している点である。また，放射線健康不安への介入として，不安を直接的に扱うのではなく，達成感や楽しさを感じられる行動を増やすことで，身体的健康や QOL の向上を目的として，行動活性化という技法の選択をした。放射線への不安があることで，本来の自分らしい活動をやめてしまうのではなく，自分が達成感や楽しさを感じられる行動を増やしていくことで，放射線への健康不安があったとしても，いきいきと生活できることを学んでもらうこととした。

　本研究では，プログラムを実施する際にその地域でお仕事をされている保健師にも参加をしてもらった。プログラムの内容を体験的に学んでもらうことで，普段のお仕事に活用してもらうためであった。実際に，プログラム参加後，未就学児をもつ母親に限らず，住民と接する際に活用しているとの報告があった。行動活性化という技法が他の心理療法とくらべて必要な技術や経験が少なくても導入しやすいことから，地域の資源の向上へとつながったと考えられる。

5. おわりに

　本章では，災害精神保健に携わるうえで，知っておくべき事項を挙げた。そして，筆者が関わった災害精神保健活動 1 件と，東日本大震災後に行った放射

線健康不安をテーマとした研究1件を紹介し，臨床健康心理学の視点からの考察を加えた。災害時には，どうしても問題や課題，失われたものや傷つきに焦点があたりがちであるし，もちろん，生きていくうえで必要な資源や安全の確保が優先ではあるが，その地域では対象者がもともとは自立的に生活を営んでいたことを忘れず，強みや資源にも着目し，それらを活かす視点を持つことで，より豊かな活動となる。また，こういった視点を持っておくことが，ひいては，相手を尊重し，大切に思い，共にそこにいるという，一番大切で基本となる関係づくりにつながるはずである。

引用文献

明石加代・藤井千太・加藤　寛 (2008). 災害・大事故被災集団への早期介入―「サイコロジカル・ファーストエイド実施の手引き」日本語版作成の試み―　心的トラウマ研究, 4, 17-26.

Asukai, N., Kato, H., Kawamura, N., Kim, Y., Yamamoto, K., Kishimoto, J., Miyake, Y., & Nishinozo-Maher, A. (2002). Reliability and validity of the Japanese-language version of the impact of event scale-revised (IES-R-J): Four studies of different traumatic events. *The Journal of Nervous and Mental Disease, 190*, 175-182.

Bisson, J., & Andrew, M. (2007). Psychological treatment of post-traumatic stress disorder (PTSD). Cochrane Database of Systematic Reviews, Issue 3. Art. No.: CD003388.

Bleich, A., Gelkopf, M., Melamed, Y., & Solomon, Z. (2006). Mental health and resiliency following 44 months of terrorism: A survey of an Israeli national representative sample. *BMC Medicine, 4*, 21.

Bowlby, J. (1980). *Attachment and loss, sadness and depression*. Basic Books. （ボウルビィ, J.　黒田実郎 (訳) (1981). 母子関係の理論Ⅲ―愛情喪失―　岩崎学術出版社）

Dimidjian, S., & Davis, K. J. (2009). Newer variations of cognitive-behavioral therapy: Behavioral activation and mindfulness-based cognitive therapy. *Current Psychiatry Reports, 11*, 453-458.

Dyregrov, A. (1989). Caring for helpers in disaster situations: Psychological debriefing. *Disaster Management, 2*, 25-30.

Furukawa, T. A., Kawakami, N., Saitoh, M., Ono, Y., Nakane, Y., Nakamura, Y., … Kikkawa, T. (2008). The performance of the Japanese version of the K6 and K10 in the world mental health survey Japan. *International Journal of Methods in Psychiatric Research, 17*, 152-158.

Inter-Agency Standing Committee (2007). *IASC Guidelines on Mental Health and Psychosocial Support in Emergency Settings*. Geneva.

Kessler, R. C., Andrews, G., Colpe, L. J., Hiripi, E., Mroczek, D. K., Normand, S. L., … Zaslavsky, A. M. (2002). Short screening scales to monitor population prevalences and trends in non-specific psychological distress. *Psychological Medicine, 32*, 959–976.

Lewinsohn, P. M. (1975). Engagement in pleasant activities and depression level. *Journal of Abnormal Psychology, 84*, 729–731.

牧野カツコ (1982). 乳幼児をもつ母親の生活と育児不安　家庭教育研究所紀要, 3, 34–56.

内閣府 (2015). 平成 27 年版防災白書　内閣府

Neimayer, R. A. (Ed.) (2001). *Meaning reconstruction and the experience of loss.* Washington, DC: American Psychological Association. (ニーマイアー, A.　富田拓郎・菊池安希子 (監訳) (2007). 喪失と悲嘆の心理療法――構成主義からみた意味の探究――　金剛出版)

PFA JAPAN (2017). 研修会の開催について Retrieved from http://pfa-jp.org/?page_id=28 (2017 年 8 月 9 日)

Sekiya, Y., Kawakami, N., Akiyama, T., Umeda, M., Goto, A., Yasumura, S., & Yabe, H. (2014). The effect of cognitive behavioral group therapy on improving psychosomatic symptoms associated with radiation stress among mothers in Fukushima, Japan. WPA Section on Epidemiology and Public Health, Nara, October 15–18.

社団法人日本精神神経学会 (2011). 東日本大震災被災地における調査・研究に関する緊急声明文 (平成 23 年 4 月 20 日) Retrieved from http://www.higherbrain.or.jp/07_osirase/img/shinsai.pdf (最終検索日：2016 年 5 月 27 日)

Sheehan, D. V., Lecrubier, Y., Sheehan, K. H., Amorim, P., Janavs, J., Weiller, E., … Dunbar, G. C. (1998). The mini international neuropsychiatric interview (M.I.N.I.): The development and validation of a structured diagnostic psychiatric interview for DSM-IV and ICD-10. *Journal of Clinical Psychiatry, 59*, 22–33. (シーハン, D. V., & ルクリュビュ, Y.　大坪天平・宮岡　等・上島国利 (訳) (2003). M.I.N.I.：精神疾患簡易構造化面接法　日本語版 5.0.0.　星和書店)

下光輝一・原谷隆史 (2000). 主に個人評価を目的とした職業性ストレス簡易調査票の完成 労働省平成 11 年度「作業関連疾患の予防に関する研究」報告書, 126–164.

鈴木友理子 (2008). 災害精神保健活動における役割分担と連携　保健医療科学, 57, 234–239.

鈴木友理子 (2011). 災害精神保健医療マニュアル改訂版作成の取組み　金　吉晴 (編) 大規模災害や犯罪非該当による精神科疾患の実態把握と介入手法の開発に関する研究 平成 22 年度厚生労働科学研究費補助金 (障害者対策総合研究事業 (精神障害分

野))

寺崎正治・岸本陽一・古賀愛人 (1992). 多面的感情状態尺度の作成　心理学研究, *62*, 350–356.

東京大学大学院医学系研究科精神保健学・精神看護学分野 (2013). 陸前高田市消防団員の心の健康に関する支援活動報告書 Retrieved from http://plaza.umin.ac.jp/heart/pdf/rikuzentakata.pdf (最終検索日：2016 年 5 月 27 日)

梅田麻希・関屋裕希・川上憲人・宮本かりん・堀越直子・矢部博興・安村誠司・秋山剛・大津留晶・鈴木友理子 (2004). 福島県における放射線不安尺度の信頼性・妥当性の検討　第 24 回日本疫学会学術総会講演集, 59.

van Emmerik, A. A., Kamphuis, J. H., Hulsbosch, A. M., & Emmelkamp, P. M. (2002). Single session debriefing after psychological trauma: A meta-analysis. *The Lancet*, *360*, 766–771.

Weiss, D. S. (2004). The Impact of Event Scale-Revised. In J. P. Wilson, & T. M. Keane (Eds.), *Assessing psychological trauma and PTSD* (2nd ed., pp.168–189). New York: The Guilford Press.

Worden, J. W. (1991). *Grief counseling and grief therapy: A handbook for the mental health practitioner* (2nd ed.). Springer.

World Health organization, War Trauma Foundation and World Vision International (2011). *Psychological first aid: Guide for field workers*. Geneva: WHO. ((独) 国立精神・神経医療研究センター, ケア・宮城, 公益財団法人プラン・ジャパン (訳) (2012). 心理的応急処置 (サイコロジカル・ファーストエイド：PFA)　フィールド・ガイド)

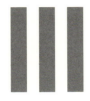

臨床健康心理学的介入法

第13章

行動療法／認知行動療法

寺島　瞳

1. はじめに

　2005年にアメリカで出版された『認知行動療法事典』には，限られた見出しの1つに臨床健康心理学が入っている。その中では，「認知行動理論と原理は，医学との連携を行う心理学の領域にまさに合っている」と記載されており，行動療法／認知行動療法が臨床健康心理学の分野にいかに貢献するかについて詳述されている（Freeman et al., 2005 内山ら訳 2010）。よって，行動療法／認知行動療法の理論と技法を押さえておくことは，臨床健康心理学の実践を行ううえで不可欠であると考えられる。そこで本章では行動療法／認知行動療法の押さえておくべき基礎的な事柄について概観する。

　行動療法／認知行動療法は，1950年代における行動療法の登場に端を発し，その後，認知療法の流れを統合して1980年代から90年代に認知行動療法と呼ばれるようになった。現在では認知行動療法をさらに発展させた新たな治療法も開発されている。ヘイズ（Hayes, 2004）はこのような行動療法／認知行動療法の流れを，第一世代，第二世代，第三世代と名づけて整理した。本章では，まず第一世代から第三世代に分けて，行動療法／認知行動療法の発展の歴史とその理論背景について説明する。次にその他の心理療法とは異なる行動療法／認知行動療法に共通する基本的な特徴について解説したのち，よく用いられる具体的な技法を行動的アプローチ，認知的アプローチおよび感情の扱い方に分けて紹介する。なお，行動療法／認知行動療法という用語が表す定義は文脈によって様々であるが，特に第一世代に代表されるアプローチを表す言葉としては行動療法を，すべての世代を包含するアプローチを表す言葉として行動療法／認知行動療法もしくは認知行動療法の語を用いることとする。

2. 行動療法／認知行動療法の歴史

　行動療法／認知行動療法の歴史は他の主要な心理療法に比べればまだ浅いが，その中でも様々な教訓をもとに多様な発展を遂げてきており，今では多くの疾患への有効性が示されている。そこで，まずは行動療法／認知行動療法の発展の歴史とその理論背景について説明する。

(1) 第一世代：行動療法
1) 行動療法の始まり

　行動療法という名称が現在の行動療法との関連を持って最初に用いられたのは，1954年に報告されたスキナー（B. F. Skinner）らによる論文であり，その5年後の1959年にはロンドン大学のアイゼンク（H. J. Eysenck）が行動療法を精神療法と対比して，まとまりのある治療法として提唱している。また，アイゼンクはウォルピ（J. Wolpe）の実践を代表的な治療法の1つとして挙げている（山上，2016）。よって，行動療法は精神分析療法や来談者中心療法のように一人の代表的な創始者がいるわけではなく，複数の研究者による学習に関する成果から発展した。

2) 行動療法の基本理論

　行動療法の基本理論としては，新行動S-R理論，応用行動分析理論，社会学習理論などが基となっている。新行動S-R理論は，レスポンデント条件づけから生理的な反応や情動反応の学習を理論化したものである。後述のエクスポージャーの理論と方法がその中心にある。応用行動分析理論とはオペラント条件づけから発展しており，環境と個人の相互作用として，先行刺激（S）－行動（R）－後続刺激（C）を分析する。応用行動分析はクライエントや問題の見方に関する理論である。行動が生じるように先行刺激を与えて目標とする反応が生じるように待つ（プロンプト），その行動が生じた際には次回からも安定して生じるよう後続刺激を与える（強化）などの介入技法がある。社会学習理論は，先の2つよりも後に提案された理論枠であり，イメージや象徴過程が学習に寄与するという考え方である。他者あるいは自己の観察を基礎においており，モデリング，セルフモニタリング，セルフコントロールなどの技法を持っている

228 第13章 行動療法／認知行動療法

（山上，2016）。

（2）第二世代：認知行動療法

1）認知行動療法への発展

　第一世代の行動療法にて，思考や感情を直接的に扱えていなかったという課題を基に，その後の認知療法の動きへとつながっていった（Hayes, 2004）。1960年代初頭に，エリス（A. Ellis）やラザルス（A. A. Lazarus），バンデューラ（A. Bandura）などの理論を参考にして，アーロン・ベック（A. Beck）が認知療法として体系化した。そして第一世代の行動療法と統合されて，認知行動療法と呼ばれるようになっていった。

2）認知行動療法の基本理論

　認知行動療法の基本理論には，認知モデルがある。認知モデルとは，人の感情や行動，身体がその人の出来事に対する理解の仕方によって影響を受けるという仮説である（Beck, 2011 伊藤ら訳 2015）。このモデルで重要な概念が，自動思考およびスキーマである。自動思考とは，私たちがある状況に置かれた場合に，心の中をすばやく通過する認知のことである。スキーマは中核的信念とも呼ばれ，情報処理用のテンプレートや基盤となるルールとしての役割を果たす。これらは，人間が周囲の環境から得た情報をスクリーニングし，フィルターにかけ，コード化して意味づけさせるという点で，きわめて重要な役割を果たしている。アーロン・ベック（Beck, 1976 大野訳 1990）は，病理的な情報処理スタイルにおいて自動思考やその他の認知のロジックに特徴的な誤りが見られることを理論化し，認知の誤りと名づけた。また，認知の誤りを選択的抽象化，恣意的推論，過剰な一般化，拡大解釈と過小評価，自己関連づけ，完全主義的思考という6つの主要なカテゴリーに分類した。主な介入技法には自動思考やスキーマを扱う認知再構成法がある。

（3）第三世代：新たな認知行動療法の登場

1）新世代の認知行動療法

　第一世代の行動療法は主に学習理論に基づき，第二世代の認知行動療法は主に情報処理理論に基づいていた。これらのアプローチがモザイク的になってい

ることから，認知・行動のそれぞれの側面に関して，個別的かつ網羅的にアセスメントする必要が生じてきた。そこで，1990年代前後から第三世代と呼ばれる新たな流れが生まれてきた（熊野, 2012）。第三世代の認知行動療法に代表されるものとしては，マインドフルネス認知療法，アクセプタンス・コミットメントセラピー，弁証法的行動療法などが挙げられる。

2) 新世代の認知行動療法の基本理論

　この世代の基本理論を端的に言い表すのは難しいが，認知の機能に注目し，マインドフルネスとアクセプタンスという治療要素を重視するという共通点を持つとされる（熊野, 2012）。マインドフルネスとは，今ここで起こっていることをありのままに体験し，直感的に知ることを意味する。ガバットジン（Kabat-Zinn, 2002 春木・菅村訳 2013）は，マインドフルネスを実践する心構えとして①評価も判断もしないこと，②じっと我慢すること，③初心を忘れないこと，④信頼すること，⑤頑張らないこと，⑥受け容れること，⑦手放すことの7つを挙げている。弁証法的行動療法やマインドフルネス認知療法では，強烈な思考や感情から距離を置くためにこのマインドフルネスを活用している。一方で，アクセプタンスとは，「いま，ここ」で経験していることを，積極的に判断を介さず受け取ることを指す（Hayes, 2004）。つまり，たとえネガティブで不合理的であっても，心の中で起きる出来事を受けいれて，心を開くこととされる。行動を扱う第一世代，認知を扱う第二世代に代わって，第三世代は注意を扱うようになったという見方もある（久本, 2008）。

3. 行動療法／認知行動療法の特徴

　行動療法／認知行動療法には他の心理療法にはない特徴がある。特に治療の構造，アセスメントの仕方，治療関係の持ち方などに他の心理療法とは異なる点が多い。本節ではこれらの特徴を概説する。

(1) 治療の構造

1) 期間と回数

その他の心理療法と比較して問題志向型の治療法であり，短期間で実施さ

230 第13章 行動療法／認知行動療法

れることが多い。併存症を伴わないうつ病や不安障害の場合は5回から20回のセッションで治療が行われる。しかし，慢性ないし治療抵抗性の症状を持っている患者の場合には，より長期にわたる認知行動療法が必要な場合もある（Wright et al., 2006 大野訳 2007）。

2) 構造化

アジェンダ設定やフィードバックなどの構造化手法を使用して，クライエントの回復に向けてセッションを系統立て，明確な方向を与える。構造化のために，まず改善に向けて具体的で測定可能な治療目標を設定する。大まかで大雑把な目標は避け，具体的で達成できそうな目標にする。目標の見直しと修正は治療過程全体を通じて行われる（Bruch & Bond, 1998）。また，目標設定と並行してアジェンダ設定が行われる。アジェンダとはその日にセッション内で行うことであり，セッション開始時にセラピストとクライアントの双方の希望を出しあいながら，協力してアジェンダの項目と順序を決めていく（伊藤，2005）。治療目標と関連しており，具体的で測定可能であること，1回のセッションで取り組むことができて，達成可能な目標が含まれていることなどが良いアジェンダの特徴である。ただし，アジェンダ通りにかたくなに進める必要はなく，もしその通りに進めてもその日は成果が得られないと考えられる場合には，別のトピックに移っても良い（Wright et al., 2006 大野訳 2007）。

(2) アセスメント

1) ケース・フォーミュレーション

アセスメントを行う過程を事例の概念化もしくはフォーミュレーションという。アセスメントの仕方はどの基本理論を背景としているかによって詳細は異なってくるが，基本的には問題行動を引き起こす刺激，問題となっている反応行動，行動の結果やその頻度，その際の思考やスキーマについて具体的に分析を行う（Bruch & Bond, 1998）。認知モデルに従えば，状況／出来事，感情，行動，身体に分けて，クライアントの反応パターンを概念化していく。

2) 気分や症状のチェック

気分や症状のチェックもよく行われる。一般的に，うつや不安，その他の気分のレベルを0〜10の尺度を用いて評価してもらうことが多い。また，症状

のチェックとして Beck Depression Inventory などの評価尺度に回答を求める場合もある（Wright et al., 2006 大野訳 2007）。また，エクスポージャーの際に作成するヒエラルキー（階層表）では自覚的障害単位（SUD）と呼ばれる不安・恐怖の感覚を 0 ～ 100 に尺度化したものなども用いられる。このように，気分や症状を数値化して目に見える形にし，セラピストとクライエントが気分や症状の変化などを共有できるようにする。

（3）治療関係を構築する

1）治療関係の基礎

ジュディス・ベック（Beck, 2011 伊藤ら訳 2015）によると，認知行動療法のきちんとしたテキストを読んだことがない人には「認知行動療法は，機械的に行われる冷たいセラピーである」という神話があるという。しかし，認知行動療法の最も初期に出されたマニュアルにおいても，良い治療関係を形成することの重要性が強調されている。認知行動療法家は誠実さ，暖かさ，肯定的配慮，的確な共感を治療関係で用いたうえでセラピーを行っている（Wright et al., 2006 大野訳 2007）。

2）協同的経験主義

基本的な信頼関係の構築に加えて，認知行動療法ではさらに協同的経験主義が必要とされる。協同的経験主義は認知行動療法に特徴的な治療関係である。セラピストとクライエントは協同チームを組み，具体的なクライエントの体験をもとに，一緒に問題の理解や解決にあたることを目指す（伊藤，2005）。よって，認知行動療法家のスタイルは，"クライエントに対応する際に，セラピストが自信を持って行う関わり方"とされており，例えば精神分析家と比較して，認知行動療法家の方がより指示的でクライエントに賞賛を与えることも多くある（Bruch & Bond, 1998）。ただし，専門家という役割についての治療者の自信には，同時に強い謙虚さが伴っていなくてはならない（Beck, 1976 大野訳 1990）。

232　第13章　行動療法／認知行動療法

(4) 認知行動療法に共通する介入の特徴

1) 心理教育

　心理教育とは，自分自身の抱える諸問題について，そして認知行動療法について，クライエントの理解を深めるために実施される教育的コミュニケーションである（伊藤，2005）。心理教育は認知行動療法に限らず，すべての心理療法で用いられるが，認知行動療法における心理教育では，クライエントに対して認知行動療法の理論や介入法，症状について説明を行う。ただし，教育といっても，決して一方的に理論を説明することではなく，クライエントとの双方向のやりとりを意識することが重要である。心理教育には，口頭で説明することに加え，セッション内でセラピストが図示する，印刷物やインターネットの情報を利用する，本を勧めるなど様々なツールが用いられる。

2) ソクラテス式質問法

　認知行動療法で使用される質問形式を指して，ソクラテス式質問法と言う。これは，哲学者のソクラテスの逸話に端を発する弁証法的なやりとりのことである（Beck, 2011 伊藤ら訳 2015）。ソクラテス式質問法によって，クライエントはすでに自分が持っている回答に気づき，自律性を促進して抵抗を減らし，持っていないスキルに気づいて学び，非論理的な推論を自分で正すことができる（Overholser, 1993）。フリーマンら（Freeman et al., 2005 内山ら訳 2010）は，治療の目的はセラピストとクライエントが歩むべき道で，質問は移動の手段であると例えている。道がくぼんで曲がりくねれば，速度や方向，内容を調整していく必要がある。また，ソクラテス式質問法は，焦点が絞れていて的を射たものでなければならない。単刀直入で的を絞った質問は患者の不安を最小限にする。さらに，セラピストは計画していた方向や望んでいた目標に向けてセッションを進めるような質問をしていく（Wright et al., 2006 大野訳 2007）。

3) ホームワーク

　認知行動療法では，ほぼ毎回ホームワークが設定される。ホームワークは付加的なものではなく，治療の中心的な要素である（Beck, 2011 伊藤ら訳 2015）。セッション1時間ほどの時間で起きる変化は限られており，クライエントの日常はセッション以外の時間が大半を占める。よって，ホームワークを設定することで，クライエントの変化を効果的に起こすことができる。ホームワークが

順調に進んでいれば，ホームワークを見直す時間を最初に設定することで学習を強化することができるが，いつも順調に進むとは限らない。その場合も，クライエントが罪悪感を持ったり，セッション中に居心地が悪くなったりしないように十分に配慮する必要がある。ライトら（Wright et al., 2006 大野訳 2007）はホームワークが計画的に行われない要因として以下のことを挙げている。例えば，課題について十分な説明を行っていない，提案した課題が難しすぎる，簡単すぎる，または役に立たないなどのセラピスト側の技術の問題がある。もしくは，忘れやすさ，活力低下，意欲の欠如，集中力の低下，ホームワークに対する否定的な態度などのクライエント側の要因もある。これらの要因を想定して，クライエントとともに丁寧に理由を検討して，ホームワークを計画的に行えるように話しあう。

4. 具体的な介入技法

　行動療法／認知行動療法では，基本技法から技法が組み合わせってできた治療プログラムまで様々なレベルのものを技法と呼んでいる（山上，2016）。行動療法だけであってもすべての領域に精通するのは不可能とも言われている（Bellack & Hersen, 1985 山下訳 1987）。よって，どの世代にも共通するようなごく基本的な技法を，主にライトら（Wright et al., 2006 大野訳 2007）を参照して，いくつか紹介する。

(1) 行動的アプローチ
1) エクスポージャー
　エクスポージャーは，不安を生じさせている刺激状況に実際ででもイメージででも直面してその状況を体験することで，その状況を強い不安を感じることなく体験できるようになることである。様々な不安障害に効果的であることが示されている。不安障害の特徴として，恐怖を引き起こす刺激（S）によって反応（R）が引き起こされるが，クライエントにとってその反応はきわめて不快なものであるため，再度体験することを回避する行動をとるようになる。回避することによって不快な情動が軽減されるため，回避行動が強化されて症状

が固定化していく。そこで，エクスポージャーでは刺激と反応のつながりを断絶することを目的とし，回避とは反対に反応を引き起こす刺激に意図的にさらす。当然，最初は不安や恐怖反応が喚起されるが，それらの反応が継続する時間には通常限界がある。そこで，繰り返しその状況にさらされて，不安や恐怖がおさまるまでその状況にとどまることで，状況に適応して対処できるようになる（Wright et al., 2006 大野訳 2007）。

　一般的な手順としては，クライエントと話しあって恐怖刺激のヒエラルキーを作成し，それをもとに不安が低いものから段階を追って克服していく。その際に，漸進的筋弛緩法や呼吸法などのリラクゼーション技法を併用することもある。エクスポージャーの成功はヒエラルキーの質にかかっており，具体的でなるべく多くの難易度の異なる段階を備えている必要がある。ただし，どの症状を対象として行うかによって手順の詳細は異なる。例えば，強迫性障害の場合はエクスポージャーだけでは効果は得られにくいため，回避行動としての強迫行為を防止する反応妨害法を同時に用いる。また，PTSD の持続エクスポージャー療法ではイメージを用いたエクスポージャーが治療の中心となる。エクスポージャーを行う前に十分な心理教育を行い，今は安全な場所であり，記憶がクライエントを脅かすことはないということを繰り返し説明してから実施する（Foa et al., 2007 金・小西訳 2012）。

2）行動活性化

　行動活性化は，生活内で活動性を高めることを目的として，正の強化が随伴する行動を増やし，妨害的に働く回避行動を減らすように介入する方法である（熊野，2012）。具体的には，まず典型的な 1 日の過ごし方を振り返り活動スケジュールを作成する。1 日の時間枠ごとに，実際に行った活動を振り返って記入してもらい，各活動の楽しさと達成の度合いを数字で表す。そして，その中から楽しさや達成度を高く評定した活動を定期的に行っていけるようなスケジュールを立てる。また，試す価値がありそうな新たなアイディアも挙げてスケジュールに加える。スケジュールが完成したら，実際に計画通りに実行していく妨げになりそうなことについて検討し，計画を予定通り実行するための対策を立てる。計画は実験的な態度で試し，活動を行ったことによる自身の変化をよく観察して記録するように促す。もし，次のセッションまでに宿題としてい

た活動が計画通りに実行できなかった場合も決して失敗ではなく，その活動が
あくまで自分に合っていなかったことを強調し，実行できそうな新たな活動を
考える。このような活動スケジュールの作成は，中〜重度うつ病のクライエン
トに最もよく使用されるが，その他の障害でも毎日の時間の割り振りや生産的
活動への参加に支障をきたしている患者の治療に役立つ場合がある。

3）問題解決法

　問題を解決するスキルを獲得するために，治療の中でまずは問題をとらえて，
解決策を一緒に考え，具体的な解決法を選択してそれを実行する，という一連
の作業を行うことがある（Beck, 2011 伊藤ら訳 2015）。まず，解決したい問題
を整理して，優先順位をつける。優先順位の高いものを標的として，問題をよ
り正確な言葉で具体的に表現する。そうすることで，解決策が考えやすくなる。
次に，ブレインストーミングの技法を用いるなどして，様々な解決策をできる
限りたくさん出してみる。その中から，最も成功する可能性が高く，積極的に
実行したいとクライエントが考える解決策を 1 つ選んでもらって実行する。解
決策を実行することを妨げるクライエントの自動思考などがある場合は，その
内容を検討する場合もある。

（1）認知的アプローチ

　認知的アプローチの主なものは認知再構成法である。認知再構成法とは，自
動思考とスキーマを同定し，クライエントに認知を変えるスキルを教えること
である。そこで，自動思考を同定して修正するための認知再構成法の手順を以
下に紹介する。

1）自動思考を同定する

　自動思考を扱う前にすでに心理教育によってクライエントが認知モデルを十
分に理解していることが前提となる。そのうえで様々な方法を用いて自動思考
を同定していくが，例えばセラピストは以下のような誘導による発見という手
法を用いる。悲しみや不安，怒りなど強い情動が含まれている状況について話
されたら，ソクラテス式質問法を用いて，その状況で生じた一連の自動思考を
じっくりと時間をかけて明らかにする。この時に用いられるものとして「どん
なことが，あなたの頭に浮かびましたか？」という質問がある。実際にはクラ

イェントの状況に合わせて，その時の気分や状況をより具体的にイメージして
もらうなど様々な方法を用いることで，クライエントが実際に頭の中に生じた
ままの言葉として自動思考を表現できるようにする。

　また，自動思考を同定するために代表的な方法に思考記録がある。コラム
法と呼ばれることもある。強い情動が生じた時に，その状況，生じた自動思考，
感情を記録する。通常，最初はこの3つの簡略化されたコラムをホームワーク
にして，クライエントが自分で自動思考を同定する体験を重ねることで，自ら
の思考パターンに気づく。

2）自動思考を修正する

　クライエントが十分に自動思考に気づくようになったところで，自動思考を
検討し，修正する段階に入っていく。自動思考を同定する段階と同様，ソクラ
テス式質問法によって自動思考を検討してく。この頃には思考記録は状況，自
動思考，感情に加えて，適応的な反応，結果のコラムも足された5つのコラム
を使用する。適応的な反応のコラムでは，非適応的な自動思考に対する合理的
な別の考えを記録し，修正後の考えの確信の度合いも数値化する。最後の結果
のコラムには，一連の作業の結果，感情や行動がどのように変化したかなどの
肯定的な反応について記載する。

　自動思考を検討し，修正する作業の中では，根拠もないポジティブな思考へ
修正することが求められるわけではなく，あくまで思考のバランスをとる作業
である点を強調する必要がある。そこで，自動思考を妥当とする根拠とそうで
ない根拠の両方を書き出して検討をする「根拠の検証」，起こりうる最悪で破滅
的な結果についてあえて考えることで破滅的予測を軽減する「脱破局視」，親友
や家族が自分と似た立場にいたらどのような言葉かけをするか想像する「距離
をとる」などの方法が用いられる（Beck, 2011 伊藤ら訳 2015）。特に「根拠の
検証」は，自分がこれまで馴染んできた自動思考も大切にされているという感
覚を与えるようで，認知再構成法への抵抗を減らすように思う。ただし，この
ような過程を経たうえで，さらに自動思考が正しかったという場合がありうる。
その際には，問題解決に専念する，自動思考の背景にある信念を検証する，受
容を促してもっと見返りのある領域へ注意を集中して新しい経験を増やすなど
の方法がとられる。

（3）感情を扱うアプローチ

　第二世代の認知行動療法では感情は基本的には思考に後続するものとして扱われ，思考を操作することで気分や感情をコントロールすることに重きが置かれていた。しかし近年，特定の感情を引き起こし，その感情を引き起こしている自動思考をとらえることや，治療介入において感情体験そのものを扱うことの重要性が主張されている（Safran, 1996）。ただし，それまでも感情が軽視されてきたわけではなく，ジュディス・ベック（Beck, 2011 伊藤ら訳 2015）も認知行動療法で最も重要なのは感情であるとはっきり述べており，認知モデルにおいても感情の重要性については様々なかたちで指摘されている（Leahy, 2002）。リーヒィ（Leahy, 2003）は，『認知療法全技法ガイド』という書籍の中で，感情を処理するための技法に1章分を充てて，グリーンバーグ（L. S. Greenberg）の感情焦点化療法や，ペネベーカー（J. W. Pennebaker）の筆記療法などを取り上げている。また，リーヒィ（Leahy, 2002）の感情スキーマ尺度を活用して，感情に対する思考や感情に対するさらなる感情を扱う技法について紹介している。

5. おわりに

　本章では，行動療法／認知行動療法の歴史を概観し，その基本的な特徴と，よく用いられる具体的な技法について解説したが，本章では取り上げられなかった特徴や技法がまだ数多くある。実際の臨床場面では，認知行動療法の中でも拠って立つ基本理論によって，またクライエントをどのように見立てたかにしたがって，臨機応変に技法を用いていく。アジェンダを設定したとしても，直線的に面接が進むわけではなく，実際には相手との関係の中で行きつ戻りつしながら技法を選択していくため，セラピストには柔軟さが必要になる。なお，バトラーら（Butler et al., 2006）がまとめた認知行動療法の効果に関するメタ分析によれば，単極性うつ病，全般的不安傷害，パニック障害，社会不安障害，PTSD，子どものうつ・不安症状に特に効果があった。また，結婚生活の問題，怒り，子どもの身体症状，慢性疼痛には適度な効果，さらには，大人のうつ症状に関しては，認知行動療法の方が抗うつ剤よりも効果があった。よって，認

知行動療法が臨床健康心理学の実践分野に大きく貢献しうる療法であることが分かる。また，1950年代に行動療法が導入されて以降，欧米では保険制度などを背景に認知行動療法は中核的な地位を占めるに至っているが，日本でも2017年現在，医師と看護師が行う認知行動療法は一定の条件を満たせば保険適用の対象となっている。今後，他の専門家が実施する様々な障害に対する認知行動療法の保険点数化の可能性も考えられ，日本においても医療領域にて認知行動療法がさらに広く用いられるようになることが予想される。

引用文献

Beck, A. T. (1976). *Cognitive therapy and the emotion disorders*. New York: International Universities Press. （ベック, A. T.　大野　裕（訳）(1990). 認知療法—精神療法の新たな発展　岩崎学術出版社）

Beck, J. S. (2011). *Cognitive behavior therapy: Basics and beyond* (2nd ed.). New York: The Guilford Press. （ベック, J. S.　伊藤絵美・神村栄一・藤澤大介（監訳）(2015). 認知行動療法実践ガイド：基礎から応用まで　第2版　星和書店）

Bellack, A. S., & Hersen, M. (1985). *Dictionary of behavior therapy techniques*. New York: Pergamon Press. （ベラック, A. S., & ハーセン, M.　山上敏子（監訳）(1987). 行動療法事典　岩崎学術出版社）

Bruch, M., & Bond, F. W. (1998). *Beyond diagnosis: Case formulation in cognitive behavioural therapy*. Chichester, UK: John Wiley & Sons. （ブルック, M., & ボンド, F. W.　下山晴彦（訳）(2006). 認知行動療法ケースフォーミュレーション入門　金剛出版）

Butler, A. C., Chapman, J. E., Forman, E. M., & Beck, A. T. (2006). The empirical status of cognitive-behavioral therapy: A review of meta-analyses. *Clinical Psychology Review, 26*, 17–31.

Foa, E. B., Hembree, E, A., & Rothbaum, B. O. (2007). *Reclaiming your life from a traumatic experience, workbook.* New York: Oxford University Press. （フォア, E. B., ハンブリー, E. A., & ロスバウム, B. O.　金　吉晴・小西聖子（監訳）　石丸径一郎・寺島　瞳・本田りえ（訳）(2012). PTSDの持続エクスポージャー療法ワークブック—トラウマ体験からあなたの人生を取り戻すために　星和書店）

Freeman, A., Felgoise, S. H., Nezu, A. M., Nezu, C. M., & Reinecke, M. A. (Eds.) (2005). *Encyclopedia of cognitive behavior therapy*. New York: Springer. （フリーマン, A., フェルゴワーズ, S. H., ネズ, A. M., ネズ, C. M., & ライネッケ, M. A.　内山喜久雄・大野裕・久保木富房・坂野雄二・沢宮容子・富家直明（監訳）(2010). 認知行動療法事典　日本評論社）

Hayes, S. C.（2004）. Acceptance and commitment therapy, relational frame theory, and the third wave of behavioral and cognitive therapies. *Behavior Therapy, 35*, 639–665.

Hayes, S. C., Follette, V. M., & Linehan, M. M.（2004）. *Mindfullness and acceptance: Expanding the cognitive-behavioral tradition.* New York: Guilford Press.

久本博行（2008）. 行動，思考から注意へ：行動療法の変遷とマインドフルネス（Mindfulness）　関西大学社会学部紀要, *39*, 133–146.

伊藤絵美（2005）. 認知療法・認知行動療法カウンセリング初級ワークブック　星和書店

Kabat-Zinn, J.（2002）. *Guided mindfulness mediation: A complete mindfulness mediation program.* Louisville, CO: Sounds True.（カバットジン, J.　春木　豊・菅村玄二（編訳）（2013）. 4枚組のCDで実践するマインドフルネス瞑想ガイド　北大路書房）

熊野宏昭（2012）. 新世代の認知行動療法　日本評論社

Leahy, R. L.（2002）. A model of emotional schemas. *Cognitive and Behavioral Practice, 9*, 177–190.

Leahy, R. L.（2003）. *Cognitive therapy techniques: A practitioner's guide.* New York: Guilford Press.

Overholser, J. C.（1993）. Elements of the Socratic method: Ⅰ. Systematic questioning. *Psychotherapy, 30*, 67–74.

Safran, J. D.（1996）. Emotion in cognitive-behavioural therapy. In P. M. Salkovskis（Ed.）, *Trends in cognitive and behavioural therapies.* London: John Wiley & Son.（サルコフスキス, P. M.　坂野雄二・岩本隆茂（監訳）（1998）. 認知行動療法―臨床と研究の発展　金子書房）

Wright, J. H., Basco, M. R., & Thase, M. E.（2006）. *Learning cognitive-behavior therapy: An illustrated guide.* Washington, DC: American Psychiatric Publishing.（ライト, J. H., バスコ, M. R., & テーズ, M. E.　大野　裕（訳）（2007）. 認知行動療法トレーニングブック　医学書院）

山上敏子（2016）. 新版増補　方法としての行動療法　金剛出版

第14章

コーチング

川崎直樹

1. コーチングとは

　ある問題を抱えた人が専門家を訪ねたとする。最初の専門家であるA氏は，「この問題の原因は○○ですね。これをなくすために□□をするようにしてください。きっとよくなりますよ」と対応した。次の専門家であるB氏は「この問題が起きるのは，あなたが△△をしないからですね。△△のやり方を教えましょう。きっとよくなりますよ」と対応した。次の専門家であるC氏は「この問題がある中で，あなたはどういう生活をしたいですか。そのためにはどんなことができそうでしょうか。一緒に考えていきましょう」と対応した。

　人を支援するためのアプローチは，多様にある。上記の専門家Aのように，問題の原因を同定し，それを除去するための処方や助言を行うやり方もある。狭い意味での医学的アプローチはこれに当たる。専門家Bのように，個人の努力や能力の不足を同定し，その改善方法を教えて訓練するやり方もある。一部の保健指導や教育，心理療法がこれに当たるであろう。これらAやBのやり方が専門家主導であるのに対し，専門家Cは本人の意志を重んじ主体性の発揮を促そうとしている。これがコーチングの主たる特徴である。

(1) コーチングという概念

　一般的に，「コーチ」という語を聞くと，テニス・ラグビー・野球など，何かのスポーツの指導者を思い浮かべる人は多いであろう。実際に，コーチング理論の起源は，テニスのコーチであったガルウェイ（Gallway, 1977）の著書『インナー・ゲーム』にあるとも言われる。ガルウェイは，"〜をしろ／〜をするな"といった指示や命令によって選手を動かそうとするのではなく，自発的・自主的にプレイしている選手に対し，様々な「質問」をすることで，選手の主

体的な成長を支えるアプローチを考案した。これはスキーやゴルフなど他のスポーツにも広まっていく画期的なものであった。

そして現在のコーチングの実践領域は，スポーツだけにとどまっていない。ビジネスや仕事のパフォーマンス，企業経営や組織運営，キャリア支援，教育・子育て，そして医療や保健，心身の健康支援など，多様な領域で応用されつつある（西垣ら，2015）。

コーチという言葉の語源は，ハンガリーの"コチ（Kocs）"という町で開発された馬車にあると言われる（O'Conor & Lages, 2007）。現代でもコーチ（coach）という英単語は「大型の四輪馬車」の他，「長距離バス」や「客車」を指す言葉として用いられる。つまり「コーチ」という語には，馬車やバスのように，"人が行きたいところに行きつくために開発された優れた手段"というニュアンスが含まれていると言える。

コーチングの学術的な定義は，その理論的立場によって様々である。簡潔には，"相手の能力，学習，そして成長を促進させる技法（Downey, 1999）"などとなる。個人が必要としている能力を身につけ，成し遂げるべき学習や進みたい方向への成長を支える営みが，コーチングである。コーチを受ける人（たいていはクライエントないしコーチィと呼ぶ）が変化することを目標としているが，基本的にはクライエント自身による変化や成長を重視しており，その営みの主体はコーチ自身ではない。問題に取り組むのはクライエント自身であるという意味では，基本的にはコンサルテーションの関係である（O'Conoer & Lages, 2007）。

(2) コーチングの一般的な流れ

コーチングの具体的な進め方は，理論的立場によって様々である。その中で広く利用されている枠組みの1つがGROWモデルである（Whitmore, 2002; Alexander, 2010）。これは，Goal（目標）・Reality（現実）・Options（選択肢）・Will（意志）という4ステップの「質問」をしていくことで，個人が目標に近づき，成長（GROW）していくことを支援するアプローチである。

GROWモデルの，具体的な質問例は表14-1のようなものである。自身にとって重要な目標（G）を設定し，それをめぐる現実の状況を客観的に記述・検討

242 第 14 章 コーチング

表 14-1 GROW モデルの質問例 （Whitmore, 2002）

ステップ	質問の例
Goal（目標）	・このセッションではどのようなテーマを話し合いたいですか？ ・あなたは何を達成したいと考えていますか？ ・それをいつまでに達成したいですか？　など
Reality（現実）	・現在の状況を詳しく話してください（何が，いつ，どこで，誰が）？ ・この問題にあなた以外に影響を与えているのは誰ですか？ ・あなたの持っているリソース（資源）はどのようなものですか？
Options（選択肢）	・あなたの考えうる選択肢をすべてあげてください ・選択肢の利点と欠点をあげてください ・どの選択肢があなたに一番満足感をもたらすでしょうか？
Will（意志） What/When/Who （何・いつ・誰）	・何をしようと思いますか。いつしますか？ ・それはあなたの目標と一致していますか？ ・その行動を実行に移せるという確率は 1 から 10 までの何点くらいですか？／10 点になることの妨げになっているものは何ですか？

し（R），行動の具体的な選択肢を探索・計画し（O），それを実行に移すために何をいつ誰がやるかを明らかにして意志を確かにしていく（W），という流れである。これは「目標」が設定できる事柄であれば，ビジネスから健康の問題まで，幅広く応用できる枠組みである。

　特に現実の検討（R）よりも先に，目標の設定（G）を行う点は特徴的で重要である。最初から現実や現状にとらわれすぎた目標設定を行うと，ネガティブな事柄や問題に焦点が当たり，過去の実績を超えたものにならず，創造性を欠いた目標になりがちである（Whitmore, 2002）。これは例えば，生活習慣について話す上でも同様であろう。クライエントの現在（R）の症状やリスクにばかり焦点を当てて“ここがよくないですね”“やはりこうしないとだめですね”と話を進めるよりは，“どんな生活を送りたいか”“どんな自分になりたいか”と目標（G）の検討を丁寧にした上で，現実の吟味（R）や行動プラン（O）の検討に移ったほうが，クライエント自身の行動変容への意志（W）もより確かになるであろう。

（3）コーチングと心理学

　上記の GROW モデルの他にも，実際のコーチングのアプローチ法は多様に

ある。しかしその理論や実効性についての科学的研究が十分になされていないという問題があった。その中で近年，コーチングに心理学の方法論や理論を活用する「コーチング心理学」が発展しつつある。コーチング心理学は，"すでに実証された成人の学習や心理学のアプローチ法に基礎を置くコーチングモデルの助けを借りて，個人生活や職場でのウェルビーイングやパフォーマンスを高めようとするもの（Grant & Palmer, 2002）"として定義される。

もともとコーチングと心理学の関連は深く，海外では臨床心理学の専門家がコーチング活動を行っていることも少なくない。各コーチが依拠する理論は様々で，認知行動療法，ゲシュタルト療法，人間中心アプローチ，精神力動論，解決焦点アプローチ，ナラティブ・アプローチ，神経言語プログラミングなど，心理療法の各理論を援用した多様なコーチングが提唱されている（Palmer & Whybrow, 2008）。

なおカウンセリングや心理療法と，コーチングは，いずれも個人のウェルビーイングや心身の健康の向上を目指す点では類似した営みである。両者の違い

表 14-2　心理療法・カウンセリングとコーチングの比較
（Bachkirova, 2007; Hart et al., 2001 を参考に作成）

	心理療法・カウンセリング	コーチング
目的・利益	個人の成長やウェルビーイング。	個人の成長やウェルビーイング（所属組織の利益を含むことも）。
焦点	問題や症状志向。対人関係や心理的問題が焦点。	目標志向。未開発のポテンシャルや成功要因が焦点。
時間的志向性	しばしば回顧的。無意識への洞察や過去のダメージの回復を扱う。	未来志向的。気づきをアクションにつなげる。
主な対象	臨床レベルの心的問題を抱えた人が中心。	生活や仕事の最大限の充実を求める人が中心。
期待される変化	不満足な状態からほどほどの満足へ。	ほどほどの満足からより高い満足へ。
対話の性質	しばしば探索的でさまよいがち。感情にまつわる話をする。	焦点化・構造化されている。具体的な活動について話す。
関係性	転移を扱うこともある。境界を守る。役割に徹する。	転移は考えない。友人的関係や自己開示がある。二重関係も許容しうる。
スキル	傾聴，質問，フィードバック。各アプローチ特有の技法・方法。	傾聴，質問，フィードバック。明確な目標設定や行動計画。

244 第14章 コーチング

はしばしば議論になるが，あえて整理するとしたら表14-2のようになる。共通性や重複する点は少なくないが，従来の臨床心理学的支援では出会うことの少なかった対象者や問題に，コーチングがアプローチしていることが分かる。

2. 健康に関するコーチング

（1）健康問題へのコーチングの適用

　では，健康上の問題に対して，コーチングはどのように活用されるのであろうか。従来の医療専門家のアプローチと，コーチングとの違いをまとめると表14-3のようになる（Moore & Jackson, 2014）。コーチングでは，クライエント自身が答えを見つけ，自身の責任を引き受け，自分の取り組みをデザインできるよう促進する。権威を持った専門家がプランを一方的に決定し，クライエントはその指示を受けて追従をする，というものではない。

　健康上の問題にコーチングを応用した場合の具体的な会話例（諏訪，2008）を表14-4に示した。生活習慣の改善や慢性疾患の自己管理などの課題は，従来は医療者による助言や指示を中心に対応がなされていた。それに対してコーチングでは，質問を的確に用いてクライエントの自己検討を促し，これからの生活についての自己決定を促していくアプローチになっている。

表 14-3　従来の健康の専門家とコーチのアプローチの違い（Moore & Jackson, 2014）

専門家のアプローチ	コーチのアプローチ
権威	パートナー
教育者	変化の促進者
アジェンダを決める	クライエントのアジェンダを引き出す
クライエントの健康に責任を感じる	クライエント自身が健康に責任を持つ
問題を解決する	可能性を増幅する
間違っていることに焦点	うまくいっていることに焦点
答えを持っている	答えを共に発見する
話題がそれたらさえぎる	クライエントの語りから学びとる
クライエントより懸命に取り組む	クライエントと同じだけ懸命に取り組む
クライエントと格闘する	クライエントとダンスする

2. 健康に関するコーチング   245

表 14-4　健康上の問題に関するコーチングの流れと会話例（諏訪，2008 から抜粋）

(1) 困っているときのコーチング：相手が健康上の問題に関心を持っており，その解決を願っているのに，解決策が見えていない場合。

流れ	会話例
①「困っていることは何ですか」とか「課題は何ですか」と質問して，健康上の問題を明確にする。	自分：ご自身の健康について，困っていることは何ですか。 相手：禁煙できてよかったのですが，体重が6kg も増えてしまって。
②「どうしてそうなったと思いますか」と質問して，問題の背景を考えてもらう。	自分：禁煙したら，どうして体重が増えてしまったのですか。 相手：食べる量は増えていないし，たぶん，本来の体重に戻ったのだと思います。
③「どうすればよいと思いますか」と質問して，解決策を考えてもらう。	自分：どうするのがよいと思いますか？ 相手：とても苦労して禁煙したので，痩せるために再喫煙するわけにもいかないし，結局，食事をコントロールするか運動をすることで，体重を減らすしかないと思います。
④解決策が出てきたら，「じゃあ，そうしましょう」と伝えて，相手の自己決定を支持する。	自分：じゃあ，そうしましょうか。

(2) 迷っているときのコーチング：「A にしようか，B にしようか」という選択や「A を行おうか，やめようか」という決心の問題に直面している場合。

流れ	会話例
①「A にした場合（A を行った場合），どうなりますか」と尋ねて，一方を選んだ場合のことをシミュレーションしてもらう。	自分：7,000kcal 減らせば，体重を約1kg 減らすことができます。1ヶ月に 1kg 減らすためには，1 日に233kcal 減らす必要がありますが，運動して減らした場合，どうなりますか。 相手：タバコをやめて呼吸が随分と楽になりましたが，それでもまだ，少し身体を動かしただけで，すぐに疲れてしまいます。長続きするかどうか，正直に言って自信がありません。
②「B にした場合（A をしなかった場合），どうなりますか」と尋ねて，他方を選んだ場合のこともシミュレーションしてもらう。	自分：食事で減らした場合，どうなりますか。 相手：間食だけでも，200kcal を超えていると思います。忙しいときには間食を食べないこともあるので，我慢できるような気がします。
③どちらも十分にシミュレーションした後に，「結局，どうしますか」と尋ねて，自己選択・自己決定を促す。	自分：結局，どうしますか。 相手：とりあえず間食を我慢して，様子をみます。間食をやめて体重を少しでも減らせば，運動も苦にならなくなると思いますので。
④答えが出てきたところで，「じゃあ，そうしましょう」と伝えて，相手の自己選択・自己決定を支持する。	自分：わかりました。じゃあ，そうしましょう。

（2）健康／ウェルネス・コーチング

　健康問題に対するコーチングは現在も発展しつづけており，「健康コーチング（health coaching）」ないし「ウェルネスコーチング（wellness coaching）」と呼ばれるアプローチとして，研究が蓄積されてきている。これまでの 280 以上の研究論文を系統的に概観した結果から，健康コーチングには下記の特徴が主に含まれることが示されている（Wolever et al., 2013；カッコ内のパーセンテージは該当論文の中で各要素が含まれていた率を表す）。

　①患者中心であること（86％）：患者個人のニーズ，関心，状況，変化への準備性にあわせて，コーチングのプロセスが進められる。あらかじめ決められた単一の内容で実施するのではない。

　②目標を患者自身が設定・決定すること（71％）：基本的に患者自身が目標を設定する。援助者が何らかの目標を推奨するものではない。

　③患者の自己発見プロセスをサポートすること（63％）：患者は主体的な学習者である。コーチは問題の解決や克服，障害との折り合いなどをもたらす自己発見のプロセスを支える。単にアドバイスを与えるのではない。

　④アカウンタビリティを重視すること（86％）：コーチングのプロセスや効果について，患者がよく理解して納得できるよう配慮する。目標に関連する患者自身の努力や達成について，患者自身が記録やデータを取ってセルフモニタリングをしたり，それをコーチと話し合ったりすることで，アカウンタビリティを高める。

　⑤疾患や健康に関するコンテンツ教育も含みうること（91％）：各疾患についての情報提供や，健康な生活習慣や栄養に関する教育なども行われる。冊子やパンフレットなどの資料を用いる形から，ウェブサイトの活用や直接の講義など，その形態は様々である。

　現状では，健康コーチングは様々な実践家によって様々な形で提供されているため，上記のような内容や質を担保することは難しい。しかし現在，健康コーチの登録や認定を行う動きも米国で見られつつあり（NCCHWC & NBME, 2016），さらなる普及とサービスの向上が進むことが期待される。

（3）健康コーチングの実例と効果

　近年では，健康コーチングの効果を検証する研究もされている。具体的な実践と研究の例として，健康心理学者ウルヴァーら（Wolever et al., 2010）による2型糖尿病患者へのランダム化比較試験について紹介する。この研究では，2型糖尿病患者に対して，1回30分，全14セッション6ヶ月間の電話コーチングが下記のような内容で実施された。

　①糖尿病のケアに関して何が重要かを質問し話し合う（質問例；"どのくらい健康をうまく管理できているか""何に困っていてどんな助けが必要か"等）。

　②自身の健康について自覚やビジョンを持てるように促す。「処方通りの薬の服用」「個人的な成長」「栄養状態」「コミュニケーションや人間関係」「運動や身体活動」「ストレス低減やセルフケア」の6つの領域について，患者自身がどの程度満足しているかを0〜100％で評定してもらう。

　③上記の評定を基に，患者自身が大切にしている価値を探り，優先順位を決め，目標設定をする。うまくいっていない領域を同定して，どれをコーチングの焦点にするかを決める（質問例；"この領域におけるゴールは，あなたの人生全体をどのように良くしてくれるでしょう？""どうやったらあなたの人生はもっと良くなるでしょう？"等）。

　④上記の目標設定の後のコーチングセッションでは，6領域についての評定を再度行ったりしながら，人生上の目的に見合った現実的なゴールを設定していく。ゴールは，より小さな現実的なステップに分解されていく。

　⑤医療的なアドヒアランスや，ダイエット，運動のことなど基本的な事項は尋ねるが，何についてコーチを受けるかは自分で選べる。疾患のケアに関することの他，ストレス，抑うつや孤独感，人間関係の問題など，取り上げた事項に沿ってゴールは設定される。

　以上の介入を6ヶ月継続的に実施した後，同期間に通常の診療を受けていたグループと色々な指標について比較がなされた。結果として，健康コーチングを受けたグループの方が，医療へのアドヒアランスが向上し，健康管理により積極的になり，ソーシャルサポートを多く感じ，糖尿病を持っていることにも"意味や利得がある"ととらえるようになったことが示された。その他，血糖コントロールの指標であるヘモグロビンA1cにも一定の改善が見られた。糖尿

病への疾患管理やウェルビーイング向上の支援は大きな課題であるが，コーチングが一定の効果を持つ可能性が実証的に示されている。

その他，健康コーチングの効果を検証した研究は近年増加している。成人の様々な慢性疾患に対するコーチングの効果研究をレビューした結果，身体的健康（体重管理等），精神的健康，社会生活に対して良い効果が見られることが報告されている（Kivelä et al., 2014）。ただしそうした効果は複数の研究で一貫して示されるものではなく，研究知見の蓄積と整備が今後も求められる。

3. ポジティブ心理学とコーチング

(1) コーチングとポジティブ心理学の接点

近年，コーチング理論との協働関係が発達しているのが，セリグマンらの提唱によって2000年前後から台頭したポジティブ心理学（Seligman & Csikszentmihalyi, 2000）である。ポジティブ心理学は，従来の心理学が，疾患や病理，不安や抑うつなど，人間のネガティブな側面にばかり焦点を当ててきたことを反省し，強みや美徳，ポジティブ感情，人生の価値や意味など，ポジティブな側面にも焦点を当てることを主な目的としている。近年では，ポジティブ感情，レジリエンス（resilience; 精神的回復力），ウェルビーイング，フロー感覚，創造性，楽観性，希望，自己決定，好奇心，勇気，親密さ，慈しみ，愛他性，許し，感謝，愛，謙虚さ，独自性など，ポジティブな心理的現象や特性自体が様々な形で研究されている（Lopez & Snyder, 2009）。

個人の病理や症状の緩和よりも，成長や変化の促進を重視するという点で，コーチングはポジティブ心理学と共通性の高い営みである（Linley & Harrington, 2005）。オーストラリア心理学会の専門部会においては，コーチングが"ポジティブ心理学の応用分野"と位置づけられるほど，両者のつながりは深い。そして近年では，「ポジティブ心理学コーチング」が提案され，実践や研究がなされるようにもなっている。1つひとつの介入法や，その根拠となる理論が，ポジティブ心理学やウェルビーイング研究の実証的な裏づけを持っていることがこのアプローチの大きな特徴である（Oades & Passmore, 2014）。実証的・理論的裏づけは，従来のコーチングには欠けていた部分でもあり，ポ

ジティブ心理学との交流により拡充が期待できる部分でもある（Seligman, 2007）。

　ただし，ポジティブ心理学コーチングとして，確立された単一のプログラム等が存在しているわけではない。実践においては，クライエント1人ひとりのニーズに応じて個々の要素を適用することが推奨されている（Biswas-Diener, 2010）。以下では，その個々の要素をいくつか説明していくこととする。

(2) ポジティブ心理学的コーチングの要素
1)「強み」の査定と活用

　ポジティブ心理学の大きな特徴は，人間の"強み"に焦点を当てることである。従来の心理学や精神医学は，人間の病理や障害などの"弱み"に焦点を当ててきた。有名なアメリカ精神医学会の『DSM5─精神障害の診断・統計マニュアル』（Diagnostic and Statistical Manual of Mental Disorders; APA, 2013）などは，こうした"弱み"研究の成果の代表例と言える。一方で，人間をポジティブ面・ネガティブ面を持った全体として理解するためには，あえて"強み"に焦点を当て，その性質や活用法について研究する必要がある。

　こうした流れを受けて，"強み"を査定するツールとして開発されたのがVIA-IS（Values In Action Inventory of Strengths; Peterson & Seligman, 2004）である。その作成にあたっては，ギリシア哲学，旧約聖書，武士道，コーランなど様々な哲学書や教典を基に，人間の長所が表14-5に示したような6領域24特性として整理されている。この分類に基づいて，原版では240の質問

表 14-5　VIA-IS の 6 領域と 24 の強み （Peterson & Seligman, 2004）

領域	強み
知恵・知識	独創性，好奇心・興味，判断，向学心，見通し
勇気	勇敢，勤勉，誠実性，熱意
人間性	愛する力・愛される力，親切，社会的知能
正義	チームワーク，平等・公正，リーダーシップ
節度	寛大，謙虚，思慮深さ・慎重，自己コントロール
超越性	審美心，感謝，希望・楽観性，ユーモア・遊戯心，精神性

250　第14章　コーチング

項目が設定されており，個人がどの強みをどの程度発揮しているかを測定できる。VIA-IS の日本語版として「日本版生き方の原則調査票」（大竹ら，2005）も作成されている。なお VIA-IS は，ペンシルバニア大学のポジティブ心理学公式サイト（www.authentichappiness.sas.upenn.edu）から日本語でも実施可能である。また，VIA-IS の他に強みを査定するツールとしては，リアライズ2（Realise2；Linley et al., 2010）やストレングス・ファインダー（strength finder; Rath, 2007）などがよく知られている（有料だが日本語でインターネット経由で実施可能である）。

　VIA-IS を実際に活用した研究によれば，尺度で自身の強みを測定しただけでは十分な効果は見られないが，得点上位にある特徴的な強みについて，その新しい活用方法を考案して実践すると，幸福感の向上や抑うつの低下などの具体的効果につながることが示されている（Seligman et al., 2005）。実際のコーチングでは，これらのツールでクライエントの強みを共有したうえで，"この強みをさらに活かすためにどんなことができると思いますか？""この強みが最高に活きるのはどういう状況でしょう？""2～3つの強みを組み合わせて使うにはどうすればいいでしょう？"といった質問をして，クライエントと話し合うことが効果的であろう（Biswas-Diener, 2010）。

2）ポジティブ感情の理解と活用

　従来の心理学は，「不安」や「抑うつ」などのネガティブ感情に着目しがちであった。しかし人間には「うれしい」「楽しい」といったポジティブ感情を感じる仕組みも備わっている。このポジティブ感情が，心身の健康やウェルビーイングに関してどのような機能を持っているのかを説明しているのがフレデリクソン（Fredrickson, 2009）の拡張－形成理論（broaden and build theory）である。

　一般に，落ち込みや不安などのネガティブな感情は，人の思考や注意，行動のレパートリーの幅を狭くしがちである。それに対してポジティブ感情は，人の思考や行動のレパートリーを拡張して，新しい思考や行為の道筋を見出させようとする。そして新しいアイデアや行為を発見するにつれ，また新たに身体的・知的・社会的・心理的な資源が形成されていく。例えば，「楽しい」という感情は色々な遊びを展開させるし，「面白い」という感情はさらなる探検や探索

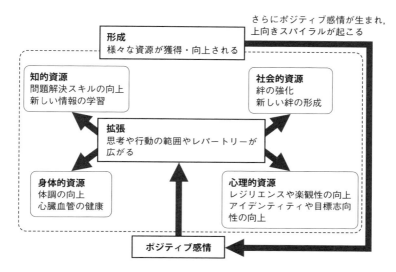

図 14-1　ポジティブ感情の拡張 - 形成プロセス
(Fredrickson, 2009; Fredrickson & Cohn, 2008 を基に作成)

を促す（思考や行動の拡張）。そして遊ぶことで身体的・知的・情緒的・社会的な発達が促されたり，探検や探索をすることで新たな知識や資源や心理的な成長が得られたりする（新しい資源の形成）。図 14-1 のように，ポジティブ感情は，思考 - 行動レパートリーの拡張と新たな資源の形成の機会をもたらしてくれる重要な心的機構なのである。

　リュボミアスキーら（Lyubomirsky et al., 2005）が様々な調査や実験を総括したメタ分析の結果によれば，ポジティブな感情を頻繁に経験している者ほど，その後に，年収が多く，寿命が長く，離職や欠勤が少なく，仕事への満足が高く，創造的な思考をし，周囲から良い評価を受けるようになっていることが示されている。ポジティブ感情がこれらの成功の「結果」ではなく，成功の「先行要因」として作用することが示されているのである。

　ポジティブ心理学コーチングにおいては，このポジティブ感情の効果を多様に活用する。先述の強みに関する介入の他，後述の表 14-6 に示した「3 つの良いこと」，「感謝の訪問」，「味わうこと」などの介入法のほとんどがポジティブ感情の体験を伴うものである。ポジティブ感情の拡張 - 形成機能をよく理解し，

252　第 14 章　コーチング

表 14-6　ポジティブ心理学コーチングで活用される技法例（Boniwell et al., 2014）

各技法とその内容
3 つの良いこと　"毎晩，眠る前に，1 日の中での良かったことを 3 つ書き出してください"と教示して記録をしてもらう。
3 つの質問のプロセス　"あなたに意味を感じさせるのは何ですか？""あなたに喜びをもたらしてくれるのは何ですか？""何があなたを一生懸命にさせてくれますか？"といった質問にじっくり考えてもらい，話し合う。
感謝の訪問　"してくれたことについてあなたが感謝を感じている人を思い浮かべてください。具体的でしっかりした手紙を書いて，その人がしてくれたことと，それが自分の人生にどのように影響したかを述べてください"と教示する。手紙が書けたら"次に，その人に電話をして会えるように調整しましょう。会えたら，その手紙を読み聞かせてください"と実行に移し，感想を共有する。
味わうこと　人生の喜びについて，些細なことから大きなことの双方に気づいて，それを味わうこと。日常生活のポジティブな体験に気づき，そこに意図的に焦点を当てるように促す。
最高の未来の自己　すべてのことが思う通りになっていてすべての目標が実現したことをイメージするように促す。できるだけ鮮明にイメージするようにし，数週間ホームワークとして実施する。
自身の強みの新しい方法での活用　自身の特徴的な強みを同定し，その強みがすでに発揮されている状況を明らかにしたうえで，ブレインストーミングをして強みを活用する新しい方法を見つける。

それを持続的に生活に組み込むことで，クライエントの心身の健康状態がより良い方向へと変化することを促すのである。

3）多様な介入法

その他，ポジティブ心理学コーチングでよく用いられる介入方法は表 14-6 のようなものである（Boniwell et al, 2014）。それぞれの介入方法は，個別にその効果が実証されているものであり，コーチングではそれをクライエントの目標や状態にあわせて活用することになる。ポジティブ心理学的な介入法の詳細は，ポジティブ心理学のテキスト（Peterson, 2006）やポジティブ心理学コーチングの実践書（Biswas-Diener, 2010）などからも，学ぶことができる。

以上，心身の健康支援の手法として，コーチングの特徴や可能性について述べてきた。コーチングが，クライエントや患者の主体性を重んじるアプローチであること，心身の健康支援法として有効性が実証されつつあること，病気や

3. ポジティブ心理学とコーチング　**253**

"弱み"だけではなく人間の"強み"やポジティブ感情を活用できる可能性があることなどが議論された。一方でコーチングには，理論的・実証的な研究がいまだ発展途上であること，専門家としての訓練や資格認定制度も未整備でサービスの質の保証が難しいことなど，課題や限界も多く存在する。今後もその発展が期待される領域である。

引用文献

Alexander, G. (2010). Behavioural coaching—the GROW model. In J. Passmore (Ed.), *Excellence in coaching: The industry guide* (2nd ed., pp. 83–93). London: Kogan Page.

American Psychiatric Association (2013). *Diagnostic and statistical manual of mental disorders* (5th ed.). Arlington, VA: American Psychiatric Publishing. (米国精神医学会　髙橋三郎・大野　裕 (監訳) (2014). DSM-5—精神疾患の診断・統計マニュアル　医学書院)

Bachkirova, T. (2007). Role of coaching psychology in defining boundaries between counselling and coaching. In S. Palmer, & A. Whybrow (Ed.), *Handbook of coaching psychology: A guide for practitioners* (pp. 351–356). London: Routledge. (パーマー，S., & ワイブラウ，A.　堀　正 (監訳) (2011). コーチング心理学ハンドブック　金子書房)

Biswas-Diener, R. (2010). *Practicing positive psychology coaching*. Hoboken, NJ: Wiley. (ビスワス＝ディーナー，R.　宇野カオリ (監訳) (2016). ポジティブ・コーチングの教科書：成長を約束するツールとストラテジー　草思社)

Boniwell, I., Kauffman, C., & Silberman, J. (2014). The positive psychology approach to coaching. In E. Cox, T. Bachkirova, & D. A. Clutterbuck (Eds.), *The complete handbook of coaching* (2nd ed., pp. 157–169). London: Sage.

Downey, M. (1999). *Effective coaching*. London: Orion.

Frederickson, B. (2009). *Positivity: Groundbreaking research reveals how to release the hidden strength of positive emotions, overcome negativity and thrive*. New York: Random House. (フレドリクソン，B.　髙橋由紀子 (訳) (2010). ポジティブな人だけがうまくいく—3：1の法則　日本実業出版社)

Fredrickson, B. L., & Cohn, M. A. (2008). Positive emotions. In M. Lewis, J. Haviland-Jones, & L. F. Barrett (Eds.), *Handbook of emotions* (3rd ed., pp. 777–796). New York: Guilford Press.

Gallwey, W. T. (1977). *The inner game of tennis* (Revised ed.). New York: Random House. (ガルウェイ，W. T.　後藤新弥 (訳) (1978). インナーテニス　日刊スポーツ

出版社）

Grant, A. M., & Palmer, S.（2002）. Coaching psychology workshop. Annual Conference of the Division of Counselling Psychology, British Psychological Society, Torquay, UK, 18, May.

Hart, V., Blattner, J., & Leipsic, A.（2001）. Coaching versus therapy: A perspective. *Consulting Psychology Journal: Practice and Research, 53,* 229–237.

Kivelä, K., Elo, S., Kyngäs, H., & Kääriäinen M.（2014）. The effects of health coaching on adult patients with chronic diseases: A systematic review. *Patient Education and Counseling, 97,* 147–157.

Linley, P. A., & Harrington, S.（2005）. Positive psychology and coaching psychology: Perspectives on integration. *The Coaching Psychologist, 1,* 37–46.

Linley, P. A., Willars, J., & Biswas-Diener, R.（2010）. *The strengths book: Be confident, be successful and enjoy better relationships by realising the best of you.* Coventry: CAPP Press.

Lopez, S. J., & Snyder, C. R.（2009）. *The Oxford handbook of positive psychology.* New York: Oxford University Press.

Lyubomirsky, S., King, L., & Diener, E.（2005）. The benefits of frequent positive affect: Does happiness lead to success? *Psychological Bulletin, 131,* 803–855.

Moore, M., & Jackson, E.（2014）. Health and wellness coaching. In E. Cox, T. Bachkirova, & D. A. Clutterbuck（Eds.）, *The complete handbook of coaching*（2nd ed., pp. 313–328）. London; Sage.

National Consortium for Credentialing of Health & Wellness Coaches, & National Board of Medical Examiners.（2016）. Historic Agreement in Place to Nationally Certify Health & Wellness Coaches. National Consortium for Credentialing Health & Wellness Coaches. Retrieved from http://www.ncchwc.org/wp-content/uploads/2015/03/5-25-2016-NCCHWC-NBME-Press-Release-May-25.pdf.（September 12, 2016）.

西垣悦代・堀　正・原口佳典（編）（2015）. コーチング心理学概論　ナカニシヤ出版

Oades, L., & Passmore, J.（2014）. Positive psychology coaching. In J. Passmore（Ed.）, *Mastery in coaching.* London: Kogan.

O'Connor, J., & Lages, A.（2007）. *How coaching works: The essential guide to the history and practice of effective coaching.* London: A&C Black.（オコナー，J., & ラゲス，A. 杉井要一郎（訳）（2012）. コーチングのすべて―その成り立ち・流派・理論から実践の指針まで　英治出版）

大竹恵子・島井哲志・池見　陽・宇津木成介・ピーターソン, C.・セリグマン, M. E. P.（2005）. 日本版生き方の原則調査票（VIA-IS: Values in Action Inventory of Strengths）作成の試み　心理学研究, *76,* 461–467.

Palmer, S., & Whybrow, A. (Eds.) (2008). *Handbook of coaching psychology: A guide for practitioners*. London: Routledge. (パーマー，S., & ワイブラウ，A. 堀 正 (監訳) (2011). コーチング心理学ハンドブック 金子書房)

Peterson, C., & Seligman, M. E. P. (2004). *Character strengths and virtues: A handbook and classification*. Washington, DC: American Psychological Association.

Peterson, C. (2006). *A primer in positive psychology*. Oxford: Oxford University Press. (ピーターソン，C. 宇野カオリ (訳) (2012). ポジティブ心理学入門—「よい生き方」を科学的に考える方法 春秋社)

Rath, T. (2007). *StrengthsFinder 2.0*. New York: Gallup Press. (ラス，T. 古屋博子 (訳) (2007). さあ，才能 (じぶん) に目覚めよう 新版ストレングス・ファインダー 2.0 日本経済新聞出版社)

Seligman, M. E. P. (2007). Coaching and positive psychology. *Australian Psychologist, 42*, 266–267.

Seligman, M. E. P., & Csikszentmihalyi, M. (2000). Positive psychology: An introduction. *American Psychologist, 55*, 5–14.

Seligman, M., Steen, T., Park, N., & Peterson, C. (2005). Positive psychology progress: Empirical validation of interventions. *American Psychologist, 60*, 410–421.

諏訪茂樹 (2008). 健康問題の自己解決とコーチングによる支援 精神科看護, *35*, 32–36.

Whitmore, J. (2002). *Coaching for performance* (3rd ed.). London: Nicholas Brealey. (ウィットモア，J. 清川幸美 (訳) (2003). はじめのコーチング ソフトバンククリエイティブ)

Wolever, R. Q., Dreusicke, M., Fikkan, J., Hawkins, T. V., Yeung, S. W. J., Duda, L., Flowers, P., Cook, C., & Skinner, E. (2010). Integrative health coaching for patients with type 2 diabetes: A randomized clinical trial. *Diabetes Education, 36*, 629–639.

Wolever, R. Q., Simmons, L. A., Sforzo, G. A., Dill, D., Kaye, M., Bechard, E. M., Southard, M. E., Kennedy, M., Vosloo, J., & Yang, N. (2013). A systematic review of the literature on health and wellness coaching: Defining a key behavioral intervention in healthcare. *Global Advancement in Health Medicine, 2*, 34–53.

人名索引

A
足達淑子　146
Affleck, G.　27, 30
Aharoni, R.　30
明石加代　205
明智龍男　77, 78
Albanese, M. J.　120
Alexander, G.　241
Ali, S.　166
Anderson, B. J.　194, 195
Anderson, R. J.　166
Anderson, R. M.　49, 170
Andrew, M.　206
荒木智子　128, 130
Armour, T. A.　192
Asada, Y.　129
Aspinwall, L. G.　24
Asukai, N.　208
Atkinson, J. W.　23
Atlantis, E.　169

B
Backirova, T.　243
Baile, W. F.　77
Bailey, B. J.　183
Baker, B. L.　28
Bandura, A.　4, 181, 182, 228
Barefoot, J. C.　53
Barnard, K. D.　166
Baumeister, H.　168
Beck, A. T.　228, 231
Beck, J. S.　228, 231, 232, 235-237
Becker, M. H.　5
Bellack, A. S.　233
Bisson, J.　206
Biswas-Diener, R.　249, 250, 252
Bleich, A.　206
Bluvstein, I.　26, 27
Boals, A.　26
Bodenheimer, T.　48
Bogner, H. R.　169
Bonanno, G. A.　30
Bond, F. W.　230, 231
Boniwell, I.　252
Borsody, J. M.　60
Bowlby, J.　206
Brenner, G. F.　23
Brickman, P.　29
Bru, E.　183, 194
Bruch, M.　230, 231
Burell, G.　58
Burg, M. M.　55
Butler, A. C.　237

C
Cain, H. D.　52
Calhoun, L. G.　26
Carney, R. M.　53
Carver, C. S.　22-24
Cay, E. L.　53
Chapman, A.　168
Cohn, M. A.　251
Connell, C. M.　183
Cook, C. L.　30
Csikszentmihalyi, M.　248

D
Davidson, K.　57
Davis, K. J.　214
de Groot, M.　167
Deffenbacher, J. L.　56
Denollet, J.　54, 55
Diener, E.　28, 30
Dimidjian, S.　214
Dobkin, R. D.　26
Dorsett, P.　25
Downey, M.　241
Dunn, D. S.　23
Dutcher, L. W.　117
Dyregov, A.　205

E
Ekers, D.　63
Ell, K.　169
Elliott, T. R.　25
Ellis, A.　228
Engel, G. L.　11
Eriksson, B. S.　183
Eysenck, H. J.　227

F
Feather, N. T.　23
Fenske, M. M.　183
Foa, E. B.　234
Frankl, V. E.　25
Frantz, C. M.　26
Frasure-Smith, N.　53
Fredrickson, B. L.　250, 251
Freeman, A.　226, 232
Friedman, M.　53

Friedman, R.　14
藤目文子　184
深川直美　41
福西勇夫　40, 165, 166
Funnell, M. M.　49
Furukawa, T. A.　218

G

Gallway, W. T.　240
Gathright, E. C.　61
Gerstle, J. F.　193
Gidron, Y.　57, 58
Glassman, A. H.　55
Gonder-Frederick, L. A.
　181, 182
Gonzalez, J. S.　167
後藤　温　160, 162
Grant, A. M.　243
Greaves, C.　185, 186,
　189, 191
Greenberg, L. S.　237
Grosse, S. D.　28
Gruber-Baldini, A. L.
　23
Grzesiak, R. C.　31

H

原谷隆史　218
Harrington, S.　248
Hart, K. E.　56
Hart, V.　243
春木　豊　229
Hasan, S. S.　167
羽鳥健司　26
服部真理子　183
Hawthorne, M. H.　61
Hayes, S. C.　226, 228,
　229
Hazaleus, S. L.　56

Helgeson, V. S.　192
Herrick, J. B.　51
Herridge, M. L.　60
Hersen, M.　233
Hicock, D. A.　31
樋口　進　111
久本博行　229
Hixon, M. E.　61
Holland, J. C.　82
Holman, H.　49
Huang, Y.　169

I

五十嵐友里　168
井上雄一　146, 148
乾　吉佑　54
石井　均　171, 173, 185
伊藤絵美　230-232, 235-
　237
伊藤　裕　38, 39
Izumi, K.　162

J

Jackson, E.　244
Janoff-Bulman, R.　26
Jarvis, M. J　103
Johnson, L. H.　60

K

Kabat-Zinn, J.　229
Kaku, A.　146
神谷美恵子　25
Kaplan, R. M.　12
Karlsen, B.　183, 194
片山富美代　41, 45
加藤昌之　165
加藤　司　25
Katon, W. J.　169
Kawachi, I.　54
Kawakami, N.　102

川崎優子　89
Keltner, D.　30
Kessler, R. C.　218
Kivelä, K.　248
Keyes, C. L. M.　28
Khantzian, E. J.　120
金　外淑　182
金　吉晴　234
木村恵美子　90
木村宏之　56
木村和正　41
Kinder, L. S.　169
King, D. K.　182
北岡治子　165
Knol, M. J.　167
Knowler, W. C.　162
小林繁一　192
小玉正博　26
小池浩司　129
Kok, J. L.　168
近藤房江　20
近藤まゆみ　133
Kongkaew, C.　167
小西聖子　234
Kortte, K. B.　25
Kostis, J. B.　65
河野博臣　82
Kovacs Burns, K.　187
久保永子　171, 172
久保克彦 (Kubo, K.)
　170, 172, 180, 181
熊野宏昭　229, 234
黒川　清　44
Kurylo, M.　25
葛谷英嗣　162, 163

L

Lach, L. M.　28
Lages, A.　241
Lazarus, R. S.　3, 4

Lazarus, A. A. 228
Leahy, R. L. 237
Leong, A. 192
Lesperance, F. 53
Leventhal, H. 5
Levine, S. 51
Lewinsohn, P. M. 214
Linden, W. 58, 59
Linley, P. A. 248, 250
Linton, J. C. 60
Litt, M. D. 24
Lopez, S. J. 248
Lorig, K. 20, 49
Lowes, L. 187
Lown, B. 51
Luger, T. 23
Luo, X. 182
Lustman, P. J. 167
Lynch, D. 63
Lyubomirsky, S. 28, 251

M

MacDougall, J. M. 53
Magen, Z. 30
牧野カツコ 218
Mallory, G. K. 51
Mannucci, E. 167
Massie, M. 82
松田英子（Matsuda, E.）140, 141, 145, 150
松本俊彦 118, 120
松島英介 77, 83
松下美知子 124
Mattlin, J. A. 26
McGrath, P. J. 130
Mclean, L. A. 28
McMillen, J. C. 30
Mendes De Leon, C. F. 53
Meyers, R. J. 112

Mezuk, B. 167
Michalski, D. 16
Milam, J. E. 6
峯山智佳 160, 168
宮下光令 80, 81
水本 淳 182
Molloy, J. D. 60
Moore, M. 244
Morin, C. M. 146
宗澤岳史 148
Myers, D. G. 30

N

内藤真理子 92
中江公裕 160
中塚幹也 130
中山健夫 92
成瀬暢也 111
Neimeyer, R. A. 206
Nerenz, D. R. 5
Nes, L. S. 24
Newman, L. B. 52
任 和子 166
西垣悦代 241
野田光彦 160, 163, 164, 168
Nouwen, A. 167

O

Oades, L. 248
小畑文也 112
大林誠一 40
O'Connor, G. T. 52
O'Connor, J. 241
岡田弘司 183, 184
岡島 義 146, 148
岡本祐子 123, 124, 136, 137
岡村 仁 81
大川匡子 140, 141

岡崎由希子 163
Oldridge, N. G. 52
Olkin, R. 31
大野 裕 228, 230-234
大島寿美子 90
大竹恵子 127, 249
大坪天平 211
Ott, C. R. 52
Overholser, J. C. 232
大家聡樹 196

P

Pan, X, R. 162
Park, M. 167
Palmer, S. 243
Passmore, J. 248
Penneebaker, J. W. 237
Peterson, C. 249, 252
Peyrot, M. 169
Pinquart, M. 27
Polonsky, W. H. 171, 172, 193
Pozen, M. W. 52

R

Ramanchandran, A. 162
Rand, K. L. 22
Rasmussen, N. H. 23
Rath, T. 250
Richardson, F. 56, 62
Riessman, F. 90
Roberts, S. L. 60
Rose, C. 62
Rosenman, R. H. 53
Rosenqvist, U. 183
Rosenstock, I. M. 5
Rotella, F. 167
Rubin, R. R. 169
Rutledge, T. 61, 66

260 人名索引

Ryff, C. 　28, 29

S

Safran, J. D. 　237
相良洋子 　126
境 泉洋 　113, 114
坂根直樹（Sakane, N.）
　162, 163, 196
坂野雄二 　22, 182
笹子敬洋 　162
Schafer, L. C. 　183, 194
Scheier, M. F. 　22-24
Schmelzle, J. 　101
Schmitz, N. 　167
Segerstrom, S. C. 　24
清野 裕 　157
Sekiya, Y. 　216
Seligman, M. E. P. 　6,
　248-250
Selvin, E. 　160
Selye, H. 　4
Sheehan, D. V. 　211
島井哲志 　12
清水 馨 　64
下光輝一 　218
白川修一郎 　140
東海林渉 　183
Silva, S. M. 　27
Skinner, B. F. 　227
Smith, D. M. 　30
Snyder, C. R. 　25, 30, 248
Soldatoes, C. R. 　141
曽根博仁 　160
Sörensen, S. 　27
Spek, V. 　94
Stephens, M. A. P. 　26
Steptoe, A. 　144
Stödberg, R. 　193
Stopford, R. 　183
菅村玄二 　229
杉靖三郎 　4

Suinn, R. M. 　56, 62, 63
Sullivan, M. J. 　66
諏訪茂樹 　244, 245
鈴木伸一 　64
鈴木友理子 　203, 205

T

高橋裕子 　103, 107
高梨 薫 　183
高瀬美紀 　140
高山智子 　78
Taku, K. 　26
Tavazzi, L. 　60
Taylor, C. B. 　56
Taylor, S. E. 　24
Tedeschi, R. G. 　26
Tennen, H. 　30
寺崎正治 　218
戸ヶ崎泰子 　22
戸川芳枝 　196
冨澤登志子 　182
Trief, P. M. 　183
Triemstra, A. H. M. 　22
津田 彰 　141
恒藤 暁 　86, 87
Tuomilehto, J. 　162
筒井末春 　142
辻川真弓 　84

U

内山喜久雄 　226, 232
内村直尚 　140
内富庸介 　81
Unruh, A. 　130
植木浩二郎 　162, 163
梅田麻希 　218
Unruh, A. 　130

V

van der Feltz-Cornelis, C.
　M. 　168, 169

van Dooren, F. E. 　167
van Emmerik, A. A. 　205
Vancampfort, D. 　167
Vavouranakis, I. 　61
Velicer, W. F. 　93, 94
Vialiano, P. P. 　27
Vittengl, J. R. 　63

W

若生里奈 　160
Wang, C. Y. 　183
渡邊知映 　135, 136
渡辺範雄 　142
Weinstein, N. D. 　6
Weiss, D. S. 　208
Whitmore, J. 　241, 242
Whybrow, A. 　243
Williams Jr., J. W. 　169
Williams, R. B. 　53
Wolever, R. Q. 　246, 247
Wolpe, J. 　227
Worden, J. W. 　206
Wright, B. A. 　31
Wright, J. H. 　230-234

Y

薬師神裕子 　184
山田冨美雄 　108
山田信博 　160
山上敏子 　146, 227, 228,
　233
山口直己 　193
山野洋一 　101
安田貴昭 　169
Yen, C. F. 　142
Yohannes, A. M. 　60, 61,
　62, 66
吉田精次 　113, 114, 117
Yu, M. 　167

事項索引

あ

ICD-10　110, 111
アイデンティティ　124
アサーショントレーニング　120
アサーティブ　114
アセスメント　230
アルコール依存症（Alcoholism）　110, 112, 116, 117, 119-121
アルコール健康障害対策基本法　112
EMDR（Eve Movement Desensitization and Reprocessing：眼球運動による脱感作と再処理法）　206
怒り・敵意・攻撃性　53
意思決定　88
　　──バランス　94
依存性　92
1型糖尿病　157
1次予防　12
一般不妊治療　131
イネーブリング　115, 116
意味づけ　25
意味の再構成　206
意味の付与　26
医療モデル　180
インスリン療法　157
インフォームド・コンセント（informed consent：IC）　78
ウェルネスコーチング　246
うつ病　140, 211
AA　120
AC（Adult Children）　119
エクスポージャー　233
NYHA（New York Heart Association）分類　60
M.I.N.I.（精神疾患簡易構造化面接法）　211
エンパワメント（empowerment）　49, 169
黄体ホルモン（プロゲステロン）　123, 126
応用行動分析学的　106
オタワ憲章　14

か

外傷後成長　26
改正障害者基本法　21
回復（リカバリー）　110
学習性楽観　22
拡張–形成理論　250
家族の非支援的な関わり（non-supportive family behavior）　194
家族の病　116
渇望　115
がん（悪性新生物）　72
　　──告知　77
　　──サバイバー　80
　　──シップ　81
　　──対策　74
　　──基本法　74
　　──の原因　75
　　──の死亡率　72
　　──の生存率　73
　　──の治療法　79
　　──の予防　76
　　──の罹患率　73
冠動脈性心疾患　53
緩和ケア　80
キャリアカウンセリング　152
QOL（quality of life；生命の質，または生活の質）　79, 220
急性疾患　20
共依存　115
境界型糖尿病（糖尿病予備軍）　162
協同的ケア（collaborative care）　168
協同的経験主義　231
共有された責任（親と子が共に責任を持っている）　192
禁煙外来　101
禁煙効果チェックリスト　103
禁煙治療　101
禁煙日記　106
禁煙マラソン　107
筋弛緩法　145
CRAFT　112, 117
GROW モデル　241
経口血糖降下薬　158

262　事項索引

系統的理論的再体制化
　57
血液透析　38
月経　127
　──困難症　127
　──周期　126, 127
　──前症候群
　　（premenstrual
　　syndrome : PMS）
　　128
　無──　127
血糖コントロール　159
血糖値　159
健康信念　5
健康心理士　103
健康日本21　14
行動活性化　234
　──技法　210
行動変容ステージ　93
行動変容プロセス　94
行動療法　227
　──／認知行動療法
　　226
幸福感　28
交流分析　120
コーチング　240
　健康──　246
　──心理学　243
コーピング　3, 24, 110
呼気中一酸化炭素濃度
　98, 103
こころのケア　202
個別最適化介入　144
個別的理解　48
コミュニケーションスキル
　114, 116
コラム法　63

さ
再喫煙予防　107

サイコロジカル・ファース
　トエイド　203
再発　84
3次予防　12
刺激コントロール　106
刺激統制法　145
思考ストップ法　119
自己管理　42
　──行動（self-
　　management
　　behavior）　156
自己血糖測定（self
　monitoring of blood
　glucose: SMBG）
　158
自己効力感（セルフエフィ
　カシー）　4, 181
　──と誘惑　94
自己コントロール感　86
自己制御　23
自己治療仮説（self-
　medication theory）
　120
支持的精神療法　88
思春期　126
自助グループ　120
失感情症　40
自動思考　235, 236
集学的治療　79
12のステップ　121
終末期　85
主観的幸福感　28
食事管理　42
女性性の喪失　136
自律訓練法　54
心筋梗塞　51
心臓リハビリテーション
　51
　──の目標　52
心不全　59

腎不全　38
心理教育　232
吸い殻拾いキャンペーン
　100
睡眠衛生教育　145
睡眠－覚醒障害群　141
睡眠障害国際分類　141
睡眠制限法　145
睡眠日誌　148, 150
睡眠不足　139
スキーマ　215
　──療法　120
スケジューリング　119
SCOP　119, 120
スティグマ　136
ストレス　4
　──コーピング（stress
　　coping）　23, 24,
　　110, 165
　──免疫療法　57
SMARPP　118-120
生活習慣病　38, 140
性周期　123
成熟期　128
生殖補助医療　131
精神科リエゾンチーム
　196
精神生理性不眠　151
成長モデル　181
生物医学モデル　9
生物心理社会モデル　2,
　9
生理学的あるいは自己コ
　ントロール心理療法
　58
セカンドオピニオン　78
セルフケア　144
セルフヘルプグループ
　90
セルフマネジメント教育

48
セルフモニタリング　63, 148
　──法　145
前後比較試験　216
全人的苦痛（total pain）　86
喪失　206
ソーシャル・サポート（social support）　183
ソクラテス式質問法　232

た
代替行動リスト　103
タイプ D パーソナリティ　54
DAWN2（Diabetes Attitudes, Wishes and Needs second）スタディ　187
多理論統合モデル（transtheoretical model）　185
断酒会　120
チームアプローチ　88
チーム医療　195
強み　249
低血糖　173
TDS　102
適応障害性不眠症　151
デブリーフィング　205
転移　84
同化と調節　27
透析の受け入れ　45
糖尿病
　──警察（diabetes police）　193
　──性腎症　38

──性合併症　159
──の三大合併症　160
──治療に家族の参加を促すガイドラインと基本原則　194
──とうつ病　166
──特異的なストレス　169
──とストレス　165
「──予防のための戦略研究」（Japan Diabetes Outcome Intervention Trial : J-DOIT）　162
動脈硬化症　53
特性的楽観　22
トラウマ焦点化認知行動療法　206
Transtheoretical Model（TTM 理論）　93

な
2 型糖尿病　158
2 次予防　12
ニコチン依存症　101
「21 世紀における国民健康づくり運動（健康日本 21）」　156
日常生活管理　46
乳がん　133
乳房再建術　133
乳房切除術　133
乳房部分切除術（乳房温存術）　133
認知行動療法　54, 144, 210, 228
認知再構成法　145, 148
認知処理療法　206
認知療法・認知行動療法治

療者マニュアル　63
妊孕性（妊娠する力，妊娠のしやすさ）　126

は
排泄障害　134
曝露療法　206
VIA-IS　249
ピアサポート　90
PAID（Problem Areas in Diabetes Survey ; 糖尿病問題領域質問表）　171
PTSD（Post Traumatic Stress Disorder : 心的外傷後ストレス障害）　201
悲嘆　206
否認の病　117
非薬物療法　144
病気の受け入れ　45
病者役割行動　117
標準治療　79
不安定狭心症　53
不安マネージメントトレーニング　56
不育症　130
フェーディング　63
フォーカシング　120
服薬抵抗感　141, 144
副流煙　92
婦人科がん　134
不妊症　130
不眠症　139
　──用認知行動療法　144
プライマリケア　15
ブリンクマン指数　102
文化　5
ヘドニック　29

事項索引

HbA1c（hemoglobin A1c,
　ヘモグロビン・エー・
　ワン・シー）　159
ヘルスプロモーション
　76
ヘルパー・ヘルピーの原則
　90
変化ステージモデル
　（stages of change
　model）　185
包括的心臓リハビリ　52
防煙教育　97
放射線健康不安　214
ホープ　24
ホームワーク　63
ポジティブ感情　250
ポジティブ心理学　248
　──コーチング　248
ポジティブな資源　5, 30

ま
マインドフルネス認知療法
　64
Matrix Model　118

マルチコンポーネント心理
　療法　58
慢性疾患　20
慢性腎不全　37
無作為比較試験　216
メタボリックシンドローム
　38
メタボリックドミノ　38
燃え尽き（バーンアウト）
　171
モデリング　99
問題の外在化　113

や
薬物療法　56
ユーダイモニック　29
抑うつ　53
　──状態　40
予防　12
　（糖尿病の）──戦略
　160

ら
ライフサイクル　123

ライフスタイル行動変容を
　援助するためのプロセ
　スモデル（A process
　model for supporting
　lifestyle behavior
　change）　185
楽観性　22
卵巣欠落症候群　135
卵胞ホルモン（エストロゲ
　ン）　123, 126
利得の発見　26
リプロダクション（子ども
　を産むことに対しても
　ともと持っていた考え
　方や心構え）　136
リプロダクティブ・ヘルス
　／ライツ（生殖の自由
　と権利）　125-126
リラクセーション技法（呼
　吸法）　210
臨床健康心理学　226
リンパ浮腫　135
霊的苦痛　87
レジリエンス　30, 206

【著者一覧】（五十音順，*は編著者，**は監修者）

石原俊一（いしはら　しゅんいち）
文教大学人間科学部教授
担当：第4章

大場良子（おおば　りょうこ）
埼玉県立大学保健医療福祉学部講師
担当：第5章，第8章

小畑文也（おばた　ふみや）
山梨大学大学院教育学研究科教授
担当：第7章

片山富美代（かたやま　ふみよ）
桐蔭横浜大学スポーツ健康政策学部教授
担当：第3章

川崎直樹（かわさき　なおき）
日本女子大学人間社会学部准教授
担当：第14章

島井哲志（しまい　さとし）**
関西福祉科学大学心理科学部教授

東海林　渉（しょうじ　わたる）
東北大学大学院医学系研究科助手
担当：第10章，第11章

関屋裕希（せきや　ゆき）
東京大学大学院医学系研究科研究員
担当：第12章

高橋裕子（たかはし　ゆうこ）
京都大学医学部附属病院禁煙外来担当医
担当：第6章（共著）

寺島　瞳（てらしま　ひとみ）
和洋女子大学人文学群准教授
担当：第13章

羽鳥健司（はとり　けんじ）*
埼玉学園大学人間学部准教授
担当：第1章，第2章

松田英子（まつだ　えいこ）
東洋大学社会学部教授
担当：第9章

山田冨美雄（やまだ　ふみお）
関西福祉科学大学心理科学部教授
担当：第6章（共著）

山野洋一（やまの　よういち）
岡山大学大学院社会文化科学研究科博士
　　後期課程，大阪人間科学大学非常勤講師
担当：第6章（共著）

保健と健康の心理学 標準テキスト　第 4 巻

臨床健康心理学

2017 年 10 月 1 日　初版第 1 刷発行　（定価はカヴァーに表示してあります）

企　画　一般社団法人日本健康心理学会
監修者　島井哲志
編著者　羽鳥健司
発行者　中西　良
発行所　株式会社ナカニシヤ出版
〠 606-8161　京都市左京区一乗寺木ノ本町 15 番地
Telephone　075-723-0111
Facsimile　075-723-0095
Website　http://www.nakanishiya.co.jp/
E-mail　iihon-ippai@nakanishiya.co.jp
郵便振替　01030-0-13128

装幀＝白沢　正／印刷・製本＝創栄図書印刷
Printed in Japan.
Copyright ⓒ 2017 by K. Hatori
ISBN978-4-7795-1205-6

本書のコピー，スキャン，デジタル化等の無断複製は著作権法上での例外を除き禁じられています。本書を代行業者等の第三者に依頼してスキャンやデジタル化することはたとえ個人や家庭内の利用であっても著作権法上認められておりません。